治る歯髄
治らない歯髄

歯髄保存の科学と臨床

泉 英之・著

クインテッセンス出版株式会社　2018

QUINTESSENCE PUBLISHING

Berlin, Barcelona, Chicago, Istanbul, London, Milan, Moscow, New Delhi, Paris, Prague, São Paulo,
Seoul, Singapore, Tokyo, Warsaw

CONTENTS

この本の使い方 4

謝辞 6

序章 なぜ今，歯髄保存なのか？ 7
COLUMN 10

1章 歯髄治癒の原則 15
"治る歯髄／治らない歯髄"
―露髄した歯髄から学ぶ歯髄保存の原則―

2章 歯髄の診断と治療方針 31
"治る歯髄を見極める"
―冷温度診，EPTを使いこなし，結果に応じて治療方針を変える―

科学編 32
臨床編 61
COLUMN 60

3章 う蝕除去 75
"何をどこまで除去するか"
―う蝕検知液と硬さ，使い分けとポイント―

科学編 76
臨床編 86
COLUMN 89

4章 直接覆髄 91
"露髄した歯髄を治癒に導く"
―直接覆髄, 部分断髄, 歯頸部断髄―

科学編 92
臨床編 114
COLUMN 114

5章 間接覆髄 123
"露髄させない治療法"
―シールドレストレーションとステップワイズエキスカベーション―

科学編 124
臨床編 142
COLUMN 141

6章 仮封と最終修復 149
"マイクロリーケージを防ぐ修復治療"

科学編 150
臨床編 162
COLUMN 154

おわりに 169

索引 170

この本の使い方

　読者の先生方は，タイトルに興味を持たれたか，たまたま目の前にあったからかもしれませんが，「歯髄をより多く救いたい」と思い，この本を手に取られたことと思います．しかし，この本に書いてあることをそのまま臨床で行っても，うまくいかないことがあるかもしれません．筆者も卒後間もない頃，講演会やセミナー，教科書や雑誌で学んだ内容を臨床で試しても

うまくいかないことをたくさん経験してきました．おそらくその理由は，知識の解釈の違い，技術の違い，臨床環境の違いからくるものだろうと考えています．このようなギャップを少しでも減らしたいと願い，本書の使い方，見方について簡単に記載しました．少しでも，先生方のお役に立てることを願っています．

知識と技術，診療環境の違いを知る

① 知識の解釈の違い

　われわれは難しそうな英語の論文に基づく記述があると，凄い情報で信頼できるものと思うかもしれません．しかし，英語だから，難しそうだからといって，必ずしも信頼できる情報とは限りません．情報には「信頼度」があります．われわれは日常の生活でいろいろな情報を集める際に，無意識に「その情報は正しいか」を吟味しながら，取捨選択をしていると思います．エビデンスという話になると，「科学的根拠に基づくものでなければならない」もしくは「論文なんて信用できない」と両極端になってしまうように感じます．実際には白黒明確に分かれるものではなく，論文の結果の信頼度は論文により異なり，白も黒もグレーもあります．

　この本では，科学的な情報を，どれくらいの信頼度なのかを示すようにしました．具体的には，臨床研究の研究デザインを明確にし，基礎研究や意見の場合は，それを明記するようにしました．臨床研究のデザインは，**表1**に示すように，疑問の種類に対して，もっとも適切な研究デザインというのがあります[1]（本当は，研究デザインだけでなく，より細かな吟味が必要ですが，あまりにも難しい話になってしまいますので，ここでは詳述を避けます）．例えば，治療の有効性を知るためには，ランダム化比較試験のシステマティックレビューとメタアナリシスがもっとも信頼できる情報となります．ここまで読んで，「ああ，もうついていけない」となるかもしれませんが，まずは「情報の正しさにはレベルがある」そして「この本では，情報の正しさを反映するために，研究デザインを示している」とだけ頭の片隅に置いていただきたいと思います．興味がある方は，参考文献2などの，臨床疫学に関する書籍で勉強することを推奨します．

② 技術の違い

　歯科治療は術者の技術の違いが決定的な要素になることを否定できません．投薬のみによる治療であれば，診断と治療方針がそのまま結果として出やすいでしょう．しかし，歯科治療は術者が手を動かしてはじめて，治療できる場合がほとんどです．治療方針と結果の間に「術者の技術」という要素が入り込み，結果に大きく影響を与えます．

　技術の違いは，臨床経験や器用さという要素があるかもしれませんが，筆者は「マイクロスコープ使用の有無」がもっとも大きいと感じています（**図1**）．筆者は，マイクロスコープを導入して10年以上になりますが，使えば使うほど，マイクロスコープの威力を感じます．もし，明日から，「マイクロスコープなしで治療しなさい」と言われたら，今の治療の質を維持できる自信がありません．この本の症例はすべてマイクロスコープを使用し，強拡大視野下で治療を行ったものです．まだ使用していない先生方には，マイクロスコープの導入を強く推奨したいと思います．

③ 診療環境の違い

　日本の国民皆保険制度は世界でもっとも評価されている素晴らしい制度ですが，歯科の一般臨床医の診療環境は診療報酬の低さやチェアタイムの短さが，治療の質に影響を及ぼしていると思われます．どんなに素晴らしい知識と技術があっても，それを発揮する時間が不足していれば，よい結果は得られないと思います．筆者の臨床では，直接覆髄，ステップワイズエキスカベーションでは30分以上のアポイントを2回，シールドレストレーションは30分以上のアポイントを1回で行っています．保険医にとっては一生ジレンマを抱えて仕事をしていくことになると思いますが，十分な診療時間を確保し，質の高い治療を行いたいものです．

表1 エビデンスレベル（情報の信頼度）

情報の信頼度	治療	予後	診断
レベル1（高い）	RCTのシステマティックレビューとメタアナリシス	コホート研究のシステマティックレビューとメタアナリシス	適切な参照基準と盲検化が行われた横断研究のシステマティックレビューとメタアナリシス
レベル2	RCTまたは大きな効果のあるコホート研究	コホート研究	適切な参照基準と盲検化が行われた横断研究
レベル3	非ランダム化比較試験、コホート研究	コホート研究またはRCT	参照基準が適切でない研究、連続サンプリングでない研究
レベル4	ケースシリーズ、症例対照研究（後向き研究）	ケースシリーズ、症例対象研究（後向き研究）、質の低いコホート研究	症例対照研究（後向き研究）、質の低いあるいは非独立的な参照基準
レベル5（低い）	メカニズムに基づく推論、基礎研究、意見	メカニズムに基づく推論、基礎研究、意見	メカニズムに基づく推論、基礎研究、意見

疑問の種類（治療，予後，診断）により必要とされる研究デザインは変わる．また，レベル1がもっとも信頼度が高く，レベル5が低いことを表す．どの治療が有効かを知るためには，ランダム化比較試験（RCT）のシステマティックレビュー，ある治療の予後を知るためには，コホート研究のシステマティックレビュー，診断の精度を知るには，適切な参照基準と盲検化が行われた横断研究のシステマティックレビューとなる．エビデンスレベルの分類はいろいろあるが，ここでは，The Oxford 2011 Levels of Evidenceをもとに，わかりやすさを優先し作成した[1]．これをすべて理解するには，臨床疫学の知識が必要となるが，本書における目的は，同じ研究でも情報の信頼度が異なることを知ることである．

マイクロスコープは技術の壁を越える

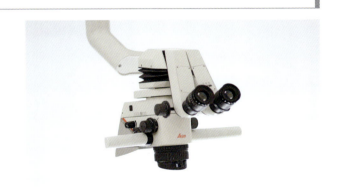

図1 強拡大視野下で治療を行うことにより，肉眼では知り得なかった世界が見える．テクニカルエラーを大きく減らしてくれるため，技術的な問題による心配がなくなる（LEICA M320，モリタ）．

本書の構成

1章に歯髄の治癒の原則，2章からは治療の順序に従い，各治療ステップの科学と臨床について記載しました．最初から順番に読むと，歯髄保存の科学と臨床を知ることができるようにしました．科学的な内容については，よくある疑問に応えられるように，科学的根拠を示し，よいエビデンスがない場合は，筆者の考えを記載しました．また，その科学的根拠とリンクするような臨床例を示すように心掛けました．本文については平易な言葉で書くことを心掛けましたが，内容を理解する手助けとなるように，図表を多く作成しました．さらに，各章の最後に臨床編として，典型的な症例を例に治療ステップを詳述しました．最初にマニュアル的に治療ステップを見てから，科学編を読み進めてもよいかもしれません．

参考文献

1. Oxford Centre for Evidence-Based Medicine. http://www.cebm.net/index.aspx?o=5653（2017年11月14日アクセス）．
2. Fletcher RH, Fletcher SW（著），福井次矢（訳）．臨床疫学：EBM実践のための必須知識．東京：メディカル・サイエンス・インターナショナル，2006．

謝辞

　筆者が補綴学教室を退職し，一般臨床医の道へ進み，知識と技術不足ゆえ，臨床の海に溺れかけていたところ，まさに助け舟として出会ったのが，私の臨床の師匠である，月星光博先生だった．最初のきっかけは歯周治療で，その後，エンド，外傷歯，自家歯牙移植，修復治療等，一般臨床医として必要なことをすべて学んだ．臨床だけでなく，人生をも変えた出会いであった．

　今回，歯髄保存に関する書籍を執筆することになったが，歯髄保存の重要性や原理原則，一見保存不可能な症例も明確な理論のもとに保存可能なことなど，すべては月星光博先生から学んだ．そういった意味では，このような書籍を私が書くことは分不相応とも感じるが，教え子のひとりとして，今の筆者の臨床を報告するという思いで，執筆させていただいた．

　月星先生より，いつも豊富な知識と膨大な臨床例，長期経過に基づく臨床への示唆を，世界的なコンセンサスが統一される前に，ご教授いただいている．この場を借りて，あたたかいご助言，ご指導をいただけていることに，心からの感謝の意を表したい．

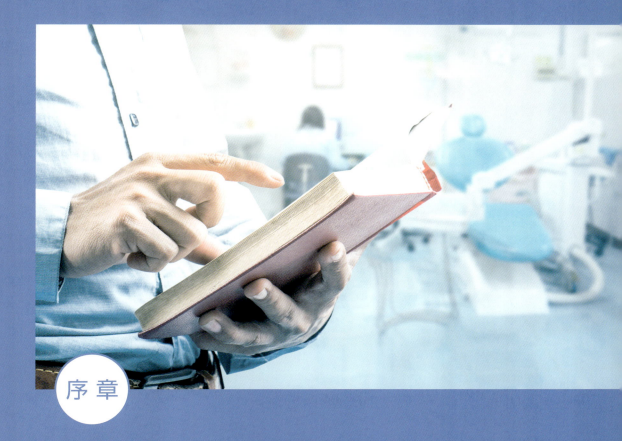

序章

なぜ今，歯髄保存なのか？

　昔の書物を紐解くと「もっともよい歯内療法は，歯内療法をしないことだ」と記されている．このように歯髄保存の重要性は古くから述べられてきたが，近年再び注目を集めている．できるだけ歯を残す，削らない治療という社会的要求があることはもちろんだが，歯髄保存に関する知識や技術の進歩も大きな要素であろう．筆者はまだ歯科医師になり17年であるが，臨床経験を積めば積むほど，歯髄保存の重要性を痛感している．ここでは，なぜ今，歯髄保存なのかについて考察したい．

近年の技術革新が歯髄保存に再び光を当てた

　MTA（Mineral Trioxide Aggregate）の登場は，これまで歯髄保存の選択肢を考えていなかった術者を振り向かせた．MTAが本当に歯髄保存の可能性を高めるかどうかは別として，歯髄保存に再び注目を集めるのに大きな役割を果たした．また，マイクロスコープの登場は技術的なハードルを下げ，テクニックセンシティビティーの問題を解決したといえる．さらに，筆者の場合，露髄した歯髄の診断のためには，マイクロスコープが必要不可欠であり，診断の正確性を高めると感じている[1, 2]．MTAやマイクロスコープの登場で，昔はできなかったことができるようになったといえる．今だからこそできる歯髄保存がある．

歯髄の有無は歯の予後を大きく変える

　経験を積んだ術者ほど，失活歯の予後がよくないことを経験しているだろう．筆者はメインテナンスをベースとした歯科医院づくりに取り組み，10年以上経過した経験から，う蝕と歯周病は予防できるが，失活歯の歯根破折を防ぐのは難しいと感じている．当院における抜歯理由の第1位は今も昔も歯根破折である．

　Axelssonらによる長期メインテナンスの報告も同様である．彼らは，30年にも及ぶメインテナンスの結果を報告しており，定期的なメインテナンスがう蝕と歯周病を防ぎ，歯の予後を高める可能性を示している．その一方で，メインテナンス中の抜歯理由を見ると，う蝕が12歯，歯周病が9歯なのに対し，歯根破折が108歯と約10倍である[3]（図1）．

　また，生活歯と失活歯の予後を比較したコホート研究によると，失活歯の喪失リスクは前歯部で1.8倍，臼歯部では7.4倍と驚くべき数字である[4]（図2）．歯髄の有無で歯の硬さは変わらないというラボの報告もあるが[5]，臨床研究では失活歯のほうが予後が悪い．

露髄した歯髄，保存派vs.抜髄派，それぞれの意見（図3）

▼保存派の意見

　露髄した歯髄を保存すべきかどうかは，昔から意見が分かれており，今もそれは変わらない．保存派の意見は，前述のとおり，生活歯のほうが歯の寿命（治療の成功ではない）が長いこと，治療の回数が少なく根管治療を行わなくてよいこと，患者の治療費の負担が少

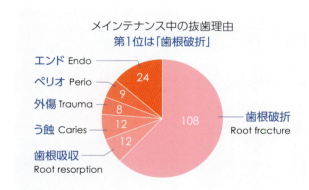

図1　Axelssonらによる30年に及ぶメインテナンスの報告では，抜歯理由の1位が歯根破折となっている．筆者の臨床においても，メインテナンスを行うことでう蝕と歯周病による歯の喪失を防げるが，失活歯の歯根破折を防ぐことは非常に難しいと感じる．安易に根管治療を行わず，歯髄の保存を考慮することが重要である．（文献3をもとに作成）

図2　根管治療の有無で歯の予後を調査した報告によると，根管治療を行った歯は，根管治療を行っていない歯に比較し，歯の喪失リスクが前歯部で1.8倍，臼歯部で7.4倍と報告されており，驚くべき数字である．筆者の臨床感覚も同様であり，歯の寿命という観点から考えると，いかに歯髄の保存が重要かがわかる．ちなみに，このCaplanらの報告は，後向きコホート研究と呼ばれる研究デザインであるが，時間軸は前向きであるため，予後を見るのに適している．後向きコホート研究ではなく，過去起点コホート研究という呼び方もある．（文献4をもとに作成）

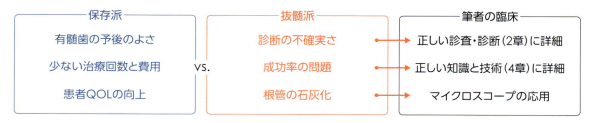

図3 露髄した歯髄への対応は，今でも意見が分かれているが，筆者の臨床では抜髄派が懸念する理由で歯髄保存を避けることはない．正しい知識と技術があれば，十分に対応可能である．

ないことを理由にしている．

とくに根管治療を行わなくてよいことは，術者・患者ともにメリットが大きい．歯髄が保存できれば，最終修復までの治療回数は2～3回であり，費用の負担も少ない．その一方，根管治療が行われる場合，最終修復までの治療の回数は4～5回かかる．本邦では，国民健康保険制度があるため，患者の負担が少ないことがメリットだが，医院の根管治療にかかるコストは非常に大きい．

▼抜髄派の意見

露髄した歯髄を保存しないもっとも大きな理由は，歯髄保存を試みたものの成功率が低かったり，失敗した際の強い痛みの問題で患者との信頼関係を失ったり等の苦い経験があるからかもしれない．また，大きな露髄＝予後が悪い，全部性歯髄炎＝抜髄という誤った知識から，抜髄を選択するかもしれない．

歯内療法の権威の間でも意見が分かれており，抜髄派の意見は，可逆性歯髄炎と不可逆性歯髄炎の鑑別診断が難しいこと(診断の不確実さ)，直接覆髄の成功率にばらつきがあること(治療結果の不確実さ)，直接覆髄後，長期的に歯髄が石灰化し，後に根管治療が必要な時に根管を見つけるのが難しいこと(石灰化根管のマネジメントの問題)を挙げている[6]．

▼筆者の考え

抜髄派か保存派かは術者の知識と技術により，大きく変わる．もし，直接覆髄の成功率が30％の術者であれば，抜髄を選択せざるを得ないかもしれないが，筆者の臨床では診断や治療結果の不確実さに問題を感じたことはなく，高い成功率で歯髄を保存できる．万が一，石灰化が生じた歯髄に根管治療が必要になったとしてもマイクロスコープを用いれば根管治療が可能である．よって，筆者は保存派である．

また，患者への説明が非常に重要である．たとえ直接覆髄の成功率が99％だとしても1％は失敗するため，失敗した患者は強い痛みを経験する可能性がある．術前に歯髄保存の利点，欠点，成功率(術者のデータや経験に基づく)，失敗した場合の対応について十分に説明しておく必要がある．患者が治療の利点・欠点を十分に理解したうえで，患者の希望で治療を選択する．

治療のゴールは患者QOLの向上である(図4)

▼治療のゴール

治療のゴールは術者それぞれで異なるかもしれない．痛みを生じないこと，痛みをなくすことは最低限のゴールであり，病気が治り，歯は10年以上，できれば一生失うことがなければ理想的なゴールである．

近年では正しい知識やマイクロスコープの普及により，根管治療が高いクオリティで行われるようになってきた．しかし，質の高い根管治療は必ずしも歯の予後をよくするとは限らない．たとえば，Ni-Ti製ロータリーファイルは根管に微細なクラックを発生させることがわかっており[7〜10]，将来，歯根破折を起こすリスクが上がる．また，根尖病変は最終ファイルのサイズを大きくするほど治癒することがわかっているが[11]，ファイルのサイズを上げたり，超音波で丁寧に感染除去したりするほど，歯質の削除量が増え，将来の歯根破折のリスクが上がる．いったん歯根破折が生じると，そのほとんどは抜歯，そしてブリッジやインプラント，義歯といった治療が必要になり，患者の負担が大きくなる．質の高い根管治療は必要不可欠な治療であるが，根管治療の前に，成功率の高い歯髄保存療法を行

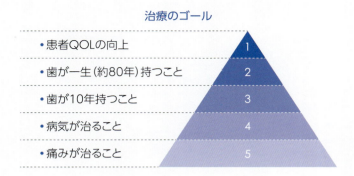

図4 われわれは目の前の患者の痛みを取り除くことや病気を治すことに努力をしがちであるが、できれば、歯の寿命が長くなるような介入をし、生涯を通じて歯を失うことなく、患者QOLの向上につながるようにしたい。現在の日本人の平均寿命は80歳を超えているため、治療後、何十年も歯を失わないようにすることは非常にハードルが高いが、歯髄の有無が、これを達成するための重要な要素のひとつになる。

うことができれば、歯の予後を高め、結果として患者QOLの向上に役立つことになる。

▼ その介入は患者QOLを向上させるベストな方法か？

歯髄保存に限らず、すべての治療のゴールは患者QOLの向上である。患者の痛みを除去すること、病気を治すこと、10年予後も重要だが、日本人の平均寿命が80歳を超えた今、生涯を見据えた、患者QOLの向上に役立つような介入が重要である。

図5に示すような10歳の患者の歯が露髄した場合、どのような治療を選択するだろうか。もし、70歳の患者であれば、抜髄が第一選択となるかもしれないが、この患者が歯髄を失ったら、その歯は一生持つだろうか。筆者の臨床では、その自信はない。万が一、将来、根管治療が必要になったとしても、治療のタイミングを遅らせることで、将来の歯の喪失リスクを下げられるだろう。患者の生涯を見据え、QOLが向上する介入を行いたい。

また、露髄するようなう蝕がある患者はカリエスリスクが高い場合が多い。歯髄保存や修復治療はう蝕発生の根本的な解決にならないため、メインテナンスを行い、カリエスリスクをコントロールすることが重要である。

 COLUMN
先に説明しておけば先生の言うとおり、後から説明すればただの言い訳

この言葉は、筆者の臨床の師匠である月星光博先生の言葉である。同じ説明であっても、治療前に説明しているかどうかで、患者の納得度が180度変わってしまう。とくに、歯髄保存療法は失敗した場合、強い痛みが出る可能性があり、説明不足により、患者との信頼関係を失う可能性がある。治療前に、十分に説明すること、患者は説明したことを忘れている場合が多いので、簡単な説明書式を作って、渡しておくと効果的である。

また、成功率の説明の仕方も重要である。成功率90％というと、患者は自分には失敗が当てはまることはないと思うのが一般的である。そのため、説明の仕方を「成功率は90％ですが、10回に1回は失敗します」と失敗にフォーカスし、説明する。せっかく、患者のQOLを考え、よかれと思って行った治療をしたのに、信頼関係を失ってしまってはあまりに悲しい結末である。「失敗したけれども、先生は歯髄を残そうと頑張ってくれた」と言ってもらえれば、歯髄保存に失敗したとしても、患者との信頼関係を築くのには成功したといえるだろう。

あと70年，この歯を保存するには？

日本人の平均寿命が80歳を超えた今，10歳の女子が歯髄を失った場合，失活歯として約70年使用しなければならない計算になる．

正しい知識と技術で根管治療を行えば予後はよいとはいえ，今後70年，歯根破折や二次う蝕が発生しないことを想像するのは難しい．できる限り，歯髄を保存し，歯の喪失リスクを下げる介入が望まれる．

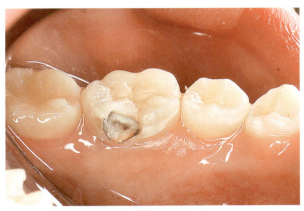

図5a 患者は10歳女子．6舌側に歯髄に達する大きなう窩があり プロルートMTA（デンツプライシロナ）にて直接覆髄を行った．

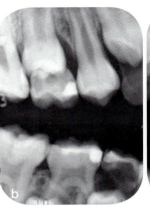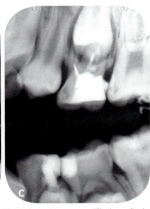

図5b，c デンタルエックス線写真において，乳歯，永久歯ともに多数のう窩を認める．高いう蝕リスクに加え，食習慣の乱れがあった．

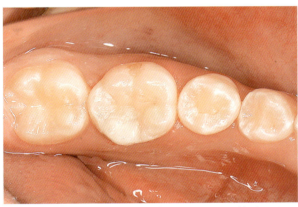

図5d 術直後．術前に症状がなく，歯髄炎が軽度であること，10歳という年齢であり歯髄の生活力が高いことから，予後はよいと考えられる．

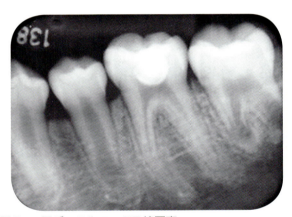

図5e 同デンタルエックス線写真．

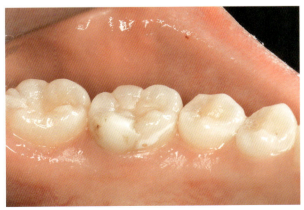

図5f 術後5年．EPT（＋），臨床症状は正常範囲内であり，問題を生じていない．

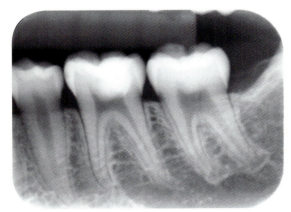

図5g 8年後のデンタルエックス線写真．異常を認めない．わずか8年の術後経過であるが，抜髄を避けられたことは，生涯を通じた歯の喪失リスクを減らせたといえる．

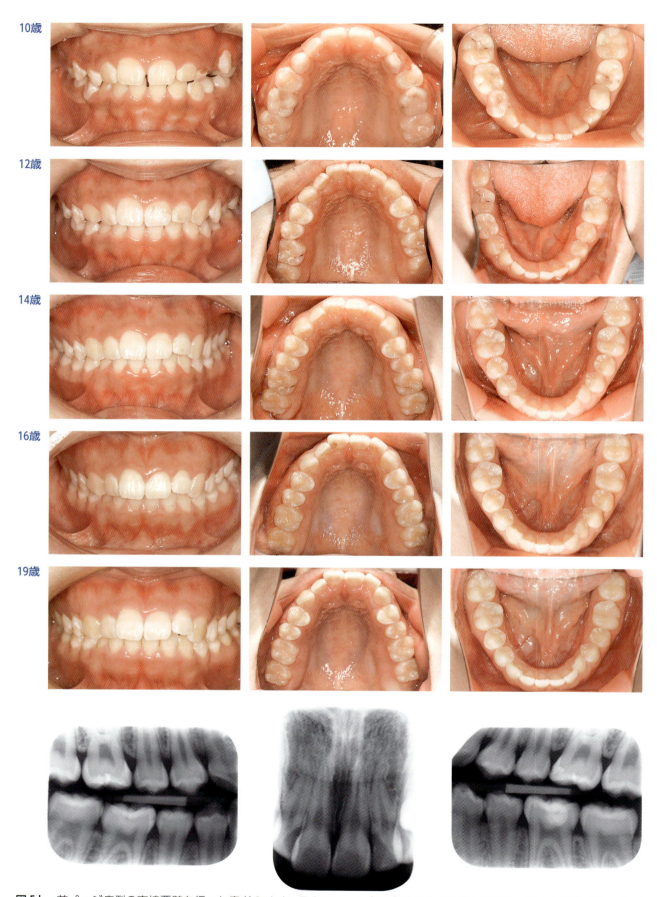

図5h 前ページ症例の直接覆髄を行った患者のメインテナンス．1歯の歯髄を助けることに加え，宿主と菌のバランスが崩れていることが非常に大きな問題である．この患者は，セルフケアの習慣を変えることができ，継続的にメインテナンスを受けている．その後，新たなう窩を発生させることなく，永久歯列の完成に至った．歯髄を救うことに加え，う蝕が発生した根本的な原因を解決するためのメインテナンスが重要である．

おわりに

筆者は，成功率にかかわらず，できるだけ歯髄を残したいと訴える患者に多く出会ってきた．歯髄保存を行う理由は数多くあれど，その根本はできるだけ生体組織を残したいという本能的欲求があるのではないだろうか．それは自然なことで，科学では知り得ない，もっとも大切なことなのかもしれない．われわれの治療のゴールは患者QOLの向上である．歯髄を救うことは，歯の予後をよくし，患者の希望を達成できると感じている．

参考文献

1. 泉英之．深在性う蝕における歯髄の診断　後編：歯髄を強拡大視野下で診断する．the Quintesssence 2017；36(8)：76-90.
2. 泉英之．深在性う蝕における歯髄の診断　前編：見えない歯髄を診断する．the Quintesssence 2017；36(7)：52-74.
3. Axelsson P, Nyström B, Lindhe J. The long-term effect of a plaque control program on tooth mortality, caries and periodontal disease in adults. Results after 30 years of maintenance. J Clin Periodontol 2004；31(9)：749-757.
4. Caplan DJ, Cai J, Yin G, White BA. Root canal filled versus non-root canal filled teeth：a retrospective comparison of survival times. J Public Health Dent 2005；65(2)：90-96.
5. Sedgley CM, Messer HH. Are endodontically treated teeth more brittle? J Endod 1992；18(7)：332-335.
6. Bergenholtz G, Spångberg L. CONTROVERSIES IN ENDODONTICS. Crit Rev Oral Biol Med 2004；15(2)：99-114.
7. Priya NT, Chandrasekhar V, Anita S, Tummala M, Raj TB, Badami V, Kumar P, Soujanya E. "Dentinal microcracks after root canal preparation" a comparative evaluation with hand, rotary and reciprocating instrumentation. J Clin Diagn Res 2014；8(12)：ZC70-ZC72.
8. Ashwinkumar V1, Krithikadatta J, Surendran S, Velmurugan N. Effect of reciprocating file motion on microcrack formation in root canals：an SEM study. Int Endod J 2014；47(7)：622-627.
9. Bürklein S, Tsotsis P, Schäfer E. Incidence of dentinal defects after root canal preparation：reciprocating versus rotary instrumentation. J Endod 2013；39(4)：501-504.
10. Liu R, Kaiwar A, Shemesh H, Wesselink PR, Hou B, Wu MK. Incidence of apical root cracks and apical dentinal detachments after canal preparation with hand and rotary files at different instrumentation lengths. J Endod 2013；39(1)：129-132.
11. Saini HR, Tewari S, Sangwan P, Duhan J, Gupta A. Effect of different apical preparation sizes on outcome of primary endodontic treatment：a randomized controlled trial J Endod 2012；38(10)：1309-1315.

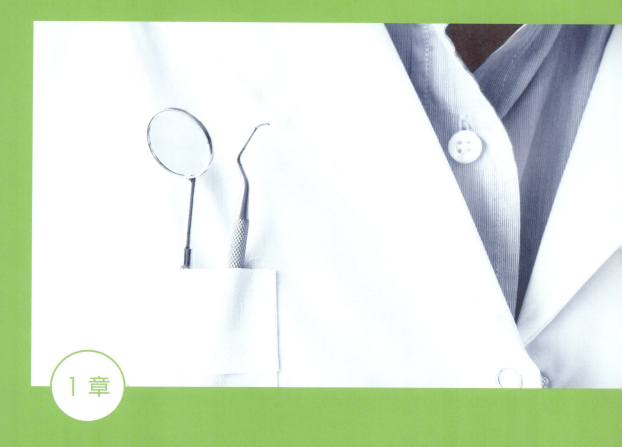

1章

歯髄治癒の原則
"治る歯髄／治らない歯髄"
―露髄した歯髄から学ぶ歯髄保存の原則―

　歯髄の治癒の原則を知ることはさまざまなことに役立つ．治癒は治療のゴールであり，どこを目指して治療をするかがわかれば，おのずとやるべきことが決まるからである．たとえば，"直接覆髄にどの薬剤を用いたらよいか""直接覆髄より間接覆髄がよいのか"，さらに"この症例はなぜ失敗したのか"などの問いにも，「歯髄の治癒」を理解すれば答えが見えてくる．直接覆髄，間接覆髄にかかわらず，すべての術式や材料はある目標を達成するために使われていることがわかるだろう（次ページ図1）．この章では，露髄した歯髄を題材に，治る歯髄，治らない歯髄について述べる．

なぜ，歯髄保存に失敗するのか？

歯髄に近接したう蝕の除去中に，露髄する場合がある．そのとき，多くの歯科医師はあまりよい感情を持たないのではないだろうか．筆者も昔はそうであったが，現在はまったく焦ることはない．露髄した歯の予後が悪いとも思わないし，露髄したほうが歯髄の状態を視診できるため，確信をもって治療を行うことができる場合があると感じる．

これは，歯髄がどのように治るか（治癒），治る歯髄をどのように見分けるか（診断），そして治癒に導くにはどのようにすればよいか（治療）を学んだからである．露髄した歯髄の予後を決める要素には，臨床症状の有無や既往，露髄の大きさや止血の可否，炎症の程度，細菌感染の有無，歯髄のバイタリティ，マイクロリーケージの有無，覆髄材の種類，術者の技術等，数多くの候補があるが，それらをチェックリストのような形で用いてもあまり意味がない．なぜならこれらの要素には本当の原因以外のもの（交絡因子）が混じっているからである．

結論から言うと，歯髄の治癒は「感染」と「歯髄のバイタリティ」により決まる．さらに，保存可能な歯髄は「マイクロリーケージの有無」によって，長期予後が決まる．

感染の有無が歯髄の治癒を決める

▼ 基礎研究から

歯髄を保存できるか否かにもっとも大きな影響を及ぼすのが感染である．Kakehashiらの研究はこれを端的に示している[1]．彼らは，通常の環境と無菌状態で飼育されているラットの歯を露髄させ，何も貼薬せずに経過を比較したところ，通常飼育のラットでは歯髄壊死が起きたのに対し，無菌状態のラットでは歯髄の治癒が得られ，デンティンブリッジの形成も認められたと報告している（図2）．つまり，露髄や貼薬材の有無が歯髄壊死を起こすのではなく，感染の有無が歯髄の治癒を決めることがわかる．

▼ 外傷歯の臨床研究から

次に，外傷歯の歯髄の治癒について考察する．なぜなら，露髄をともなう歯冠破折（以下，複雑歯冠破折）は，急性の非感染性の露髄であるため，感染という要素を除いた場合の歯髄の治癒を学ぶことができるからである．複雑歯冠破折の予後を見ると，その成功率は約95％であり，ほとんどの歯髄を保存できることがわかる[2]（図3d）．筆者の臨床でも，複雑歯冠破折で歯髄壊死が生じることはほとんどなく，非常に予後がよい（図4）．つまり，露髄そのものが歯髄壊死を引き起こす原因ではなく，非感染性の露髄は予後がよいことがわかる（図5）．

▼ う蝕による露髄の臨床研究から

う蝕による露髄の臨床研究としては，非常にクラシカルな研究であるが，1958年にNyborgが術前の歯髄炎症状の違いにより，直接覆髄の予後が変わることを報告している[3]（表1）．炎症は感染に対する生体の反応の結果であり，感染そのものを表しているわけではないが，臨床症状があるほうが歯髄に感染がある確率が高い．つまり，同じう蝕による露髄でも，感染の有無により予後が変わるといえる．図6, 7に，術前の歯髄炎症状の違いにより，異なる転帰を辿った症例を示す．

これらのことから，「感染の程度」が露髄した歯髄の予後を決める大きな要素であり，術前に歯髄炎の程度をできる限り正確に診査することが重要であるとわかる．

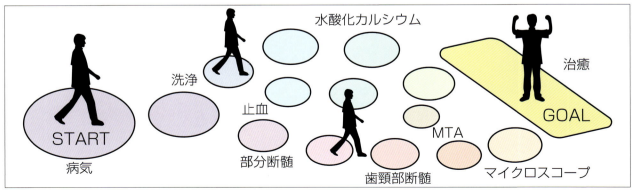

図1 治療の術式や材料はいろいろあるが，目指すゴールは同じである．歯髄の治癒は「感染と歯髄のバイタリティのバランス」で決まり，長期予後は「マイクロリーケージの有無」で決まる．ゴールがわかれば，いろいろなことに役立つ．

図2 感染の有無が歯髄の生死を決める

通常の環境では歯髄壊死

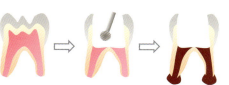

無菌環境では歯髄が自然治癒

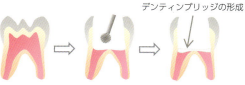

無菌状態のラットを露髄させると，何も貼薬せず，口腔内に露出したままでも，歯髄はデンティンブリッジを形成し，治癒する．つまり，露髄そのものは歯髄壊死の原因ではないことがわかる．また，通常の環境のラットの歯を露髄させると，歯髄壊死が生じる．感染の有無が歯髄の生死を決めることがわかる．（文献1をもとに作図）

図3 a〜c 複雑歯冠破折の治療手順

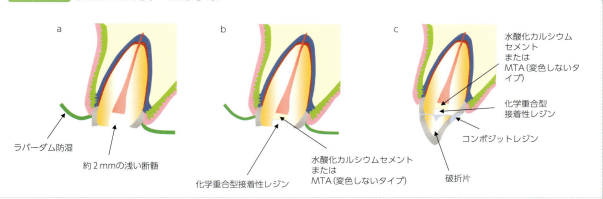

a：浸潤麻酔，ステントの製作，ラバーダム防湿を行い，断髄を行う．b：覆髄材と化学重合型接着性レジンの2層構造にする．c：破折片の再接着はステントとマトリックスバンドを用いて位置づけを行い，フロータイプのコンポジットレジンで行う．詳しくは文献18を参照されたい．

図3 d 複雑歯冠破折の予後はよい

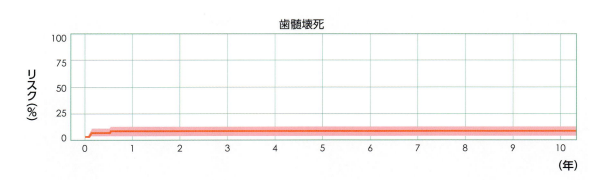

Trauma Guideによる，根完成歯における複雑歯冠破折の歯髄壊死の確率．ピンク色の影の部分は95％信頼区間を示す．10年後の歯髄壊死の確率が，約5％であり，ほとんどの歯髄は治癒することがわかる．筆者の経験でも，脱臼性外傷をともなわない歯冠破折の場合，ほとんど歯髄壊死が生じることなく，予後がよいと感じる．Trauma Guideが示す確率は臨床データに基づいているが，すべてが論文として発表されているものではない．また，外傷の種類によってはデータが不足しているところもある．エビデンスレベルという観点からは「低い」となるが，数字で成功率を知ることのできる，貴重なデータである．（文献2より引用・改変）

感染のない歯髄は治癒する①：外傷歯による露髄

露髄した歯髄の治癒は，外傷による露髄（複雑歯冠破折）から学ぶことができる．なぜなら，う蝕とは異なり，感染のない露髄だからである．脱臼性外傷の併発がなければ，複雑歯冠破折の歯髄の治癒率は非常に高い．歯髄保存後，8年経過した症例を示す．

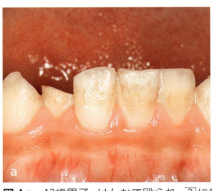 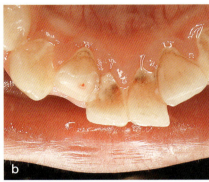 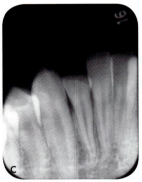

図4a　13歳男子．けんかで殴られ，2̄|に複雑歯冠破折を生じた．EPT（＋）であり，脱臼性外傷をともなわないことがわかる．
図4b　咬合面観．小さな露髄を認める．EPT（＋）．
図4c　エックス線写真．歯冠破折を認めるが，根尖部に問題はない．

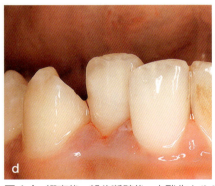 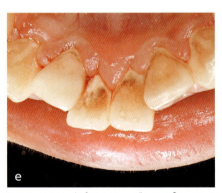 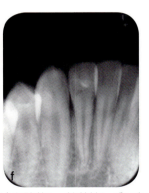

図4d　術直後．部分断髄後，水酸化カルシウムセメント（ダイカル，デンツプライシロナ）を貼薬し，接着性レジン（スーパーボンド，サンメディカル）で裏装，その後，コンポジットレジン（エステライトΣ OA 2，トクヤマデンタル）で破折片を再接着した．
図4e　同舌側面観．
図4f　術直後のエックス線写真．問題は認められない．図3a〜cに示す術式にて部分断髄，破折片の再接着を行った．詳細は，文献18を参照されたい．

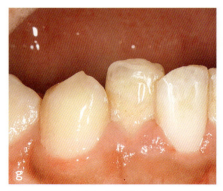 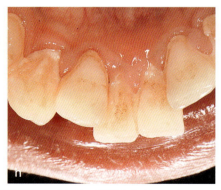 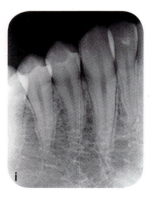

図4g　術後8年．EPT（＋），臨床症状は正常範囲内であり．問題を生じていない．
図4h　同舌側面観．
図4i　同エックス線写真．異常を認めない．外傷による露髄はほとんどの場合問題にならず，歯髄を保存することができる．

感染のない歯髄は治癒する②：便宜断髄による歯髄の保存

歯の位置異常の問題で便宜抜髄を行うことがあるが，健全な歯髄は「便宜抜髄」ではなく，「便宜断髄」にて歯髄保存することができる．この症例は，歯周病の問題を解決するために，MTMによる挺出を計画したが，クリアランスの問題で歯髄が露出してしまうため，便宜断髄にて対応した．断髄の位置に注意が必要である．

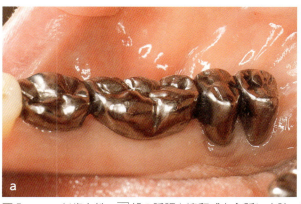
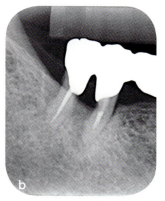
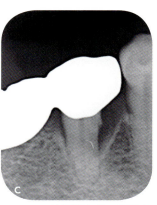

図5 a〜c 64歳女性，5̲部の腫脹と違和感を主訴に来院．近心のプロービング深さは9mm．エックス線写真から，近遠心部に垂直性骨欠損を認める．初期治療後に矯正的挺出により骨欠損の改善を計画した．7̲は歯根破折のため抜歯，6̲部にインプラントを計画した．

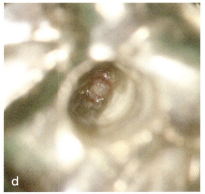
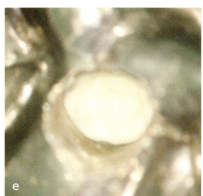
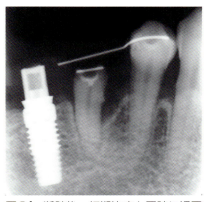

図5 d, e 断髄面が歯肉縁下に位置するように，断髄を行った．挺出後のクリアランスを確保することと，根部象牙質が露出することによる象牙細管からのマイクロリーケージを防ぐためである．断髄後，OrthoMTA（BioMTA社，日本未発売）を貼薬し，グラスアイオノマーセメントで仮封した．

図5 f 断髄後，初期治療と同時に矯正的挺出を行う．5̲近心に歯石の沈着を認める．

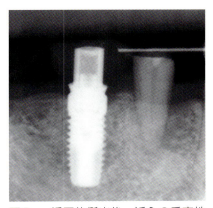
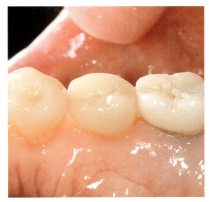
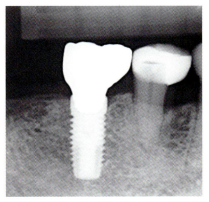

図5 g 矯正的挺出後，近心の垂直性骨欠損が改善している．

図5 h 2年後．臨床症状は正常範囲内である．

図5 i 同エックス線写真．正常範囲内である．

表1 術前の歯髄炎症状と直接覆髄の成功率

術前の歯髄炎症状	失敗率*(unsatisfactory)	成功率**(success)
なし	14.5%（18歯）	85.5%（106歯）
あり	55%（11歯）	45%（9歯）

*①疼痛あり，②歯髄壊死が全体におよぶ，③エックス線写真で，根尖部に透過像または骨硬化炎によるエックス線透過像を認めるもの，のいずれかがある場合をunsatisfactory（失敗）とする．**それ以外のものをsuccess（成功）とする．

術前に歯髄炎の症状がある歯髄は，予後が悪い．

感染の有無が予後を決める①：臨床症状のない歯

図6と図7は同じ患者の左右同名歯に同じ術式で直接覆髄を行ったが，異なる転帰を辿った症例である．年齢，歯種，術式が同じであり，唯一の違いは術前の臨床症状であった．一般的に，う蝕による露髄が生じている歯で臨床症状がある場合，歯髄に感染が生じている確率が上がる．

ここでは，|4に直接覆髄を行い歯髄が治癒した症例を示す．術前に臨床症状がなく，歯髄生活試験に反応する歯髄は，健全歯髄または可逆性歯髄炎の確率が非常に高い．

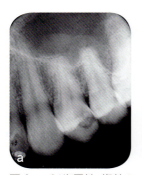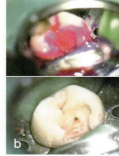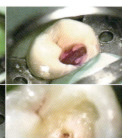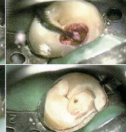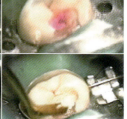

図6a 24歳男性．術前のエックス線写真．|4遠心に歯髄に近接したう窩を認める．臨床症状は冷水痛（＋）であり，温水痛（−），自発痛（−），打診痛（−）である．
図6b う蝕の除去中に露髄が生じた．露髄面からの出血は容易に止血した．MTAを貼薬．

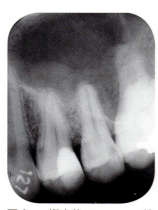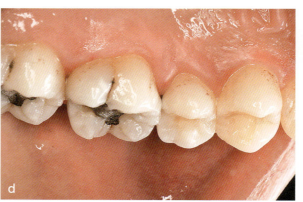

図6c 術直後のエックス線写真．
図6d 2年後．EPT（＋）．臨床症状は正常範囲内．
図6e 2年後のエックス線写真．とくに問題を認めない．術前に歯髄炎の症状を認めない歯髄のほとんどは治癒する．図7の症例と比較してほしい．

感染の有無が予後を決める②：臨床症状がある歯

図6と同じ患者の 4| に直接覆髄を行った症例である． |4 と同じ術式を行ったが，歯髄を保存できなかった． |4 との違いは，臨床症状の有無であり，術前の感染の有無が予後を変えたと考えられる．

ちなみに，この治療を行った当時は，診断力が不足しており，助からない歯髄であることを見極められなかった．現在であれば，抜髄もしくは歯頸部断髄を行うだろう．診断方法の詳細は第2章を参照されたい．

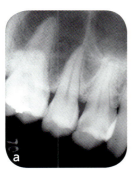
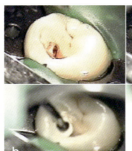
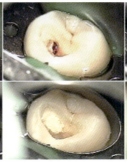
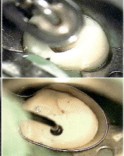
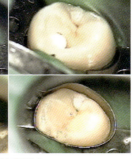

図7a 24歳男性．術前のエックス線写真．遠心に歯髄に近接したう窩を認める．わずかな打診痛を認めた．
図7b |4 遠心のう蝕の除去中に露髄を認めた．止血しにくかったが，MTAで直接覆髄後，コンポジットレジン修復を行った．

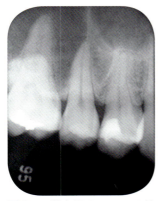
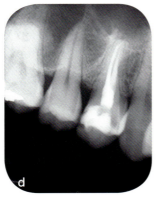
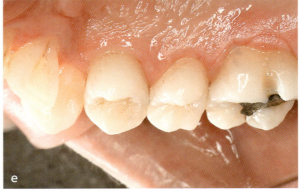

図7c 術直後のエックス線写真．問題を認めない．
図7d, e 1か月後．咬合痛・自発痛を主訴に来院．不可逆性歯髄炎のため抜髄となった．アクセスホールをコンポジットレジンで修復した．図6の症例の反対側の第一小臼歯であり，年齢，歯種も同じで，同様の術式を行ったにもかかわらず歯髄壊死が生じたのは，細菌感染による歯髄壊死が生じており，その結果として，術前の歯髄炎が強かったためと考えられる．

歯髄のバイタリティが治癒に影響を及ぼす

▼外傷歯の臨床研究から

感染のない歯髄は治癒する．しかし，感染のない歯髄においても，歯髄のバイタリティが低下している場合，治癒しにくい．脱臼性外傷が併発している破折性外傷がこれにあたる．脱臼性外傷が生じると，歯の位置が変化し，根尖部の血流が一時的に途絶え，歯髄は虚血性変性に陥る．破折性外傷単独では高い確率で歯髄の治癒が生じるが，脱臼性外傷をともなうと治癒の確率が著しく低下する（**図8**）．

破折性外傷がすぐに歯髄壊死を起こさない理由は，歯髄組織が免疫的に感染に対抗できることに加え，歯髄内圧が細菌の侵入に抵抗しているからである．健全な歯髄内液の圧力は，通常5〜20mmHgであり[4]，露髄が生じても容易に細菌の侵入を許さない．

しかし，何らかの理由で歯髄のバイタリティが低下すると，歯髄内圧が低下し，細菌の侵入に抵抗できなくなり，歯髄が感染し，歯髄壊死を生じる．歯冠破折単独での歯髄壊死の確率が約5％，亜脱臼単独での歯髄壊死の確率が約20％であるのに対し，両者が合わさると歯髄壊死の確率が約75％にもなる[5]（**図8**）．

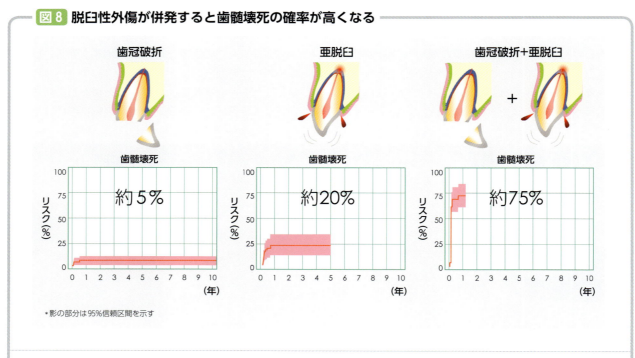

図8 脱臼性外傷が併発すると歯髄壊死の確率が高くなる

歯冠破折と亜脱臼が併発すると，それぞれ単独で生じる歯髄壊死の確率を足した，約3倍の確率で歯髄壊死が生じる．歯髄が瀕死状態に陥ると，細菌感染に抵抗できない．（文献2，5より引用・改変）

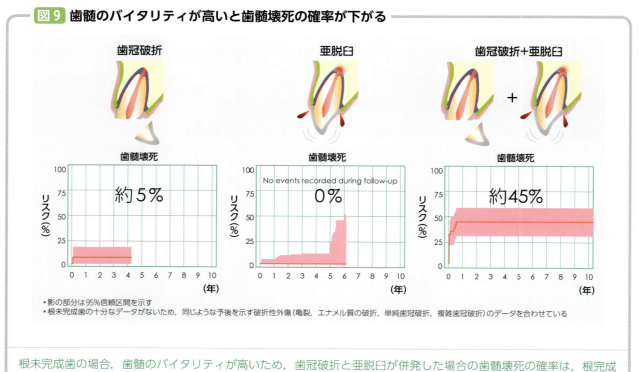

図9 歯髄のバイタリティが高いと歯髄壊死の確率が下がる

根未完成歯の場合，歯髄のバイタリティが高いため，歯冠破折と亜脱臼が併発した場合の歯髄壊死の確率は，根完成歯より低い．（文献2，5より引用・改変）

　その一方で，根未完成歯の場合，破折性外傷に脱臼性外傷が併発した場合でも，根完成歯に比較し，治癒する確率が高い[5]（**図9**）．根未完成歯の場合，歯髄のバイタリティが高いため，脱臼性外傷の影響を受けにくく，感染に対し抵抗し得ると考えられる．

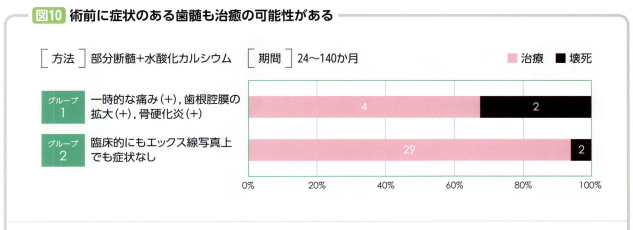

図10 術前に症状のある歯髄も治癒の可能性がある

若年者(6～15歳)の場合，グループ1のような症状のある歯髄でも，6本中4本に歯髄の治癒が生じたことに注目すべきである．（文献6をもとに作成）

▼う蝕による露髄の臨床研究から

一般的な歯髄保存の適応症は「臨床症状のない歯」であるが，若年者の歯髄のバイタリティは非常に高いため，臨床症状がある場合でも歯髄保存が可能な場合がある．

Mejàreらは，6～15歳の患者を対象に，非可逆性歯髄炎の症状と所見（わずかな打診痛，歯根膜腔の拡大，根尖部の骨硬化炎による不透過像など）を認める歯に1～2mmの浅い部分断髄を行ったところ，6歯のうち4歯が治癒したと報告している[6]（図10）．この報告での成功率は決して高くないが，筆者の臨床ではマイクロスコープによる強拡大視野での視診を行い，断髄位置を変えることで，100％に近い成功率を得ている．

図11に臨床症状があり，エックス線写真で根尖部の病的変化を示したが，歯髄が治癒した症例を示す．根未完成歯や若年者の場合，このようなことをよく経験する．その一方，成人で，このような所見のある場合，歯髄の治癒をほとんど経験しない．

その一方，歯髄のバイタリティは直接覆髄の予後と関係ないという報告のほうが多い[7〜12]．この類の報告は，どの年齢で区切るかに注意して読む必要がある．30歳，40歳で区切ったとしても，その差は出ないだろう．筆者の経験では，10代半ばを境に，差が出るように感じる．若年者の歯髄は成人では考えられないほど治癒力があることを覚えておきたい．

▼治療をする前に，歯髄の予後が決まっている

これまで述べてきたことをまとめると，感染が少なく歯髄のバイタリティが高いほど歯髄が治癒しやすく，感染が多く歯髄のバイタリティが低いほど歯髄壊死が生じやすい．この関係を図12に示すが，ここに，症例を当てはめると非常に興味深い．感染の程度と歯髄のバイタリティのバランスが，可逆性歯髄炎か非可逆性歯髄炎かを決めることがわかる．

このように，われわれが露髄した歯の治療をする前に，すでに歯髄が治癒するかどうか，ある程度の傾向が決まっていることになり，術前の歯髄の状態をいかに把握するかが，非常に重要になる．すでに壊死が生じつつある歯髄の場合，どんなによい材料，テクニックを用いても助かる可能性が低く，直接覆髄がうまくいかない理由の1つに，適応症の選択ミスがあると言える．適応症を守れているならば，直接覆髄の予後はよいはずである．いかに歯髄の状態を正確に把握し，適応症を選択するかが，歯髄保存を成功に導くための最初のキーとなる．

▼炎症は歯髄炎の原因ではなく結果である

教科書や論文には，歯髄保存の可否を可逆性歯髄炎と非可逆性歯髄炎に分類し，診断するように書いてある．その一方，この分類の境界は明瞭ではなく，臨床症状と組織学的状態は一致しないこともある[13,14]．この曖昧さは，**「炎症は歯髄炎の原因ではなく結果である」**ことが大きな理由である．同じ程度の細菌の侵襲に対して，生体は必ずしも同じように反応しない．

例えば，歯髄に交通しているような大きな窩がある場合，ほとんどの歯髄は細菌の侵襲に抵抗しきれず根尖部まで壊死が生じ細菌の侵襲を許してしまう．その結果，根尖部に炎症が波及し，打診痛，咬合痛，エックス線写真にて根尖部に透過像を生じる．その一方，歯髄に交通しているような大きな窩があっても，根未完成歯や若年者の歯髄は細菌の侵襲を容易に許さず，細菌が冠部歯髄の一部にとどまっていることがある．

バイタリティの高い歯髄（若年者）は感染に抵抗する

　歯髄のバイタリティが治癒に影響を及ぼす．特に若年者の歯髄は成人では考えられないような治癒力を発揮することがあり，わずかな打診痛や自発痛があり，エックス線写真で根尖部に病的変化を認めても，歯髄が治癒することをよく経験する．根未完成歯や若年者（10代前半）の歯髄炎は，臨床症状だけで保存の可否を決めてはいけない．

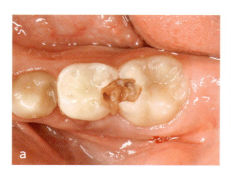
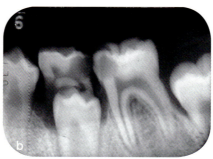

図11a　10歳男子．₆の軽度の自発痛，咬合痛を主訴に来院．EPT（＋），打診痛（＋）．
図11b　エックス線写真．₆に歯髄腔に達するう窩を認める．近心根に骨硬化炎による不透過像を認める．

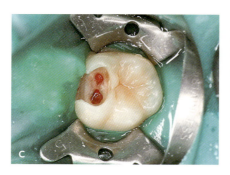
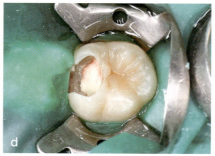

図11c　う蝕を除去すると，大きな露髄が2か所生じた．止血は比較的容易であった．歯髄そのものに血流を認める．
図11d　MTAにて直接覆髄を行った．

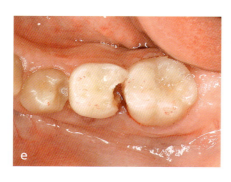
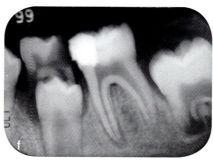

図11e　術直後．コンポジットレジンで修復した．
図11f　術直後のエックス線写真．MTAにより直接覆髄がされている．

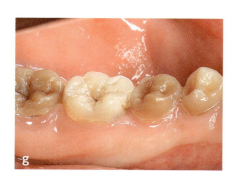
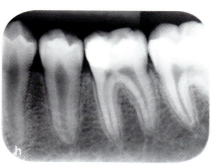

図11g　3年後，臨床症状は正常範囲内．新たな問題は生じていない．
図11h　3年後のエックス線写真．近心根の骨硬化炎による不透過像は完全になくなり，正常な歯根膜腔と歯槽硬線を認める．若年者の歯髄は生活力があり，症状があるような歯髄でも治癒することがある．

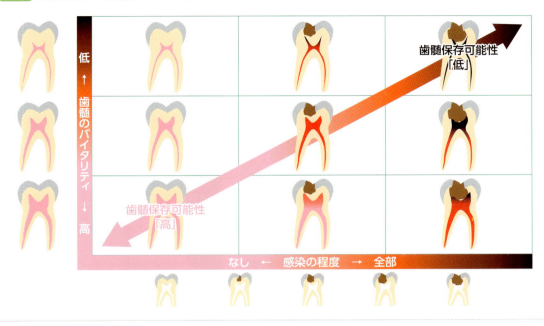

図12 歯髄治癒の原則①：短期予後は感染と歯髄のバイタリティのバランスで決まる

感染の程度が軽度であるほど，歯髄のバイタリティが高いほど，歯髄が治癒する確率が高く，両者のバランスによって，治癒するかどうかが決まる．つまり，治療する前に治る歯髄か治らない歯髄かがある程度決まっているのである．術後1週間〜数か月で咬合痛が生じるような症例は，適応症の選択を誤っているか，術者の術式に不備があるかのどちらかである．この図はあくまで概念モデルであり，実際の臨床の目安となるわけではないが，歯髄の治癒の原則を理解する助けになる．実際の歯髄の診断は2章を参照されたい．

つまり，同程度のう蝕であっても，歯髄のバイタリティにより炎症反応の程度が変わるため，歯髄炎の程度だけでは歯髄保存の可否を決められない（2章症例参照）．

だからといって，炎症の程度がまったく参考にならないわけではない．もし，同程度の歯髄のバイタリティであれば，細菌の侵襲に対する炎症の程度は比例するだろう．つまり，根完成歯に限定すれば，自発痛や打診痛，エックス線写真での根尖部の変化は，細菌感染と歯髄壊死を示している確率が高いことになり，臨床ではこれらの症状を参考に診断することになる．

もちろん，この場合も，同じ根完成歯であっても人それぞれ免疫力が変わるため，エックス線写真で根尖部に異常を認めても，必ずしも細菌感染と歯髄壊死を表しているわけではない（図13）．これを見極める臨床的方法は2章を参照されたい．

長期予後はマイクロリーケージの有無で決まる

治癒する歯髄に直接覆髄などの歯髄保存療法を行ったとしても，マイクロリーケージがある場合，徐々に細菌感染が生じ，歯髄が壊死する（図14）．

▼基礎研究から

1982年，Coxらはサルの歯を露髄させ，水酸化カルシウムを貼薬し，アマルガム修復を行った．5週間後，すべての歯髄は治癒したが，2年後，一部の歯髄に歯髄壊死が生じ，組織学的に調べると，歯髄壊死を生じたものにマイクロリーケージによる細菌感染を認めた[15,16]．この報告から，直接覆髄の長期成功のためには，マイクロリーケージによる細菌感染を防ぐ必要があることがわかる（図15）．

▼臨床研究から

臨床研究ではマイクロリーケージの影響を示す適切なデザインの研究はないが，Holstadらは直接覆髄の長期予後が徐々に低下していくことを報告しており，原因がマイクロリーケージであると考察している[17]（図16）．

図17に直接覆髄の予後を決める因子についてのまとめを示す．術前の因子として感染の程度と歯髄のバイタリティ，術後の因子としてマイクロリーケージが重要な因子となる．

図13 炎症の強さ＝感染の程度ではない！ 同じ症状でも歯髄のバイタリティにより感染の程度が異なる

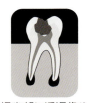

根尖部に透過像や病的変化を認めても……咬合痛や打診痛を認めても……

感染をともなう壊死は治癒しない

一般的には根完成歯の根尖部に透過像があれば，歯髄壊死していることが多い．感染をともなう壊死は治癒しない．

炎症のみであれば治癒する

とくに若年者，根未完成歯の場合，根尖部の透過像があって必ずしも感染と歯髄壊死が生じているとは限らず，炎症のみであれば治癒する．

エックス線写真上で根尖部に透過像を認めても，必ずしも歯髄壊死を示すわけではない．炎症反応の結果，根尖部の骨吸収が生じていることを示しているだけである．つまり，根尖部まで炎症が波及していても，根部歯髄には壊死が生じていない場合がある．とくに若年者の場合によく見られる．**炎症≠感染であることに注意する．**感染がなく，炎症のみであれば，治癒する．

マイクロリーケージの有無が直接覆髄の長期的予後を決める

1|1の外傷による露髄に直接覆髄を行った症例．左右ともに感染のない歯髄であり治癒を期待できるが，約2年後，|1のみ歯髄壊死が生じた．1|と|1の唯一の違いは破折線の走行であり，|1の破折線は歯肉縁下に達していた．顕微鏡下で接着処理を行ったが，実際は歯肉溝滲出液の影響で接着できておらず，マイクロリーケージによる感染が生じていたと考えられる．つまり，直接覆髄の長期予後はマイクロリーケージの有無で決まると考えられる．

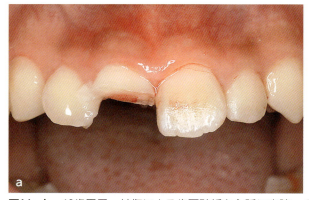
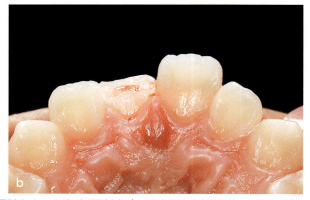

図14a, b 12歳男子．外傷による歯冠破折を主訴に来院．1|は露髄をともなう歯冠破折，|1は歯冠-歯根破折である．1|1ともにEPT（＋）．

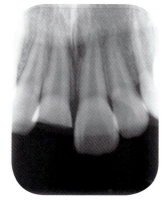
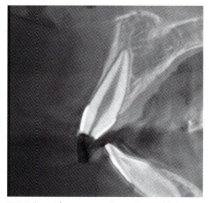
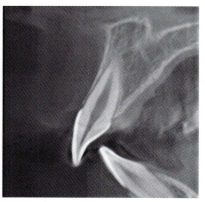

図14c デンタルエックス線写真において，根尖部に異常を認めない．

図14d 1|のCBCT像．歯冠破折による露髄を認める．根尖部に問題を認めない．

図14e |1のCBCT像．唇側の歯冠部から，口蓋側の歯根部に及ぶ歯冠-歯根破折を認める．

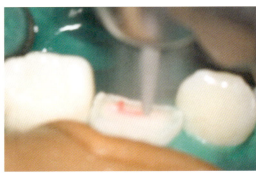

図14f 1̠ はラバーダム防湿を行い，高速タービンにつけたダイヤモンドバーを用い，注水下で約2mmの断髄を行った（動画より）．

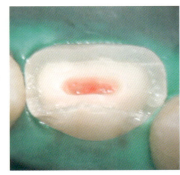

図14g 断髄後の歯髄．毛細血管からわずかな出血を認める．健全歯髄特有の所見である．数分で自然に止血した（動画より）．

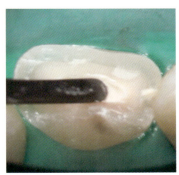

図14h 水酸化カルシウムセメント（ダイカル，デンツプライシロナ）で直接覆髄を行い，化学重合型接着性レジン（スーパーボンド，サンメディカル）を裏装した（動画より）．

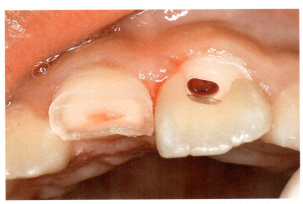

図14i 1̠ は歯冠 - 歯根破折であり，外科的挺出もしくは矯正的挺出を行うべきである．しかし，この時は断髄により歯髄が保存できると考え，部分断髄を行った．

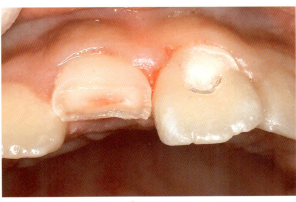

図14j マイクロスコープ下で水酸化カルシウムセメント（ダイカル，デンツプライシロナ）と接着性レジン（スーパーボンド，サンメディカル）により直接覆髄．その後，ボンディング（メガボンド，クラレノリタケ），フロータイプCR（エステライトフロークイック，トクヤマデンタル）を用いて破折片を再接着した．

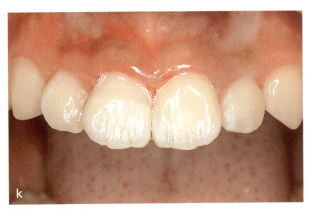
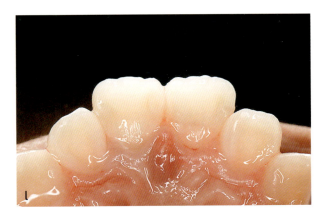

図14k, l 術直後．

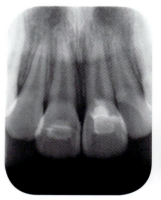 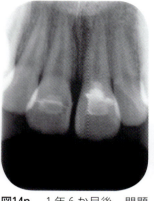 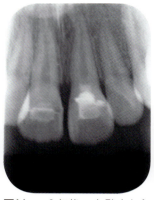 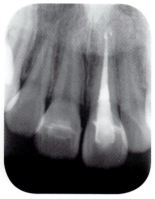

図14m　術直後のデンタルエックス線写真.

図14n　1年6か月後，問題を認めない.

図14o　2年後，自発痛を主訴に来院．|1に歯髄壊死が生じたため，根管治療を行った．

図14p　3年後，1|EPT（＋）．左右の転帰の違いは，マイクロリーケージが原因と考えられる．

図15　マイクロリーケージが歯髄壊死を起こす

術直後　　　　　5週間後　　　　　2年後

直接覆髄　　　歯髄の治癒が生じる

マイクロリーケージがない歯は治癒

歯髄壊死した歯にはマイクロリーケージがあった

サルの歯をタービンバーで露髄させ，水酸化カルシウムセメントで直接覆髄後，アマルガム修復を行った．5週間後，すべての歯髄に治癒が生じたが，2年後，歯髄壊死した歯にはマイクロリーケージを認めた．いったん歯髄の治癒が生じても，マイクロリーケージがある場合，継続的な細菌感染により，歯髄壊死が生じる可能性がある．長期的な歯髄の治癒は，マイクロリーケージの有無で決まる．（文献15，16をもとに作成）

図16　長期的に成功率が下がる原因はマイクロリーケージと考えられる

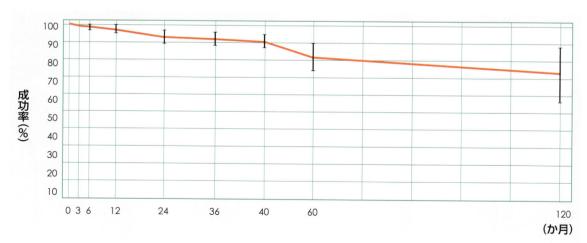

直接覆髄の長期的予後．直接覆髄の成功率が時間の経過とともに低下している．この報告は長期の成功率を示しているだけであるため，失敗の原因を分析できないが，その要因の1つに，最終修復物の精度が考えられる．マイクロリーケージを防止できる修復が必要である．（文献17より引用・改変）

図17 歯髄治癒の原則②：長期予後はマイクロリーケージの有無で決まる

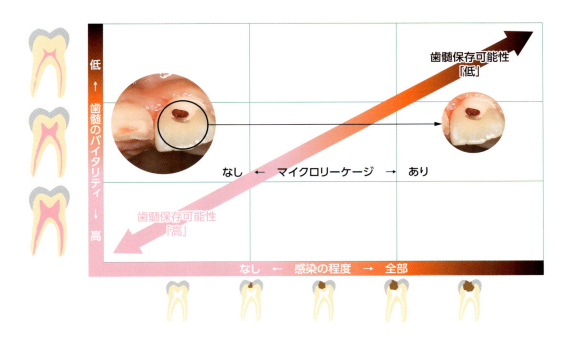

保存可能な歯髄が壊死する原因は，マイクロリーケージによる術後感染である．術後1年以上経過し，歯髄壊死が生じる場合，マイクロリーケージが原因と考えてよいだろう．精度の高い覆髄処置，修復処置が長期成功のキーポイントとなる．歯髄保存成功のキーは，治る歯髄を見極め（原則①），マイクロリーケージによる細菌感染を防ぐ（原則②）ことである．

図18 治癒の原則と治療のゴール

治癒の原則
- 感染と歯髄のバイタリティのバランス（短期予後）
- マイクロリーケージの有無（長期予後）

→ 治療のゴール
- 助かる歯髄を見極める
- マイクロリーケージのない覆髄・修復治療を行う

歯髄の治癒の短期予後は感染と歯髄のバイタリティのバランス，長期予後はマイクロリーケージの有無で決まる．つまり，治療のゴールは，感染の有無を見極め，マイクロリーケージを起こさない精度の高い，覆髄・修復治療を行うことである．

おわりに

　歯髄壊死が生じた場合，われわれは材料のせいにする傾向があるが，多くの場合，どこかの過程で感染をコントロールできていない．もし，歯髄の治癒の原則を知っていれば，臨床術式のどこに原因があるかを考察し，適切にフィードバックすることで，術者の知識

と技術の向上に役立つ．また，時代とともに新しい材料や術式が登場するが，これらが治癒の原則のどこに当てはまるかを考えれば，適切に使用することができる．この知識をベースに，先の章を読み進めると，理解の助けとなるだろう．

参考文献

1．Kakehashi S, Stanley HR, Fitzgerald RJ. The effects of surgical exposures of dental pulps in germ-free and conventional laboratory rats. Oral Surg Oral Med Oral Pathol 1965；20：340-349.

2．Dental Trauma Guide. https://dentaltraumaguide.org/dental-guides/permanent-enamel-dentin-pulp-fracture/(2017年11月14日アクセス).

3．Nyborg H. Capping of the pulp：the processes involved and their outcome. Odontol Tidskr 1958；66：296-364.

4．Heyeraas KJ. Pulpal hemodynamics and interstitial fluid pressure：balance of transmicrovascular fluid transport. J Endod 1989；15(10)：468-472.

5．Dental Trauma Guide. https://dentaltraumaguide.org/dental-guides/permanent-subluxation/permanent-subluxation-prognosis/(2017年11月14日アクセス).

6．Mejàre I, Cvek M. Partial pulpotomy in young permanent teeth with deep carious lesions. Endod Dent Traumatol 1993；9(6)：238-242.

7．Matsuo T, Nakanishi T, Shimizu H, Ebisu S. A clinical study of direct pulp capping applied to carious-exposed pulps. J Endod 1996；22(10)：551-556.

8．Haskell EW, Stanley HR, Chellemi J, Stringfellow H. Direct pulp capping treatment：a long-term follow-up. J Am Dent Assoc 1978；97(4)：607-612.

9．Baume LJ, Holz J. Long term clinical assessment of direct pulp capping. Int Dent J 1981；31(4)：251-260.

10．Barthel CR, Rosenkranz B, Leuenberg A, Roulet JF. Pulp capping of carious exposures：treatment outcome after 5 and 10 years：a retrospective study. J Endod 2000；26(9)：525-528.

11．Al-Hiyasat AS, Barrieshi-Nusair KM, Al-Omari MA. The radiographic outcomes of direct pulp-capping procedures performed by dental students：a retrospective study. J Am Dent Assoc 2006；137(12)：1699-1705.

12．Mente J, Geletneky B, Ohle M, Koch MJ, Friedrich Ding PG, Wolff D, Dreyhaupt J, Martin N, Staehle HJ, Pfefferle T. Mineral trioxide aggregate or calcium hydroxide direct pulp capping：an analysis of the clinical treatment outcome. J Endod 2010；36(5)：806-813.

13．Lin L, Shovlin F, Skribner J, Langeland K. Pulp biopsies from the teeth associated with periapical radiolucency. J Endod 1984；10(9)：436-448.

14．Seltzer S, Bender IB, Ziontz M. The dynamics of pulp inflammation：correlations between diagnostic data and actual histologic findings in the pulp. Oral Surg Oral Med Oral Pathol 1963；16：969-977.

15．Cox CF, Bergenholtz G, Fitzgerald M, Heys DR, Heys RJ, Avery JK, Baker JA. Capping of the dental pulp mechanically exposed to the oral microflora -- a 5 week observation of wound healing in the monkey. J Oral Pathol 1982；11(4)：327-339.

16．Cox CF, Bergenholtz G, Heys DR, Syed SA, Fitzgerald M, Heys RJ. Pulp capping of dental pulp mechanically exposed to oral microflora：a 1-2 year observation of wound healing in the monkey. J Oral Pathol 1985；14(2)：156-168.

17．Horsted P, Sandergaard B, Thylstrup A, El Attar K, Fejerskov O. A retrospective study of direct pulp capping with calcium hydroxide compounds. Endod Dent Traumatol 1985；1(1)：29-34.

18．月星光博．外傷歯の診断と治療．増補新版．東京：クインテッセンス出版，2009.

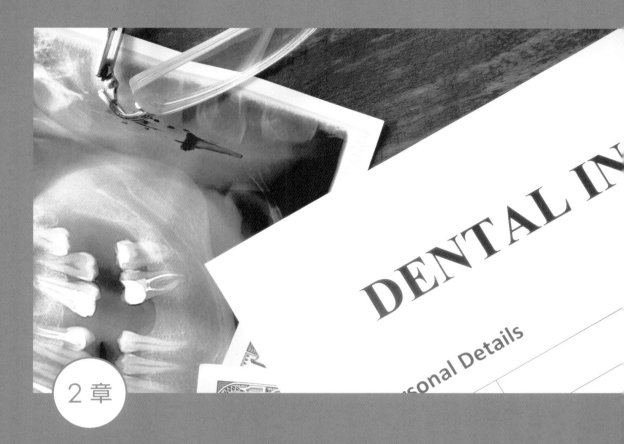

2章

歯髄の診断と治療方針
"治る歯髄を見極める"
―冷温度診，EPTを使いこなし，結果に応じて治療方針を変える―

　われわれの目指す治療のゴールは「助かる歯髄を見極め，マイクロリーケージを防ぐこと」である（1章参照）．たとえば，MTAは，マイクロリーケージを防ぐ役割を担っている．もし，助かる歯髄にMTAを用いれば，歯髄が治癒する．しかしながら，**助からない歯髄にMTAを用いても，歯髄は治癒しない．戦う前に勝負は決まっている**のである．
　また，露髄のリスクがあってもう蝕を完全に除去するべきか，部分的う蝕除去かなど，治療方針の決定も非常に重要なテーマである．
　われわれは，材料やテクニックに興味を持つ傾向にあるが，「診査」「診断」「治療方針の決定」も，歯髄の予後を決める非常に重要なステップである．この章では勝てる戦いを見極めるための戦略，「助かる歯髄」と「助からない歯髄」の鑑別診断と診断結果に基づく治療方針の決定について，科学的根拠と筆者の臨床経験に基づく知見を紹介したい．

科学編
[science]

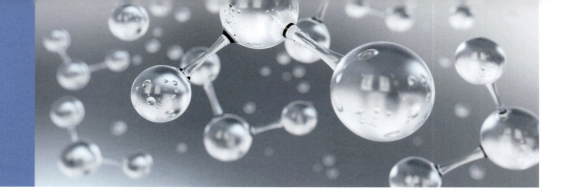

う蝕による歯髄の退行性変化と分類

診査・診断に入る前に，われわれの目指す歯髄の組織学的治癒を確認したい．「助かる歯髄」と「助からない歯髄」は何が違うのか，どのように見分けるのかを知るために，歯髄炎の進行，分類について述べる．

1 歯髄炎の進行

歯髄炎の進行はこれまで，歯髄内圧の亢進により血液循環が阻害され，歯髄全体に炎症が生じ，壊死していくと考えられていた．また，炎症の強さや種類が，可逆性歯髄炎かどうかを決めると考えられてきた[1～8]．しかし，現在はこれらの考えは誤った解釈だと指摘されている[9～11]．これは組織学的観点からみると，これまでの研究は炎症の程度を指標としてきており，細菌感染の有無を鑑別するための染色が行われていなかったことが一因である．Ricucciらは，改良型ブラウンブレン法を用いた細菌染色法により，感染から離れるほど，炎症は軽度になり，健全歯髄へと移行することを示している[11]．う蝕の侵襲を受けた歯は，起炎物質により歯髄炎が生じ，その後，細菌が歯髄へ侵入した結果，部分壊死が生じ，これが根尖側へ進行していく．冠部歯髄に細菌が侵入した場合，歯冠側より「細菌感染により歯髄壊死した部位」「炎症が生じている部位」「健全歯髄」と移行する[12]（図1）．

2 歯髄炎の分類

これまでの組織学的評価は，歯髄の炎症の程度により，可逆性歯髄炎・不可逆性歯髄炎の分類を行ってきた．しかし，上記の理由から，炎症の程度ではなく，細菌感染と壊死の有無により分類する必要がある．Ricucciは，可逆性歯髄炎を「炎症を認めるが，細菌感染と壊死を認めないもの」，不可逆性歯髄炎を「細菌感染と壊死を認めるもの」と分類している[13]．臨床では，細菌感染が生じている部位を知る方法がないため，筆者は歯髄壊死の範囲を基準にし，歯髄の状態を，「健全歯髄」「歯髄炎（歯髄壊死なし）」「部分壊死（冠部歯髄の一部）」「部分壊死（冠部歯髄のすべて）」「全部壊死（根部歯髄に及ぶ）」と分類し，臨床判断に役立てている（図2）．

図1 う蝕による歯髄の退行性変化

昔の誤った考え方…いったん生じた炎症は負のスパイラルによりやがて歯髄全体に炎症と壊死が生じる

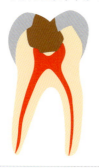

炎症
炎症刺激物
間質圧の上昇
脈管を圧迫
虚脱
組織の酸素不足
壊死
組織破壊産物

今わかっていること…歯髄壊死は歯冠側から徐々に根尖側に進み歯髄炎，健全歯髄へと移行する

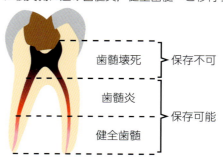

歯髄壊死 — 保存不可
歯髄炎
健全歯髄 — 保存可能

検査結果を正しく解釈するためには，歯髄の退行性変化を知ることが重要である．歯髄は炎症の内圧亢進により根尖まで一気に壊死しない．う蝕病巣からの細菌や炎症性メディエーターにより，歯冠側から徐々に壊死していく．う蝕の侵襲を受けた歯髄は，歯冠側より，壊死層，炎症層，健全歯髄層に徐々に移行する．感染がある部位に歯髄壊死が生じるのであり，炎症が歯髄壊死を起こすわけではない．炎症は結果であり，原因は細菌感染であることを理解しておかなければならない．

図2 歯髄の退行性変化の分類

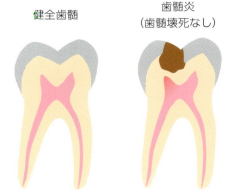

健全歯髄　｜　歯髄炎（歯髄壊死なし）　｜　部分壊死（冠部歯髄の一部）　｜　部分壊死（冠部歯髄のすべて）　｜　全部壊死（根部歯髄に及ぶ）

筆者は可逆性歯髄炎・不可逆性歯髄炎の分類を，歯髄炎ではなく，歯髄壊死の範囲で分類している．なぜなら，歯髄保存の可否は，炎症の程度ではなく，細菌感染の有無で決まり，細菌感染が生じた部位には壊死が生じるからである．つまり，この分類はどこまで感染を除去するかの分類ともなり得るため，治療方針に反映させることができる．歯髄壊死の範囲に応じて，治療を選択する．

診査・診断の流れ

診査・診断のステップを，表1に示す．

歯髄壊死の確率を，問診や口腔内診査，エックス線写真からおおまかに推察し（STEP 1），それをもとに，EPTか冷温度診かの選択を行い，検査を行う（STEP 2）．次に，STEP 1で推察した歯髄壊死の確率をもとに，検査結果の的中率（歯髄壊死の確率）を求める（STEP 3）．歯髄壊死の確率をもとに部分的なう蝕除去を行うか完全なう蝕除去を行うかを決める（STEP 4）．う蝕除去中に露髄しなければ最終修復を行い，露髄した場合は，マイクロスコープを用いた強拡大視野下で歯髄の視診と診断を行う（STEP 4）．STEP 1〜5が診査から診断までの基本的な流れであり，STEP 5は露髄した場合に行う2回目の診査・診断である．図36に全体像を示す．

表1　診査・診断の流れ

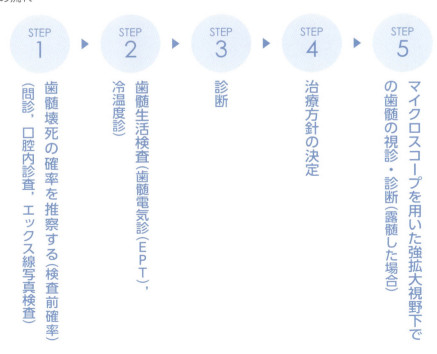

STEP 1　歯髄壊死の確率を推察する（検査前確率）（問診，口腔内診査，エックス線写真検査）
▶ STEP 2　歯髄生活検査（歯髄電気診（EPT），冷温度診）
▶ STEP 3　診断
▶ STEP 4　治療方針の決定
▶ STEP 5　マイクロスコープを用いた強拡大視野下での歯髄の視診・診断（露髄した場合）

STEP 1 歯髄壊死の確率を推察する（検査前確率）

　EPTや冷温度診による結果の解釈は，検査前の歯髄壊死の確率により変わる．たとえば，EPT(＋)の検査結果でも，根尖部の病的変化を認める場合とまったくの健全歯とでは，解釈が変わり，病的変化を認める場合では偽陰性を疑うだろう(**図3**)．歯髄生活検査を行う前に，診査により歯髄壊死の確率を推察することが重要になる．

　歯髄壊死の確率は，検査前を50％とし，問診や口腔内診査，エックス線写真検査による臨床情報を加えることで変化させる．「咬合痛がある場合は歯髄壊死の確率12％UP」というような正確な研究データがあれば理想だが，そのような研究は非常に少ないうえ，報告されている数字にばらつきがある．さらに「歯科医師Aの修復処置5年後の歯髄壊死の確率」という過去に行われた治療の技術的要素も関係するため，数字で表すのはほぼ不可能である．また，歯髄の生死は白黒明確に分けることができない．ゆえに，ここでは，歯髄壊死の確率を「非常に低い」「低い」「中等度」「高い」「非常に高い」の5段階で確率を表す．これは歯髄の状態を「健全歯髄」から「歯髄壊死」まで5段階で表している側面もある(**図2**)．

　このような，検査前の歯髄壊死の確率を「検査前確率」または「事前確率」という．また，「有病率」もほぼ同じ意味として扱うことができる(ここでは，「検査前確率」に統一する)．これは，問診や口腔内の状況，これまでの治療経緯，さらに歯科医院の立地や患者層も考慮したうえでの確率であり，具体的に計算で求められる数値ではない．この情報は後で行う歯髄生活検査の診断結果に大きな影響を与える．正しい経験を積んだ歯科医師の診断力が高い理由のひとつは，検査前確率の予想が正確だからである．どのような歯が歯髄壊死のリスクが高いかを経験的に知っており，これこそが「診断はアートの要素が強い」と言われるゆえんである．しかし，経験の浅い歯科医師でも，どのようなときに歯髄壊死の確率が高まるかを知っておくことで，診断力を上げることができる(**図4**)．

1：歯髄壊死の確率を推察する（検査前確率）

　歯髄壊死の確率を推察する診査として，
①自発痛の有無や既往
②温度刺激による異常な痛みの有無
③咬合痛
④打診痛
⑤エックス線写真検査

などが挙げられる．
　これらの項目を単独または組み合わせて歯髄壊死の確率を推定する．エックス線写真検査は，本来この後行う歯髄生活検査と同列に扱うものであるが，わかりやすさを重視し，歯髄壊死の確率を推察するステップに入れた．

図3 検査前確率の有無で検査結果の解釈が変わる

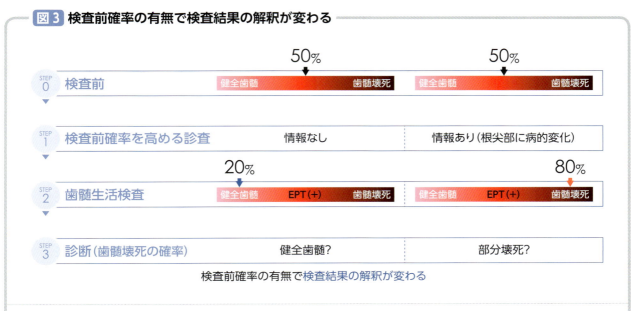

同じEPT（＋）という検査結果でも，検査前確率を高める診査の情報があるかどうかで解釈が変わる．情報がない場合（左側），EPT（＋）の結果を信じて「健全歯髄」と判断するかもしれない．しかし，右側のように，エックス線写真上で根尖部に病的変化があることを知っている場合，「根尖部の歯髄は生きているが歯冠部の歯髄は壊死しているかもしれない」と解釈が変わる．図中の％の数字はイメージである．

図4 検査前確率の精度が歯髄生活検査の的中率を高める

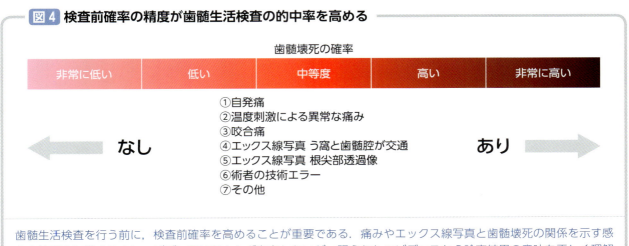

歯髄生活検査を行う前に，検査前確率を高めることが重要である．痛みやエックス線写真と歯髄壊死の関係を示す感度と特異度に関するよいエビデンスはほとんど存在しないが，限られたエビデンスから診査結果の意味を正しく理解することや，正しい経験を積むことで，検査前確率の精度を高めることができる．このステップは，後の検査結果の解釈を変える．また，歯髄壊死は「確率」で表す．さらに，「確率」を数字で正確に表すことは不可能であるため，5段階程度に分けることが臨床的である．歯髄炎の分類も5段階であり，リンクさせることができる．

１ 自発痛（図5）

自発痛は過去や現在の痛み，持続時間，強さなど，さまざまな種類があり，特に自発痛の既往がある場合は不可逆性歯髄炎と診断され，抜髄が行われる場合が多い．

自発痛の有無や既往と細菌感染や歯髄壊死との関係を調べたよい報告はない．Seltzerら（1963）[8]，Dummerら（1980）[7]の報告の至適基準は，炎症の強さを指標とした組織学的評価であり，細菌染色を行っていない（至適基準については後述（46ページ））．すなわち自発痛と炎症の強さとの関係はわかるが，細菌感染との関係はわからない．

臨床的には，自発痛の既往はある程度参考になると考えられる．臨床での注意点は，痛みの強さが患者の主観によるため，術者と痛みの程度を共有できていない場合がある．問診を行う際は，痛みの強さを1～10段階に分け（1を痛みなし，10を最悪の痛みとする），どれに相当するかを確認するとよい．自発痛を訴える場合でも，実際は筋・筋膜性歯痛など，非歯原性歯痛が原因のこともある．一方，自発痛の既往がない場合は，あまり参考にならない．痛みがなくても，炎症が慢性であったり，完全に壊死していることがあるからである．

２ 温度刺激による異常な痛み（図6，7）

一般に，温度刺激と歯髄炎の関係は，初期は一過性の冷水痛，進行すると牽引痛，温水痛が生じると言われている．しかし，温度刺激による異常な痛みも，細菌感染および歯髄壊死との関係を調べたよい報告がない．Haslerら（1970）[5]，Seltzerら（1963）[8]，Dummerら（1980）[7]の報告の至適基準は，炎症の強さを指標とした組織学的評価である．この組織学的評価は，細菌染色を行っていないため，痛みがあると炎症が強いことはわかるが，細菌感染の有無についてはわからない．したがって，あまり参考にならない．

臨床的には，温度刺激による異常な痛みも参考になると考えられる．正常な歯髄は温度刺激に対して，一瞬痛みを感じるが，刺激がなくなれば，すぐに痛みは引く．その一方，歯髄炎の場合，温度刺激がなくなっても，持続的な強い痛みが多い．問診をする際，「す

ぐ痛みが引くか？」ではなく，「何秒以上痛みが続くか？」と，具体的な数字を言ってもらうことがポイントである．また，患者が温度刺激による痛みを訴える場合は，コップに氷水，または温水を用意し，患者が痛みを再現できるかどうかを確認する．時間の経過による痛みの持続時間と種類の変化も参考にする．痛みがないことは，自発痛と同様に，参考にならない．

３ 打診痛・咬合痛（図8）

❶ 打診痛

根尖部歯髄や根尖部の歯根膜組織に炎症が波及すると，咬合痛や打診痛が生じる．

打診痛も研究デザイン上のバイアスリスクの高い報告が多い[3, 5, 7, 8, 14]．バイアスリスクが中等度であるPiggら（2016）[15]の報告の至適基準は組織学的評価でなく，歯髄腔からの出血の有無（臨床的評価）である．すなわち打診痛がある場合は，歯髄腔から出血がない可能性（すなわち壊死）が少しだけ高まる．打診痛がない場合はあまり参考にならない．

しかし，実際の臨床では，適切に打診を行えば，その価値は高いと考えられる．咬合痛や打診痛の評価が難しい一因に，根尖部に強い炎症が生じている状態でないと，痛みを感じにくいことがある．そのため，他の急性症状の有無と併用して評価する．たとえば，自発痛の既往や温度刺激による異常な痛みがある場合の打診痛は信頼性が高いと考えられる．

打診の方法や患者による痛み閾値の違い，主観による評価であることも，難しくしている．打診を行う際は，前後の歯を対象にするのではなく，左右同名歯を対象とする．前後の比較では，すべて健全歯であっても患者の感じ方が変わってくる．また，対象となる歯は健全な有髄歯を対象とし，補綴歯や失活歯を避ける．さらに，打診痛を訴える場合は，明らかに健全歯である歯を対象に打診を行い，患者が打診に対して過敏になっていないかを確認する．打診の方向も重要である．歯髄炎が重度で咬合痛などの臨床症状がある場合は垂直方向の打診にも反応するが，炎症が軽度の場合は垂直打診には反応しにくいため，水平方向の打診を用いるとよい．打診痛がない場合は，自発痛と同様，参考にならない．

図5 自発痛

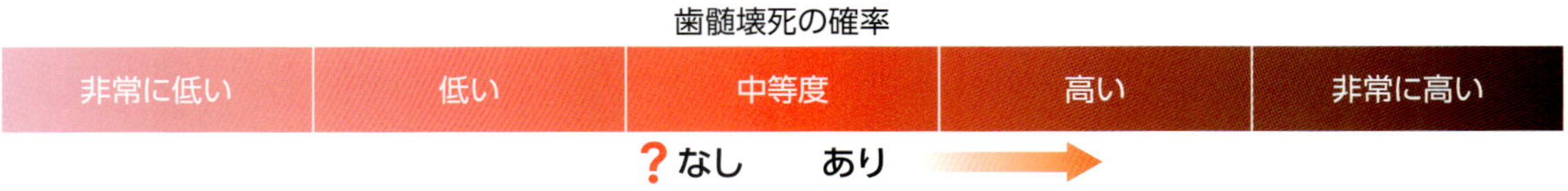

歯髄壊死の確率				
非常に低い	低い	中等度	高い	非常に高い

? なし　あり →

	痛みの種類	感度	特異度	至適基準
■ Seltzer et al (1963)	痛み	36%	46%	組織学的検査…全部壊死
■ Seltzer et al (1963)	痛み	65%	76%	組織学的検査…慢性部分歯髄炎と歯髄壊死，慢性全部歯髄炎と部分壊死，慢性全部歯髄炎と全部壊死
■ Dummer et al (1980)	痛み	80%	60%	組織学的検査…重度歯髄炎，歯髄壊死
■ Dummer et al (1980)	痛みで睡眠障害	74%	74%	組織学的検査…重度歯髄炎，歯髄壊死

バイアスリスク ■低 ■中 ■高

自発痛に関する報告は，意外にもバイアスの高い報告しかないため，参考にならない．筆者の臨床感覚では，自発痛の既往は，歯髄壊死の可能性を高めると感じる．自発痛がない場合は，歯髄壊死の有無の参考になりにくいと考えている．図中の左右の矢印の大きさは，診断結果に対する歯髄壊死の確率の高さ，または低さを表している．さらに，筆者の意見なので，矢印をバイアスの高い赤色で示している．※バイアスリスクはQUADAS 2を参考にしたおおまかなものである．図中の表のみかた：一番上のSeltzer et alを例にすると，組織学的検査において全部壊死を認めるものの36%に痛みがあり，全部壊死を認めないものの46%に痛みを認めなかったとなり，これを感度36%，特異度46%と表す．

図6 温度刺激による異常な痛み（温刺激）

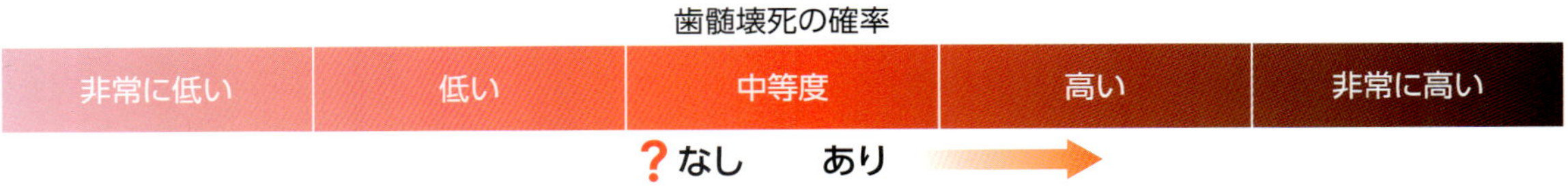

歯髄壊死の確率				
非常に低い	低い	中等度	高い	非常に高い

? なし　あり →

	痛みの種類	感度	特異度	至適基準
■ Hasler et al (1970)	異常な痛み	54%	21%	重度歯髄炎，歯髄壊死
■ Seltzer et al (1963)	異常な痛み	31%	84%	慢性部分歯髄炎と歯髄壊死，慢性全部歯髄炎と部分壊死，慢性全部歯髄炎と全部壊死
■ Dummer et al (1980)	過敏な痛み	18%	92%	根部歯髄に及ぶ歯髄炎

バイアスリスク ■低 ■中 ■高

温刺激による異常な痛みもバイアスの少ない報告がほとんどない．筆者の臨床感覚としては，温水痛がある場合は，それなりに参考になると感じている．痛みがない場合は，あまり参考にならず，必ずしも健全であることを示さない．

図7 温度刺激による異常な痛み（冷刺激）

歯髄壊死の確率

非常に低い	低い	中等度	高い	非常に高い

? なし　　あり　→

	痛みの種類	感度	特異度	至適基準
■ Hasler et al (1970)	異常な痛み	85%	12%	重度歯髄炎，歯髄壊死
■ Seltzer et al (1963)	異常な痛み	23%	80%	慢性部分歯髄炎と歯髄壊死，慢性全部歯髄炎と部分壊死，慢性全部歯髄炎と全部壊死
■ Dummer et al (1980)	過敏な痛み	40%	84%	根部歯髄に及ぶ歯髄炎

バイアスリスク　■低　■中　■高

筆者の臨床感覚は，冷刺激による異常な痛みは，歯髄壊死の参考になると感じる．痛みがない場合は，あまり参考にならず，必ずしも健全であることを示さない．

図8 打診痛

歯髄壊死の確率

非常に低い	低い	中等度	高い	非常に高い

← なし　　あり　→

	感度	特異度	至適基準
■ Pigg et al (2016)	72%	41%	歯髄腔からの出血なし
■ Hasler et al (1970)	77%	21%	中等度歯髄炎，重度歯髄炎
■ Kamburoğlu et al (2005)	19%	81%	露髄部からの出血なし
■ Tyldesley et al (1970)	28%	89%	退行性変化または壊死
■ Seltzer et al (1963)	38%	92%	慢性部分歯髄炎と歯髄壊死，慢性全部歯髄炎と部分壊死，慢性全部歯髄炎と全部壊死
■ Dummer et al (1980)	66%	88%	重度歯髄炎，歯髄壊死

バイアスリスク　■低　■中　■高

バイアスのリスクが中等度の報告である，Piggらの報告を参考にするなら，特異度が41%であるため，打診痛があることは，歯髄炎もしくは歯髄壊死の指標にならない．検査前確率が50%時の，陽性反応的中率，陰性反応的中率は（Piggらの報告）それぞれ，55%，59%であり，打診痛がない場合，わずかに参考になる程度である．（計算方法は図18を参照）ただし，他の臨床症状を組み合わせた場合，その限りではない．

咬合痛を再現するための器具

図9a 割り箸を患者に噛んでもらい，痛みを再現する．形態を加工することで，歯に力がかかりやすくすることもできる．

図9b 矯正用のバンドシーターを患者に噛んでもらうことで，割り箸より強い力をかけることができる．

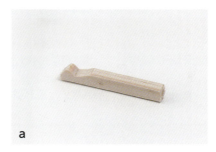
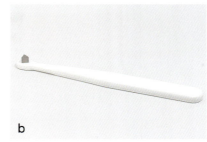

咬合痛の原因が歯髄炎でないこともある

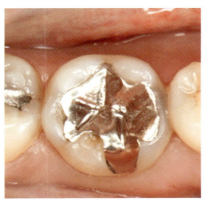

図10a 40歳女性．右下の咬合痛を主訴に来院．打診痛（−），EPT（＋）．

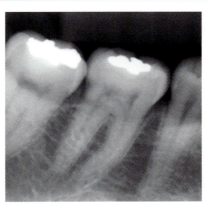

図10b エックス線写真で異常を認めない．インレーのみ咬合力がかかるようにすると，違和感があることから，インレー脱離を疑う．

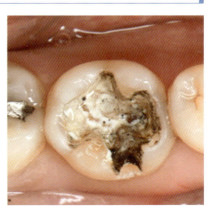

図10c インレーを除去すると，セメントがウォッシュアウトしていることがわかった．インレーが咬合時に動くことで痛みが生じたと考えられる．

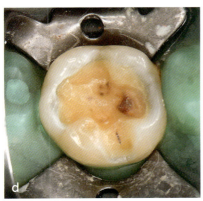
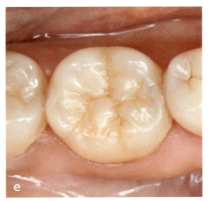

図10d, e ラバーダム防湿を行い，CRにて修復を行い，痛みはなくなった．

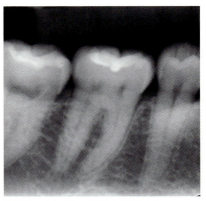

図10f 4年後，異常を認めない．

❷ 咬合痛

咬合痛と歯髄壊死の関係を調べたよい報告はなく，打診痛の報告を参考にする．

患者が咬合痛を訴える場合は，何らかの方法でその痛みを再現する．咬合診査のための専用の器具もあるが，安価で簡便なのは加工した割り箸を用いる方法である．割り箸では軟かく痛みを再現できない場合は，矯正用のバンドシーターが役立つ（図9）．

咬合痛は必ずしも歯髄炎を意味しているわけではなく，修復物のセメントやコンポジットレジン（CR）の接着界面が破壊され，咬合力で修復物が動き歯髄に刺激が到達する場合がある（図10）．この時，修復物を避けた部位に打診を行うと痛みがなく，修復物に咬合圧をかけると痛みがある．修復物だけに咬合力がかかるようにするには，矯正用のバンドシーターを修復物のみに当てて噛ませるとよい．

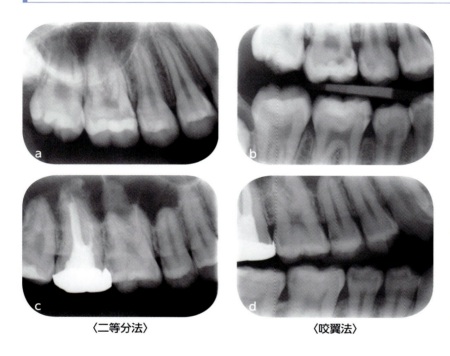

図11 エックス線写真　う窩の大きさ

| 歯髄壊死の確率 |
| 非常に低い | 低い | 中等度 | 高い | 非常に高い |

象牙質3/4以内　　象牙質3/4以上　?

	感度	特異度	至適基準
■ Anderson et al (1981)	100%	16%	組織学的検査　部分壊死もしくは全部壊死

バイアスリスク ■低 ■中 ■高

う窩と歯髄の距離に関する報告はほとんどない．Andersonらの報告もバイアスのリスクが非常に高いため参考程度にしかならないが，論文に感度，特異度の数字が示されていないため筆者が論文中のデータから2×2分割表を作成し，感度・特異度を計算した．その結果，う窩が象牙質の3/4以内であれば，歯髄炎が生じている可能性は非常に低いかもしれない．象牙質3/4を越えていても必ずしも歯髄壊死の可能性を高めるわけでない．

撮影方法による違い

図12a〜d　a, b：二等分法では，う蝕の大きさや，う蝕と歯髄腔との位置関係を正確に把握できない．二等分法では，6|近心のう蝕が歯髄腔に到達しているように見えるが，平行法では，到達していない．また，5|遠心のう蝕は，二等分法では確認しにくいが，平行法では大きなう蝕を認める．c, dの6|遠心の透過像も同様である．二等分法の歯冠部の情報はあまり正確ではないため，平行法で撮影できない場合は，咬翼法を追加するとよい．

〈二等分法〉　〈咬翼法〉

4 エックス線写真検査

深在性う蝕におけるデンタルエックス線写真診査の評価項目は「う蝕の大きさ」「根尖部の状態」である．この検査は毎日の臨床で用いられているにもかかわらず，その特徴を知らずに使用している場合がある．少しの知識と工夫で診断力が向上する．

❶ う蝕の大きさ（図11）

深在性う蝕の場合，う窩と歯髄との距離，つまり健全象牙質がどれだけ残っているかを把握する．う窩の大きさと不可逆性歯髄炎の関係を調べたよい報告はない．バイアスのリスクが高いが，Andersonらの報告では，う蝕の大きさが象牙質の3/4に達していない場合は歯髄が健全である確率が非常に高く，う窩が象牙質の3/4を越えている場合はあまり参考にならないという結果である[16]．二等分法や近心または遠心から偏心投影されている場合は，う窩と歯髄との位置関係を見誤りやすい．平行法に近いエックス線写真撮影が行えない場合は，咬翼法を追加撮影するとよい（図12）．

図13 エックス線写真　根尖部の異常

歯髄壊死の確率

| 非常に低い | 低い | 中等度 | 高い | 非常に高い |

? なし　あり

	エックス線写真所見	感度	特異度	至適基準
■ Kamburoğlu et al (2005)	歯根膜腔の拡大	100%	80%	視診
■ Anderson et al (1981)	歯根膜腔の拡大	92%	82%	組織学的評価
■ Anderson et al (1981)	歯槽硬線の消失	0 %	97%	組織学的評価
■ Anderson et al (1981)	骨硬化像（骨硬化炎による不透過像）	31%	96%	組織学的評価

バイアスリスク ■低 ■中 ■高

バイアスのリスクが高い報告しかないが，どの報告も特異度は高い．すなわち根尖部の異常を認める場合は，歯髄壊死のリスクが高まると考えられる．また，異常がないからといって，必ずしも壊死がないとは限らない．

根尖部の異常，歯髄腔の大きさ，年齢

図14a　骨硬化炎による根尖部のエックス線不透過像．根尖周囲が白く変化する．また，根尖側1/3の歯髄腔が石灰化しており，根管を確認することができない．通常，歯髄の保存の可能性は低い．

図14b　歯根膜腔の拡大と歯槽硬線の消失が生じている．通常，歯髄の保存の可能性は低い．しかし，10歳と年齢が若く，歯髄腔が大きく，根尖側1/3の歯髄腔も確認できるため，歯髄が生きている可能性がある．

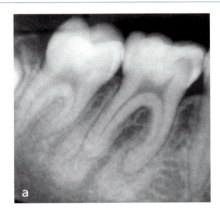
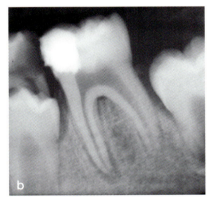

❷ 根尖部の異常（図13）

根尖部の異常には，歯根膜腔の拡大，根尖部周囲の骨硬化炎によるエックス線不透過像，根尖部エックス線透過像があるが，これらを評価したよい報告はない．前述のAndersonらの報告から計算した，感度・特異度より，歯根膜腔の拡大，歯槽硬線の消失，骨硬化炎によるエックス線不透過像がある場合は，不可逆性歯髄炎の確率が高まる．根尖部が正常な場合は，数字にばらつきがあり，参考になる情報がない[14, 16]．したがって，根尖部に病的変化を認める場合は，不可逆性歯髄炎の可能性が高いと考え，変化を認めない場合は，有用な情報ではないと考える．

5 年齢，歯髄腔の大きさ（図14）

年齢，歯髄腔と歯髄壊死との関係を評価したよい報告はないが，筆者の経験から根未完成歯や若年者（10代）は，歯髄壊死の確率を下げると感じる．歯髄保存が不可能と思われるような症状や所見がある場合でも，治癒する場合があり，若年者の歯髄のバイタリティの高さには驚かされる．わずかな自発痛や咬合痛，打診痛，エックス線写真上で，歯根膜腔の拡大や骨硬化炎を認める場合でも，歯髄が保存可能であることを多く経験する．

若年者の歯髄炎の場合，感染が歯冠部に限局していても，炎症性メディエーターが根尖部に波及し根尖孔周囲の歯槽骨を溶解させ，根尖部に透過像が生じる場合がある．根尖部周囲まで炎症が及んでいても感染が歯冠側歯髄の一部に限局している場合は，直接覆髄により治療可能であるため，根尖部透過像のみで診断をしてはいけない．後に述べる歯髄の視診を併用することが重要である．

その一方，歯髄腔の大きさが，左右同名歯に比較し著しく石灰化している場合，とくに根尖側1/3が石灰化している場合は，歯髄壊死の確率が高まる．歯髄腔の石灰化は，長期間にわたる持続的な起炎物質の刺激により生じるため，歯髄が正常でない可能性が高い．

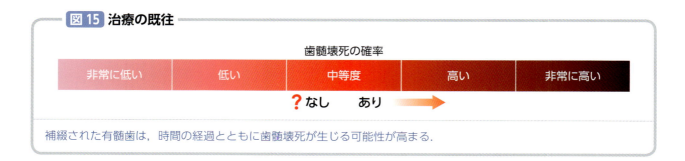

図15 治療の既往

補綴された有髄歯は，時間の経過とともに歯髄壊死が生じる可能性が高まる．

⑥ 治療の既往（図15）

治療の既往は，歯髄壊死の可能性を高める．Kontakiotisら（2015）[17]は，支台歯形成前後で歯髄の生死を調べた結果，治療前にEPT（＋）だった歯の9％が，装着直前にEPT（−）になったと報告している．また，支台歯が健全歯の場合は5％，う蝕や修復物があった場合は13％がEPT（−）になった．支台歯形成により象牙質が露出し，テンポラリークラウン仮着中に細菌マイクロリーケージが生じるため，歯髄壊死を生じやすい．

また，修復物の下にエックス線透過像を認める場合の多くは，う蝕の残存を認める．マイクロリーケージにより，う窩の細菌は活動性を保ったまま何年も生き続けるため，歯髄壊死の確率が高まると考えられる．ただし，エックス線写真からの判断であるため，マイクロリーケージがなく，象牙質が高度に石灰化していることもある．修復物を外してみないとわからないことが多い．

さらに，どのような治療を過去に受けているかも参考になる場合がある．過去の治療が熟練した術者がマイクロスコープを用いた強拡大視野下で治療を行った場合と，未熟な術者が肉眼で治療した場合では，有病率（検査前確率）が変わる可能性がある．

⑦ 診査項目の組み合わせ

これまで述べた①〜⑥の診査項目単独では，感度・特異度が低く，歯髄壊死の確率を推察するのに不十分である．そのため，実際の臨床では，患者の主訴や打診痛，エックス線写真所見を組み合わせ，さらにそれぞれの情報の価値を重み付けし，歯髄壊死の確率を計算している．診断力の高い歯科医師は，無意識に正確な計算を行っている．

単に検査AとBをそれぞれ組み合わせるだけであれば，組み合わせた検査A，Bの感度と特異度はトレードオフの関係になることが多く，新しい情報を得られることが少ないため，それぞれの情報に重み付け（スコア化）をしたうえで，感度・特異度を計算したものが理想的である．この方法をクリニカル・プレディクション・ルール（Clinical Prediction Rule）というが，現在のところ，歯髄の診断に関してはこの研究が行われていない．

複数の診査項目を組み合わせたRicucciらの報告は，

図16 複数の基準（Ricucciら）

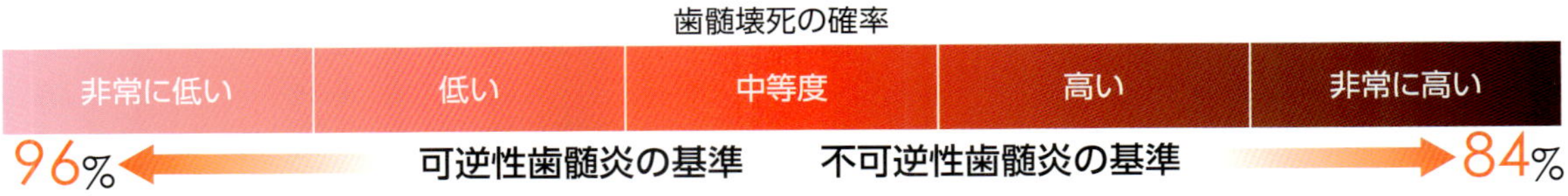

歯髄壊死の確率

非常に低い	低い	中等度	高い	非常に高い

96% ← 可逆性歯髄炎の基準　　不可逆性歯髄炎の基準 → 84%

可逆性歯髄炎の基準

自発痛の既往なし

冷水痛や甘味痛があっても，わずか

歯髄生活試験は正常範囲内，または温度診の異常があってもわずか

誘発刺激による痛みが，刺激除去後，数秒以内で消失

打診痛なし

エックス線写真で根尖部に異常を認めない

不可逆性歯髄炎の基準

痛みの既往あり

鎮痛剤服用の既往

誘発痛や自発痛の継続

夜間痛や日常生活に支障のある痛み

患者が痛みの原因歯を特定できない

歯髄生活試験で異常な反応を示す

誘発刺激除去後も痛みが継続する

Ricucciらの報告は，複数の基準を用いること，至適基準を適切に設定することで，感度と特異度が高くなると報告している．つまり，診断の精度が高くなる．ただし，痛みの強さなど，診査の基準が術者によって変わることや，どの要素をどれくらい重視するのかによって診断が変わるため，アートの要素は少なからず存在する．

患者選択や評価者バイアスなどの欠点があるが，「歯髄壊死と細菌感染の有無」を至適基準としている唯一の報告である[13]．彼らの診査項目の組み合わせは以下のとおりである．

❶ 正常歯髄または可逆性歯髄炎

自発痛の既往がないこと．冷水痛や甘味痛があっても，わずかなもの．歯髄生活検査は正常範囲内，または温度診の異常があってもわずかな範囲内のもの．誘発刺激による痛みが，刺激除去後，数秒以内で消失すること．打診痛がないこと．エックス線写真で根尖部に異常を認めないこと．

❷ 不可逆性歯髄炎

痛みの既往があること．鎮痛剤服用の既往があるこ

と．誘発痛や自発痛の継続があること．夜間痛や日常生活に支障をきたす痛みがあること．患者が痛みの原因歯を特定できないこと．歯髄生活検査で異常な反応を示すこと．誘発刺激除去後も痛みが継続すること．打診痛は反応を示さないか，症例によってはわずかに示すこと．数例でわずかな歯根膜腔の拡大を認めたが，ほとんどは異常を認めないこと．

この❶，❷の基準で診断を行った場合，感度が96％，特異度84％と報告されている．感度・特異度ともに非常に高い結果となっている．すなわちひとつの検査結果だけでなく，情報を組み合わせて診断することで，これらが有用な診断情報となる可能性を示している（**図16**）．

2：診査結果を確率で表す

STEP 1の診査結果から，歯髄壊死の確率をおおまかに5段階で評価する．例えば，自発痛の既往があり，打診痛がわずかに異常を示す場合，歯髄壊死の確率を

「高い」と評価する．また，同じ症状であっても，根未完成歯や10歳未満であれば，「中等度」と評価する．これが，次のステップの歯髄生活検査に役立つ．

STEP 2 歯髄生活検査

1：検査の特徴を知るための用語

診査により歯髄壊死の確率を推察したら，いよいよ歯髄電気診(electrical pulp test)，温度診(冷刺激cold test・温刺激thermal test)を用いて歯髄生活検査を行う．この一連の過程と結果を科学的に理解する場合，「感度」「特異度」「陽性反応的中率」「陰性反応的中率」「検査前確率」といった臨床疫学の用語に慣れ親しむ必要がある．そのため，用語の理解を助けるために，筆者が勝手に考えた仮想の歯髄診断器「エシメーター」を用い，簡単な用語の解説をする．エシメーターの結果が陽性(＋)の場合，歯髄壊死を示し，陰性(－)の場合，健全歯髄を示すこととする．

① 感度と特異度

感度と特異度は検査そのものの特徴であり，感度は歯髄壊死を見つける力を表し，特異度は歯髄壊死を確定させる力を表す．感度の高い検査は歯髄壊死の見逃しが少なく，特異度の高い検査は間違って病気と判断することが少ない．この特徴を利用し，感度の高い検査を病気を除外診断するのに用い，特異度の高い検査を確定診断に用いると有効である．これをSnNout(スナウト)：Sensitivityが高い検査がNegativeの時，歯髄壊死を除外診断(rule out)，SpIn(スピン)：Specificityが高い検査がPositiveの時，歯髄壊死を確定診断(rule in)と言う．ただし，この考え方をそのまま使用しても，効果的でない．後に述べる，検査前確率を考慮に入れ使用することが大切である(図17)．

仮に，仮想歯髄診断器「エシメーター」の感度を55％，特異度を90％とすると，この検査の特徴は，歯髄壊死の見逃しが多いが，歯髄壊死を確定する力が強いと言える．

② 陽性反応的中率と陰性反応的中率

陽性反応的中率とは，歯髄壊死を示す検査結果の的中率であり，エシメーターでは陽性(歯髄壊死あり)と出た歯が本当に歯髄壊死している確率のことである．陰性反応的中率は健全歯髄を示す検査結果の的中率であり，エシメーターでは陰性(歯髄壊死なし)と出た歯が本当に歯髄壊死のない確率のことである．これは歯髄壊死の有無がわからなくても，感度・特異度がわかれば計算可能である．2×2分割表における，横軸の

数字の計算である(図18)．

もっとも重要な特徴は，検査前確率の違いにより，検査結果の的中率が変わることである(図19)．ある歯に歯髄生活検査を行い，検査結果が「歯髄壊死あり」となった場合，結果をそのまま診断に用いてはいけない．すべての検査の結果は，検査前確率(有病率)の違いにより，的中率が変わるため，これらを加味し，歯髄壊死の確率を変える．

例えば，エシメーターの結果が陽性(歯髄壊死あり)であっても，自発痛の既往があり，エックス線写真診査で歯髄腔に近接した大きなう窩を認める場合の的中率と，臨床症状がなく，エックス線写真検査でう窩を認めない場合の的中率は異なる．う窩がある場合は「歯髄壊死の確率，非常に高い」，健全歯の場合「歯髄壊死の確率，低い」となる．

この現象は，2×2分割表の検査前確率(有病率)を変えると，陽性反応的中率，陰性反応的中率が変わることで示される．実際に数字を変えてみると，実感しやすい(図19)．また，検査前確率の変化により陽性反応的中率・陰性反応的中率が変わることをグラフで表記すると理解しやすいため，本書では各検査の特徴をグラフで示した(図23, 25, 26)．

図20にエシメーター(感度：55％，特異度：90％)の陽性反応的中率と陰性反応的中率が，検査前確率により変化することを示す．問診や口腔内診査で歯髄壊死の確率が非常に高い場合(検査前確率80％とする)の陽性反応的中率は96％，確率が低い場合(検査前確率20％とする)の陽性反応的中率は58％となり，エシメーターの結果が(＋)でも検査前確率の違いで的中率が異なることがわかる(図19, 20)．検査前確率をよく診査することが非常に重要である．

感度の高い検査で陰性の場合は，検査前確率を「病気なし」の方向に大きく動かし，特異度の高い検査で陽性の場合は「病気あり」の方向に大きく動かす．検査前確率が低めの場合に感度の高い検査を用い(除外診断)，検査前確率が高めの場合に特異度の高い検査を用いる(確定診断)と有効である(SnNout, SpIn)．繰り返しになるが，「SnNout(スナウト)，SpIn(スピン)」は，検査前確率を考慮して使用することが重要である．

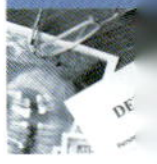

図17 感度・特異度の計算方法

エシメーター

歯髄壊死	あり	なし	計
陽性	275 a	50 c	325
陰性	225 b	450 d	675
計	500	500	1,000

（有病率50%）

$$感度 = \frac{275\,a}{275\,a + 225\,b} = 55\%$$

$$特異度 = \frac{450\,d}{50\,c + 450\,d} = 90\%$$

感度・特異度は歯髄壊死の有無がわかった状態ではじめて計算できる数値であり，その検査の特徴を知るためのものである．臨床的には，使用する検査のおおまかな数値を知っておけば十分である．また，この数値を知るだけでは臨床的にあまり意味がなく，検査前確率（有病率）と合わせ，陽性反応的中率または陰性反応的中率を算出して使う．ちなみに，検査前確率は有病率と同様の位置づけで扱うことができる．

図18 陽性反応的中率・陰性反応的中率の計算方法

エシメーター

歯髄壊死	あり	なし	計
陽性	275 a	50 c	325
陰性	225 b	450 d	675
計	500 e	500 f	1,000 g

（有病率（検査前確率）50%）

$$陽性反応的中率 = \frac{275\,a}{275\,a + 50\,c} = 85\%$$

$$陰性反応的中率 = \frac{450\,d}{225\,b + 450\,d} = 67\%$$

（有病率（検査前確率）50%の場合）
e=g×有病率, a=e×感度, b=e-a, f=g-e, d=f×特異度, c=f-d
この順に計算すれば，2×2分割表のすべての数字を埋めることができる．

陽性反応的中率，陰性反応的中率は，感度・特異度の数字がわかれば，歯髄壊死の有無の数がわからなくても，計算することができる．臨床では，検査前確率（有病率）に基づく陽性反応的中率と陰性反応的中率が非常に重要である．

図19 検査前確率が変わるとエシメーターの的中率が変わる

検査前確率（有病率）…20%
例：大きなう窩があるが，臨床症状がまったくない症例等

エシメーター

歯髄壊死	あり	なし	計
陽性	110	80	190
陰性	90	720	810
計	200	800	1,000

陽性反応的中率＝58%
（エシメーターで陽性（歯髄壊死あり）と出た歯が本当に歯髄壊死している確率）

陰性反応的中率＝89%
（エシメーターで陰性（歯髄壊死なし）と出た歯が本当に歯髄壊死がない確率）

検査前確率（有病率）…50%
例：根未完成歯で，わずかな歯髄炎症状がある症例等

エシメーター

歯髄壊死	あり	なし	計
陽性	275	50	325
陰性	225	450	675
計	500	500	1,000

陽性反応的中率＝85%
（エシメーターで陽性（歯髄壊死あり）と出た歯が本当に歯髄壊死している確率）

陰性反応的中率＝67%
（エシメーターで陰性（歯髄壊死なし）と出た歯が本当に歯髄壊死がない確率）

検査前確率（有病率）…80%
例：自発痛の既往があり，わずかな咬合痛を認める症例等

エシメーター

歯髄壊死	あり	なし	計
陽性	440	20	460
陰性	360	180	540
計	800	200	1,000

陽性反応的中率＝96%
（エシメーターで陽性（歯髄壊死あり）と出た歯が本当に歯髄壊死している確率）

陰性反応的中率＝33%
（エシメーターで陰性（歯髄壊死なし）と出た歯が本当に歯髄壊死がない確率）

エシメーター（感度90%・特異度55%）の的中率が，検査前確率により変化することを示す．検査前確率（有病率）が20%の場合の陽性反応的中率（歯髄壊死ありの的中率）は58%であるが，検査前確率（有病率）が80%の場合の陽性反応的中率（歯髄壊死ありの確率）は，96%となり，歯髄壊死ありの的中率が大きく異なる．いかに，検査前確率が重要かがわかる．

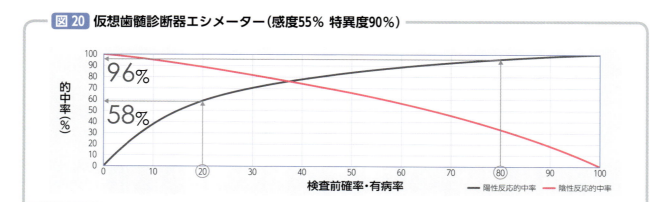

図20 仮想歯髄診断器エシメーター(感度55% 特異度90%)

感度・特異度は歯髄壊死の有無がわかった状態ではじめて計算できる数値であり、検査の特徴を知るためのものである。臨床的には、使用する検査のおおまかな数値を知っておけば十分である。また、この数値を知るだけでは臨床的にあまり意味がなく、検査前確率(有病率)と合わせ、陽性反応的中率または陰性反応的中率を算出して使う。ちなみに、検査前確率は有病率と同様の位置づけで扱うことができる。

図21 ゴールドスタンダード(至適基準)の例. 何をもって検査陽性とするか？

	診査・検査方法	至適基準または参照基準
■ Gopikrishna et al (2007)	視診	露髄部からの出血なし
■ Pigg et al (2016)	視診	歯髄からの出血なし、歯髄組織破壊なし
■ Hasler et al (1970)	組織学的検査	中等度歯髄炎、重度歯髄炎
■ Seltzer et al (1963)	組織学的検査	全部壊死
■ Seltzer et al (1963)	組織学的検査	慢性部分歯髄炎と歯髄壊死、慢性全部歯髄炎と部分壊死、慢性全部歯髄炎と全部壊死
■ Tyldesley et al (1970)	組織学的検査	退行性変化または壊死
■ Dummer et al (1980)	組織学的検査	重度歯髄炎、歯髄壊死

バイアスリスク ■低 ■中 ■高

何をもって検査の結果を陽性とするか(至適基準または参照基準)は報告により大きく異なる。これが、感度・特異度が、報告により異なる1つの原因である。特に、組織学的検査の場合、ほとんどの研究が異なる組織学的指標を用いているため、数字の解釈は困難をきわめる。さらに、過去の組織学的手法は細菌染色を行っていなかったり、連続切片を用いていなかったりするため、組織学的検査そのものにバイアスのリスクがある。歯髄腔からの出血を参照基準とした場合、比較的ばらつきは少ないが、それでも研究により、出血の場所や基準が異なる。

③ 至適基準(ゴールドスタンダード)(図21)

ある病気をもっとも確実に診断できる基準を至適基準(ゴールドスタンダード)という。歯髄壊死であれば、至適基準は細菌染色を用いた組織学的検査となるが、日常臨床でこれを知るためには抜歯や抜髄が必要になる。そのため、非侵襲的な方法として、冷温度診やEPTが行われる。しかし、冷温度診やEPTは、組織学的な状態を100%反映するわけではないため、どれくらいの確率で細菌染色を行った組織学的な状態と一致するかを知る必要がある。この確率を表したものを感度・特異度と言い、どのくらいの確率で病気と健康を診断できるかを表し、これはそのまま各検査の特徴を表している。

本来なら、細菌染色を用いた組織学的評価を基準にした、冷温度診やEPTの感度・特異度が必要だが、これを調べた報告はほとんどない。多くの感度・特異度は、細菌検査を行っていない組織学的評価や歯髄腔からの出血の有無、パルスオキシメーターの結果を基準としている。このような代替の基準を参照基準という。つまり、感度・特異度が何%と言っても、それが至適

図22a, b　歯髄電気診断器（デジテスト2, モリタ）．この製品は，グローブをしたまま検査を行えるので，便利である．EPTは歯磨剤を付け，切端部にプローブを当てる．コンタクトにセルロイドストリップスを入れると，隣在歯への刺激が伝わらないようにできる．

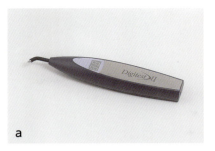
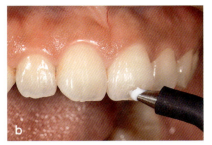

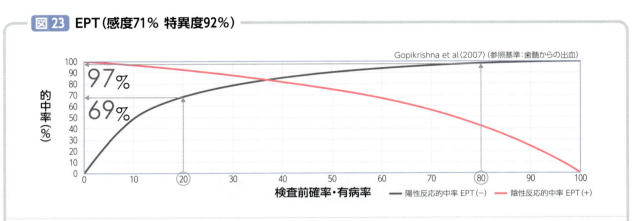

図23　EPT（感度71％　特異度92％）

EPTは感度が低く，特異度が高い検査である．つまり，EPT（−）の結果の的中率が高く，歯髄壊死があることを確定させるのに向いている．EPT（−）の場合，検査前確率が20％であれば，的中率は69％，検査前確率が80％であれば，的中率は97％となる．

基準（ゴールドスタンダード）を用いたものか，参照基準を用いたものかによって，解釈が変わる．

　歯髄の診査・検査の感度・特異度のほとんどは，参照基準をもとにした数字である．この章で主に引用しているGopikrishnaら（2007）の報告も，歯髄からの出血の有無である．理想的には，細菌染色を用いた組織学的評価を至適基準にできればよいが，この方法は臨床的な基準として用いられることが多い．検査結果の的中率が，細菌感染の有無ではなく，歯髄腔からの出血を表していることを知ったうえで，利用する必要がある．

2：各検査の感度と特異度

　前述のとおり検査結果より検査前確率のほうが重要であり，現在のところ感度・特異度ともに信頼できる十分な情報がないため，おおよその数値を知っておけば十分である．このことをふまえ，歯髄生活検査の項目を読んでほしい．また，ここからは，文章だけでイメージするのが難しいため，図も参照されたい．

1 歯髄電気診（EPT）（図22）

　歯髄電気診（EPT）は歯髄が完全に壊死した場合の診断に有効である．保存不可能な歯髄であっても一部歯髄が生きている場合はEPTに反応するため，EPT（＋）は必ずしも歯髄が健全であることを示すわけではない．単根歯であれば根尖部の歯髄がわずかに生きている場合，複根歯であれば1根管でも歯髄が生きていればEPTに反応する可能性がある．

　EPTの感度・特異度は，報告によりばらつきがあるものの，それぞれ，70％強，90％強である．特異度は一貫して，高い数値が報告されている．Gopikrishnaらは感度71％，特異度92％と報告している（図23）[18]．冷温度診に比較し感度が低いが，特異度はわずかに高い報告が多く[1,7,8,19,20]，歯髄壊死を確定させる力が強い．これはEPTの歯髄に対する刺激が冷温度診より

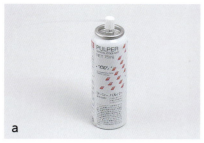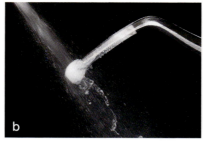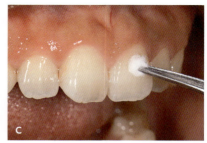

図24a〜c　冷刺激による温度診に用いるコールドスプレー（パルパー，ジーシー）．綿球または付属のスポンジに液が滴るくらいの量をスプレーすることが重要である．歯冠部中央から歯頸部に当てる．綿球は大きさを自由に変えられ，歯頸部にピンポイントに当てられるため，使いやすい．

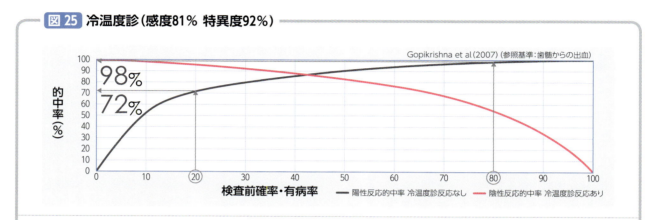

図25　冷温度診（感度81％　特異度92％）

冷温度診も特異度が高いため，歯髄壊死を確定させるのに向いている．しかし，他の研究の数字も参考にすると，EPTに比較し感度が高く，EPTより歯髄が生きていることを確認するのに向いている．冷温度診に反応しない場合，検査前確率が20％であれば，的中率は72％，検査前確率が80％であれば98％の的中率となる．また，象牙質の厚みがある場合，反応しにくい．つまり，年齢が高い場合，偽陰性が生じる確率が高まることに注意する．

強いためと考えられる．とくに，術前診査で歯髄壊死の確率が高い場合に用いると有効な検査である．

EPTのコツは，必ず対象歯を診査する前に，健全な反対側同名歯で反応があることを確認してから診査を行う．補綴歯や失活歯の場合は，反対側同名歯でなくてもよい．プローブを当てる前に，歯を十分に乾燥させ電気刺激が隣在歯へ移らないようにする．場合によりセルロイドストリップスを両隣接面に挿入してからEPTを行うことで絶縁が可能になる．プローブを当てる位置は，切端部を選択する．また，EPTの数値が高くなるにつれて強い痛みとして感じるために患者には「違和感があったらすぐに教えてください」と声をかけ，強い痛みになる前にプローブを離すことが重要である．痛みを感じやすい患者では，一度強い痛みを感じると，プローブを当てただけで検査をしていないにもかかわらず痛みを訴える場合がある．また，EPTの反応は患者の主観によるため，その数字は参考になりにくいが，対象歯に比較し，著しい違いがある場合は，EPT（−）とする．

2 冷温度診（cold test）（図24）

冷刺激による診査は，EPTの特徴と似ている．歯髄が完全に壊死した場合に反応がなく，一部でも生きている場合は反応がある場合が多い．ただし，EPTより歯髄へ届く刺激が弱いため，歯髄壊死がわずかであっても，冷刺激に反応しない（冷温度診（−））ことがある．また，年齢が高く，象牙質の厚みが増えている場合は，特に反応しにくい傾向がある．

冷温度診の感度・特異度はそれぞれ，おおよそ85％，90％である．Gopokrishnaらの報告によると，感度81％，特異度92％である（図25）[18]．EPTに比較し，感度が高い報告が多いため[7, 8, 14, 15, 18, 19, 21]，特に，検査前確率で，健全歯髄の可能性が高い場合に有効な検査である．

冷刺激検査の方法は，プロパン・ブタンなどによるコールドスプレー（パルパー，ジーシー）や，アイススティックを用いた方法がある．コールドスプレーを用いる場合は，スポンジから液が滴るほど十分量のスプレーを行ってから患歯にしっかりとスポンジを当てることが重要である（図24b, c）．

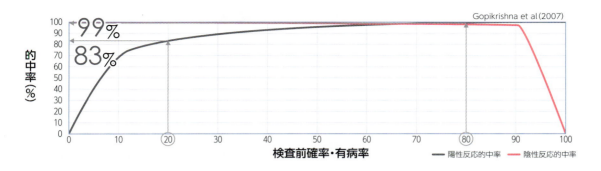

図26 パルスオキシメーター(感度100% 特異度95%)

現在のところ,もっとも信頼できる歯髄生活検査で,感度,特異度ともに驚くべき数字である.しかし,一般臨床では用いることができないのが残念である.パルスオキシメーターで歯髄壊死という結果になった場合,検査前確率が20%でも83%の的中率になる.

③ 温温度診(hot test)

温刺激による診査は,感度・特異度に関する報告が少なく,冷温度診に比較し感度は変わらず特異度が低いため,歯髄壊死の診断への利用価値は少ない[1,2,7,8,21].患者の臨床症状の確認としては有用である.検査方法は温めたストッピングを患歯に当てる方法が一般的で,患歯にストッピングが貼り付かないように,薄くワセリンを塗っておくとよい.

④ パルスオキシメーター

図26に示すとおり,感度・特異度とも非常に高く,それぞれ100%,95%と報告されている[18].現在のところ歯髄壊死をもっとも正確に診断できる機器である.そのため,検査の精度を調べるための研究の至適基準としてこの方法が用いられる場合がある.しかし,一般臨床医が日常臨床で使用するには非常に高価であり,入手が難しい.

3:診断に時間軸を加える

上記の診査項目は,一時点での診断であるが,時間軸を加えることにより,診断が正確になる場合がある.例えば,患者が咬合痛を訴えても,診査の結果,健全歯で歯髄生活検査が正常であれば,確定診断を行わず,経過を加えて診断する方法もある.初期の段階では病気が見つからないことがあり,時間が経過してはじめて診断がつく場合がある.ただし,一般的には時間軸を加えることで病気の発見が遅くなるため,救える歯髄を見逃すリスクが増える.

STEP 3 診断

STEP 1で評価した検査前確率をスタート地点にして,歯髄壊死の確率を動かす.例えば,検査前確率で歯髄壊死の確率が高いと判断され,冷温度診に反応がなかった場合は,歯髄壊死の確率が非常に高いとなる(図25).実際の例は章末の症例を参照されたい.

ここで診断した歯髄壊死の確率は非常に重要である.なぜなら,次のステップである治療方針の決定に大きく影響を及ぼし,歯髄のリスクがあっても完全なう蝕除去を行うか,それとも露髄しないように部分的なう蝕除去を行うかの決断に役立つ.例えば,冠部歯髄に部分的な壊死が生じているにもかかわらず露髄させない治療を行えば,歯髄壊死が進行し強い痛みを生じる確率が高い.このような場合は,完全なう蝕除去を行い,露髄部をマイクロスコープを用いて強拡大視野下で歯髄の視診を行う必要がある.診断はアートの要素を排除することができないが,正しい知識と臨床経験を積み重ねることにより,再現性の高い科学的な診断に近づけるだろう.

STEP 4　治療方針の決定

　STEP 3 で診断した歯髄壊死の確率に応じて治療方針を決定する．治療方針は，完全なう蝕除去か部分的なう蝕除去を選択できる．どちらの場合も確率が異なるものの露髄する場合がある．露髄した場合，直接覆髄または歯頸部断髄，抜髄のいずれかを選択する（**図36**）.

① 歯髄壊死の確率が「非常に低い」または「低い」場合

　この場合，完全なう蝕除去または部分的なう蝕除去のどちらを選択してもよい．術前の歯髄の状態が健全な場合，治療結果に影響を及ぼさない場合が多い．どちらを選択するかの基準は術者の治療成績を参考にするとよいだろう．詳しくは 5 章を参照されたい．また，「歯髄壊死の確率が低い」という診断結果になったとしても，あくまで確率論であるため，実際には歯髄壊死が生じている可能性もある．

　例えば，歯髄が健全である確率が98%だとしても，100回診断したら，2回は誤った診断となる．術者がこのことを十分に認識すると同時に，患者にも説明を行うことが重要である．

② 歯髄壊死の確率が「中等度」の場合

　もっとも治療方針に悩む診断結果である．歯髄壊死の確率が約50%であることは，診断前と歯髄の状態の見立てが何ら変わっていないことを意味する．この場合の選択肢は，完全なう蝕除去を行い，マイクロスコープを用いた強拡大視野下で歯髄の視診を行う．

　歯髄壊死の確率が「中等度」の場合，冠部歯髄に限局した歯髄壊死が生じていることが多い．この場合，歯頸部断髄により根部歯髄を保存することも可能である．ただし，歯髄の視診を行う選択肢は，マイクロスコープを用いた診断をできる知識と技術がなければできない．不要な露髄は歯髄の炎症を惹起し，歯髄壊死のリスクを上げるので行うべきではないため，術者の知識と技術，患者の症状や価値観を総合的に判断し決定すべきである．

③ 歯髄壊死の確率が「高い」，「非常に高い」場合

　完全なう蝕除去を行い，歯髄の状態をマイクロスコープを用いた強拡大視野下で診断する．歯髄壊死の確率が「高い」場合でも，歯頸部断髄により根部歯髄を保存できる場合がある．マイクロスコープがない場合，確実な診断を行えないため，抜髄を選択するほうが無難である．「非常に高い」の場合も同様の手順で行うが，ほとんどの場合，抜髄となる．

STEP 5　マイクロスコープを用いた強拡大視野下での歯髄の視診・診断

　一般的に露髄はよくないものと考えられ，「露髄＝抜髄」や「露髄＝予後が悪い」というイメージがあるかもしれない．確かに，露髄することは感染のリスクが増え，歯髄を保存できるかは術者の技術に左右される側面がある．

　しかし，露髄することに非常に大きなメリットもある．それは，歯髄を直接見られることである．STEP 2 で述べたように，冷温度診やEPTなどの正確性を調べる至適基準として，歯髄腔からの出血や歯髄そのものからの出血を指標としていることから[14, 15, 18, 19, 21〜24]，露髄することは冷温度診やEPTの答えを見ているようなものである．つまり，露髄面を視診できることは非常に大きなメリットといえる．筆者の経験から，この視診が非常に重要で，かつ臨床に役立つと感じている．

　歯髄の状態を直接目で見ることができれば，臨床判断に役立つ．しかし，その判断基準はコンセンサスが得られていない．出血の可否や止血時間の違いなどさまざまな意見がある．

　そこで，今回は，現在のエビデンスを整理したうえで，筆者の臨床経験に基づく判断基準を紹介する．

1：露髄部からの止血時間や出血の多さは歯髄保存の判断基準となるか？

可逆性歯髄炎の判断基準として，多くの術者が露髄部からの止血時間を指標としており，その時間は30秒から10分までさまざまである．この根拠となる文献として，Matsuoらの報告が引用されることが多い[25]．筆者の知る限り，露髄部からの止血時間と歯髄保存の可否を調べた他の報告がなく，非常に貴重である．

この報告は，年齢や歯種，自発痛の既往，歯髄生活検査の結果，露髄の大きさ，露髄部からの止血時間などさまざまな要素と直接覆髄の予後を調べた前向き研究である．露髄部からの出血の程度として，±：滲み出る程度，＋：わずかだが明らか，＋＋：多いが30秒以内に止血，＋＋＋：多く，30秒以内に止血不可，の4段階で評価し，±と＋の成功率は＋＋と＋＋＋の成功率より高かった（それぞれ88.6%，55.6%）と報告している．しかし，それぞれの成功率を見ると，±が82.6%，＋が100%，＋＋が33.3%，＋＋＋が66.7%であり，出血の程度と成功率に一貫性を認めない．30秒以内に止血可能（＋＋）であっても成功率が33%であり，30秒以内の止血は歯髄保存の判断基準になりにくい．また，出血が滲む程度（±）でも，23例中4例で歯髄壊死が生じており，その解釈が難しい（図27）．

Matsuoら以外の報告から，止血時間と歯髄保存の関係について考察できないため，露髄部からの止血時間は参考にならない可能性がある．この理由は次の項目で考察する．

出血の多さと歯髄炎の関係を組織学的に調べた報告があるが，細菌染色を行っていないため，正しい評価ができない[4]（図28）．なぜなら，炎症の強さは必ずしも細菌感染の程度と一致しないからである．もちろん，炎症が強いことは感染の可能性が高いことを意味する

図27 露出部からの出血の意味① Matsuoらの報告から

出血の程度		成功数	失敗数	成功率
±	滲み出る程度	19	4	82.60%
＋	わずかだが明らか	12	0	100%
＋＋	多いが30秒以内に止血	1	2	33.30%
＋＋＋	多く，30秒以内に止血不可	4	2	66.70%

＊統計的有意差有

±，＋ vs. ＋＋，＋＋＋		
成功数	失敗数	成功率
31	4	88.60%
5	4	55.60%

「±，＋」と「＋＋，＋＋＋」を比較すると，統計的有意差があるが，±，＋，＋＋，＋＋＋それぞれの成功率は，＋と＋＋の比較のみ統計的有意差を認め，出血の程度と成功率に相関があるように見えない．とくに，±で失敗が4症例あることに注目すべきである．おそらく，これは部分壊死を生じていたためにほとんど出血がなかった症例を含むためであろう（文献25より引用・改変）．

図28 露出部からの出血の意味② Guthrieらの報告から

	出血の程度	感度	特異度	至適基準
Guthrie et al (1965)	おびただしい出血	40%	89%	全部性歯髄炎（抜歯後，組織学的検査）

＊対象歯：う蝕のある乳歯と永久歯

出血の程度と歯髄炎との関係を調べた研究．出血が多い場合は，全部性歯髄炎を生じている可能性が高い．ただし，全部性歯髄炎が生じていても，感染している部位を除去すれば歯髄が治癒するため，あくまで，出血が多いことは歯髄炎の程度が強いことを意味しているだけである（文献4より引用・改変）．

出血量や止血時間は必ずしも歯髄保存の可否を示さない

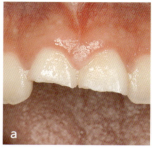 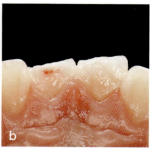 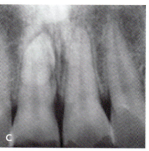 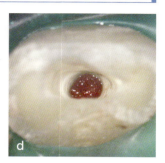

図29a, b 22歳男性．外傷により歯冠破折を生じ，翌日来院．臨床症状は正常範囲内である．
図29c エックス線写真は根尖部が過剰歯と重なっており，診査しにくい．EPT（＋）であり，歯髄保存を選択．
図29d 断髄を行ったが，出血が著しく，止血まで15分以上かかった．

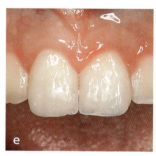 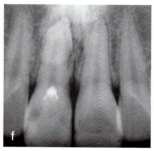 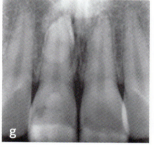 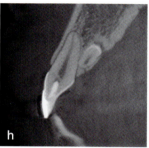

図29e 水酸化カルシウム製剤（ビタペックス，ネオ製薬工業）を貼薬し，グラスアイオノマーセメント（ベースセメント，松風）で封鎖後，CR修復を行った．
図29f 術直後のエックス線写真．深い位置で断髄されていることがわかる．
図29g 1年後，エックス線写真を撮影すると，水酸化カルシウム製剤が吸収し，なくなっている．
図29h 過剰歯により根尖部の診断が困難なため，CBCTにて診査．根尖部は歯根膜腔を確認でき，断髄を行った部位は，デンティンブリッジが形成されていることがわかる．

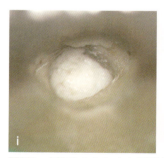 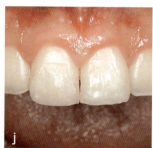 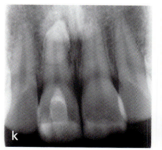 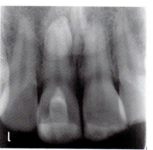

図29i 水酸化カルシウム糊剤が吸収し，デッドスペースが生じているため，リエントリーを行ったところ，真白な硬組織が形成されていた．
図29j グラスアイオノマーセメントで充填後，アクセスホールをCR修復した．
図29k 2年後のエックス線写真．異常を認めない．EPT（＋）であり，問題を生じていない．
図29l 8年後，異常を認めない．出血が多いことや止血困難は必ずしも歯髄壊死を示すわけではない．

が，同じ感染源であっても，生体の反応はさまざまであるため，出血の多さや止血時間は判断基準になりにくい．止血しにくい場合は，患者の血液凝固時間が長い可能性や，器具による歯髄への損傷が大きい可能性もある．図29に示す症例は，外傷による露髄であるが，止血するまで15分かかった．図30の健全歯髄でも，止血に5分程度かかった．止血した後の，歯髄の状態を精査することが重要である．

健全歯髄の特徴を知る

正常を知らなければ異常を鑑別できない．健全歯髄は歯髄そのものからの出血があり，エアをかけても歯髄が象牙質から離れないことが特徴である．ただし，症例によって出血量はさまざまであり，わずかな出血の場合もある．この症例は比較的はっきりとわかる症例である．また，視覚によるものであるため，術者の主観に左右されやすい．十分な経験が必要である．

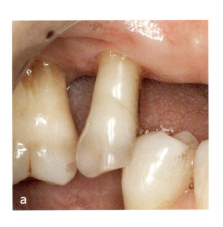 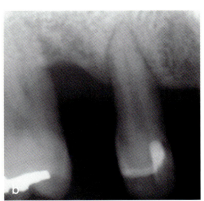

図30a 異常な歯髄を視診により診断するためには，健全歯髄の特徴を知る必要がある．患者は54歳女性．歯の病的移動により，咬合平面から著しく挺出し，側方運動時にフレミタスが生じているため，抜髄により歯冠を短くすることを選択した．
図30b エックス線写真より，根尖部は正常である．冷温度診に反応し，健全歯髄と診断．

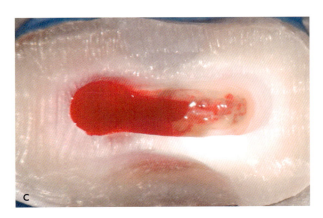 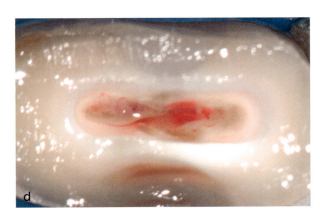
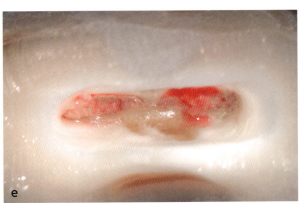 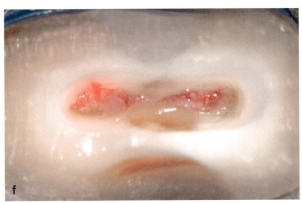

図30c～f c：ダイヤモンドバーを5倍速コントラに装着し，注水下で約1.5mmの断髄を行った．d～f：断髄後の止血までの経過．最初は多量の出血を認めるが，徐々に止血していく．健全歯髄であっても，断髄時の機械的損傷により，多量に出血し，止血までの時間がかかる場合がある．この症例では，自然止血まで5分間かかった．止血時間のみでは健全歯髄の鑑別に役立たない．止血時間や出血の程度は，炎症の強さや機械的損傷の程度により決まり，参考程度とする．止血後の断髄面．よく見ると，白い歯髄に細かい出血が混じっていることがわかる．歯髄から出血しており，歯髄の周囲からは出血していないことに注目．また，エアをかけても歯髄は象牙質から離れない．

可逆性歯髄炎の歯髄の特徴

可逆性歯髄炎は，正常歯髄と同様に，歯髄そのものからの出血を認める．

ただし，炎症がある場合は歯髄が発赤していることが多い．

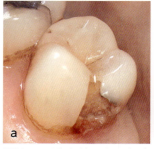 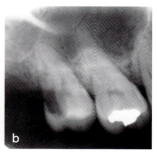 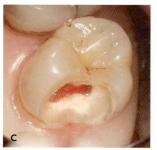 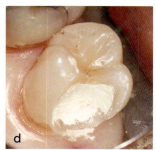

図31a 48歳女性．歯に穴が開いたことを主訴に来院．8｜抜歯後の口腔内写真．7｜遠心に大きなう窩を認める．臨床症状はない．口腔内診査により，異常を認めない．

図31b エックス線写真では，歯髄に達する大きなう窩を認める．検査前の診査では歯髄壊死の確率は予想できなかったが，冷温度診に反応した．

図31c う蝕を除去中に容易に露髄したため，完全なう蝕の除去を行った．露髄部はかなり大きい．歯髄をよく観察すると，歯髄に毛細血管のような血流を確認できる．また，エアをかけても歯髄は動かず，象牙質から離れない．部分壊死はないと判断．ZOO（アプト）による防湿を行った．

図31d OrthoMTA（Bio MTA社／日本未発売）を用い，直接覆髄を行い，グラスアイオノマーセメントで仮封を行った．

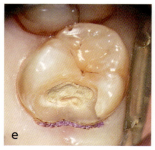 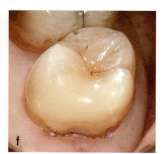 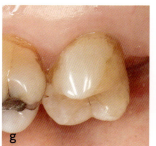 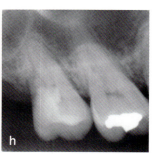

図31e 3か月後，臨床症状は正常範囲内であり，冷温度診（＋）であったため，CR修復を行う．ZOOによる防湿，歯肉圧排を行った．

図31f CR修復直後の状態．

図31g 3年後の状態．臨床症状は正常範囲内である．冷温度診（＋）．

図31h エックス線写真にて，異常を認めない．

2：部分壊死が診断を難しくする

約10年前，筆者はマイクロスコープを日常臨床に導入し，露髄した歯髄を観察し続けた結果，露髄部からの止血の可否だけでは直接覆髄の判断材料にならないと気づいた．**ここから述べる方法は，科学的根拠はなく，筆者の臨床経験に基づく内容である．**

肉眼やルーペの拡大率で露髄部を見ると，出血が滲む程度で歯髄の保存が可能だと感じても，マイクロスコープによる強拡大視野下で観察すると，歯髄そのものが白く，血が通っておらず（虚血状態），歯髄の周囲からわずかな出血を認めることがある．また，弱〜中圧エアを当てると，歯髄は形態を維持しておらず，歯髄が象牙質から離れたり，深部が空洞となっていることを経験する．

このような歯髄を深部まで追っていくと，ほとんど歯髄に血流がないことが多い．つまり，肉眼で露髄部からの出血がわずかで滲む程度に見える場合は，このような歯髄を保存可能と判断する可能性がある．Matsuoらの報告で，出血が滲み出る程度にもかかわらず，治癒しなかった症例は，これに当てはまると考えられる．

このように，歯髄が部分壊死している場合は，出血の有無，止血の可否だけでは保存の可否を判断しにくく，部分壊死を確認するには，マイクロスコープによる強拡大視野が必要である．

部分壊死（髄角の一部に限局）の特徴

露髄部に出血を認めない場合，一部，壊死が生じていることを疑う．断髄することにより，歯髄からの出血を認める場合は，髄角の一部に限局した壊死と判断する．

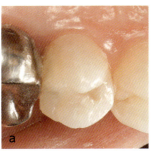 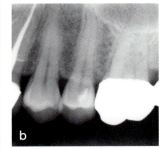 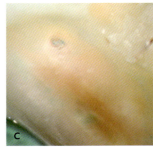 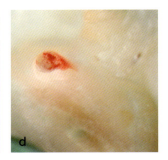

図32a 35歳女性，左上の違和感を主訴に来院．口腔内診査はすべて正常範囲内．
図32b エックス線写真により，歯髄に近接した修復物とその下の透過像を認める．
図32c エナメル-象牙境周囲のう蝕を徹底的に除去し，歯髄に近いう蝕をエキスカベーターで除去すると，頬側歯髄が露髄した．まだ完全なう蝕の除去を行えていない．
図32d 引き続き，完全にう蝕を除去し断髄を行った状態．歯髄からの出血を認め，保存可能と診断．

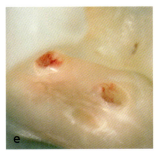 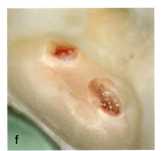 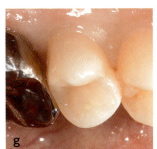 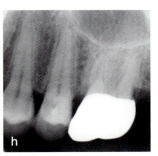

図32e さらにう蝕を除去すると，口蓋側髄角が露髄．この部位の歯髄はほとんど血流がなく，歯髄からの出血もなかったため，わずかな部分壊死を生じていると判断し，さらに1.5mmの断髄を行う．
図32f 歯髄からの出血を認め，ここで保存可能と判断．
図32g MTA（バイオMTA，モリタ）により覆髄を行い，グラスアイオノマーセメント（ベースセメント，松風）で仮封し，その後CR修復を行った．
図32h 1年後のエックス線写真．異常を認めない．

3：マイクロスコープによる強拡大視野下での歯髄の視診の実際

歯髄を強拡大視野下で診査することで，保存可能な歯髄を見極められる．診査のポイントは，「歯髄からの出血の仕方」と「歯髄の形態」をよく観察することである．健全歯髄，可逆性歯髄炎，部分壊死，全部壊死の特徴について述べたい．

① 健全歯髄（図30）

健全歯髄を臨床で見る機会は少なく，便宜抜髄を行う場合と外傷による露髄に限られる．特徴は，出血がわずかで，歯髄そのものから出血があることである．弱拡大視野下ではピンク色に見えるが，強拡大視野下では白い歯髄に，小さな赤い出血点がいくつも混じっていることがわかる．また，スリーウェイシリンジで弱圧エアをかけても，周囲の象牙質から離れることなく，歯髄の形態を維持している．

② う蝕による可逆性歯髄炎（図31）

う蝕除去中に露髄した場合，露髄部が大きくなることを避けるため，露髄部周囲のう蝕を完全除去せずに，直接覆髄を行うことがあるかもしれない．しかし，露髄部の感染源の取り残しと露髄部が大きくなることを比較すると，感染源の取り残しのほうがリスクが高い．露髄が大きくなったとしても，歯髄をしっかり視診できるというメリットがある．マイクロスコープで治療を行える技術があれば，露髄の大きさを怖がることはない．

う蝕を完全に除去してから歯髄を観察する．出血量はさまざまである．止血を確認し，歯髄からの出血を確認する．歯髄の形態は，弱～中圧エアをかけても象牙質から離れることはない．

部分壊死（冠部歯髄のすべてに及ぶ壊死）

露髄部の歯髄が白っぽく，歯髄そのものからの出血がなく，エアで歯髄が象牙質から離れる場合は歯髄壊死を疑う．

露髄部が小さい場合は，少し大きくして確認する必要がある．術者の技術がある場合は，露髄の大きさはそれほど重要ではない．

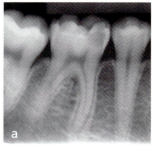 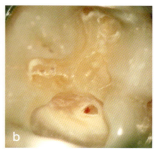 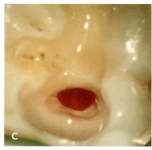 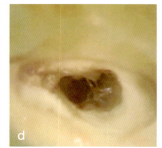

a　b　c　d

図33a　27歳男性．6の痛みを主訴に来院．エックス線写真から，近心歯髄に近接した大きな透過像を認める．近心根根尖部に骨硬化炎によるエックス線不透過像を認める．
図33b, c　う蝕を除去していくと，容易に露髄した．しかし，わずかな出血の後，容易に止血した．この露髄部を見て，どのように判断するだろうか？　一般的には保存可能と判断されるだろう．
図33d　露髄部にエアを当てると，歯髄が原型をとどめていないことがわかった．筆者はこれを見て，部分壊死が生じていると判断した．

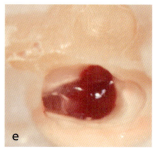 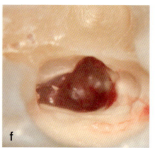 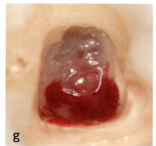 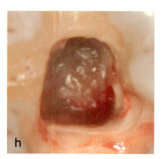

e　f　g　h

図33e　天蓋を除去しはじめると，多量の出血がはじまった．
図33f　出血を洗い流し，その下の歯髄を見ると，歯髄そのものに血流がなく，白っぽく見え，弱圧エアで容易に動き，象牙質から離れる．
図33g　天蓋を完全に除去後．近心歯髄から非常に多くの出血を認める．
図33h　歯髄は白っぽく，血流がほとんどないことがわかる．保存不可能と診断した．**図29～32**の症例の保存可能な歯髄と比較されたい．

③ 部分壊死（図32, 33）

歯髄が全部壊死すると，歯髄に血流がほとんどなくなる．しかし，髄角部や歯冠部のみ壊死している場合は，診断が非常に難しくなる．なぜなら，冠部歯髄が壊死していても，根部歯髄が生きていれば，根部歯髄からの出血が壊死した冠部歯髄の脇を通り，露髄部へ到達するからである．これが，露髄部から出血し，止血したにもかかわらず，直接覆髄が失敗する理由である．部分壊死の歯髄は白く，歯髄からの出血がほとんどなく，壊死した歯髄と象牙質の間から出血を認める．また，弱～中圧エアで歯髄が象牙質から離れ，正常な形態を保っていない．大臼歯で天蓋を除去して歯髄を観察すると，壊死して白くなった歯髄と，まだ血流が残っている歯髄が混じっていることが多い．この場合は，歯髄の一部から激しい出血を認める場合がある．**図32**に髄角の一部に限局した歯髄壊死，**図33**に冠部歯髄のすべてに及ぶ部分壊死を示す．

④ 全部壊死（図34）

全部壊死になると冠部歯髄，根部歯髄ともに壊死するため，歯髄腔に血流がほとんどなく，容易に見分けることができる．露髄部から出血があるように見えても，その直下から根尖部までまったく血流がないことがある．

これらの所見に基づき，健全歯髄，可逆性歯髄炎では「通常のう蝕治療，ステップワイズエキスカベーショ

完全壊死（根部歯髄に及ぶ）の特徴

完全に壊死している場合は，エアをかけると，歯髄は原型をとどめておらず，歯冠部の歯髄腔がほぼ空洞になっていることが多い．

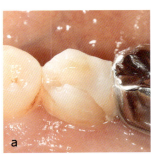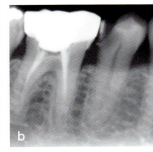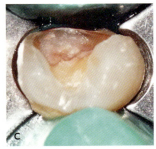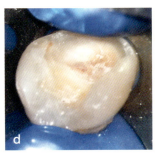

図34a 50歳女性．[5]の温水による異常な痛みを主訴に来院．その他の臨床症状はない．打診痛（-）．
図34b エックス線写真により，歯髄腔に達する透過像を認める．温水痛があることから，歯髄壊死の確率が少しだけ高くなると判断．冷温度診（-）．
図34c CRを除去直後．大きなう窩を認める．
図34d 修復物を除去し，う蝕を除去すると，容易に露髄した．露髄部からは出血がなく，虚血状態の歯髄を認める．

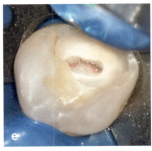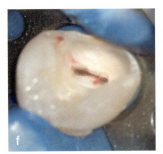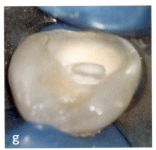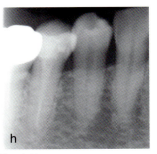

図34e 完全にう蝕を除去した状態．歯髄に血流がほとんどないことがわかる．部分壊死と診断できる．
図34f さらに，歯髄にエアをかけると，歯髄が原型をとどめておらず，部分壊死が歯根中央部まで及んでいることが確認できた．根管治療を選択．
図34g 抜髄後，水酸化カルシウムを貼薬．
図34h 根管充填，修復治療後．

ン，シールドレストレーション，露髄する場合は直接覆髄または部分断髄」を，冠部歯髄の一部に限局する部分壊死では「歯頸部断髄」を，冠部歯髄すべてに及ぶ全部壊死では「根管治療」を選択している．

ちなみに露髄した歯髄が健全歯髄と完全に同じ所見である場合，不要な露髄であった可能性がある．

4：歯髄の視診の要約

マイクロスコープを用いた強拡大視野下で歯髄を観察し，歯髄そのものから出血があり，弱～中圧エアで歯髄が象牙質から離れない場合は保存可能と判断する．出血がまったくなかったり，弱～中圧エアで歯髄が容易に動き，歯髄組織が破壊されており，象牙質から離れる場合は，保存不可能と判断する．歯髄そのものからの出血がなく，歯髄周囲からの出血がある場合は判断が難しい．その多くは保存不可能だが，治癒する場合もある．出血がある場合は，エアをかけて観察するか，止血してから観察する．出血が歯髄の上にある状態の診査は意味がない（図35）．

図35 マイクロスコープを用いた強拡大視野下での歯髄の視診・診断

▼ 保存可能な歯髄の基準

1	出血がなければ歯髄壊死の可能性高い
2	止血すれば保存可能な歯髄の可能性あり 　ただし，止血しても，部分壊死が生じている場合がある 　また，止血しなくても，保存可能な場合がある 　止血の可否は，参考程度とし，以下の3，4をよく確認する
3	エアを当て歯髄組織の連続性を確認する 　歯髄組織に連続性がなく，原型をとどめていなければ歯髄壊死の可能性が非常に高い 　歯髄が象牙質から離れる場合は歯髄壊死の可能性が高い 　エア圧は弱～中等度の圧
4	歯髄そのものに血流が存在するか 　歯髄からのわずかな出血があれば保存の可能性が非常に高い 　歯髄周囲のみから出血する場合は歯髄壊死の可能性が高いが，保存可能な場合もあり， 　診断基準としては参考程度とする

(泉の基準, 2017)

▼ 基準に基づく断髄位置による歯髄の状態の違い

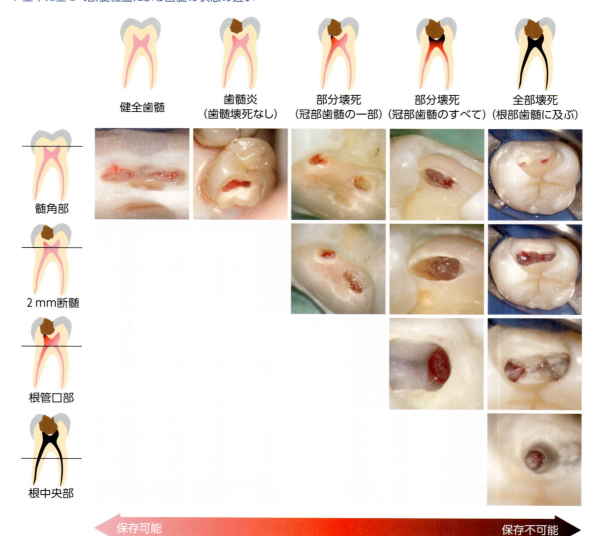

（上段）筆者の考える保存可能な歯髄の基準．この基準をもとに断髄位置を部分断髄，歯頸部断髄へと深くする．歯頸部断髄で保存可能と判断できなければ，根管治療を行う．（下段）筆者の基準に基づく断髄位置による歯髄の状態の違いを示す．この基準は，2017年の筆者の症例報告に基づくものであり（参考文献26），エビデンスレベルは低い．しかし，臨床上非常に役立つと感じる．

図36 診査・診断・治療方針の決定の流れ

STEP 1 有病率（歯髄壊死の確率）を推察する

自発痛，温度刺激，咬合痛，エックス線写真，その他の診査より
おおまかな歯髄壊死の確率（検査前確率・有病率）を推察

STEP 2 歯髄生活検査

検査前確率…
低い場合，冷温度診→a　高い場合，冷温度診またはEPT→b

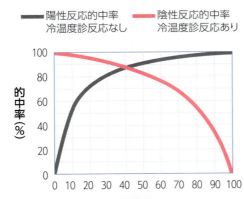

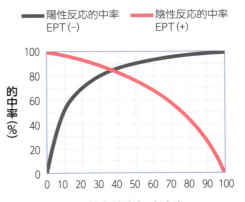

a. 冷温度診の検査前確率と的中率　　b. EPTの検査前確率と的中率

検査前確率と検査結果から，陽性反応的中率または陰性反応的中率を求め，
おおまかな歯髄壊死の確率を決める

STEP 3 診断（歯髄壊死の確率）

| 非常に低い | 低い | 中等度 | 高い | 非常に高い |

STEP 4 治療方針の決定

| 部分的う蝕除去
または
完全なう蝕除去 | 部分的う蝕除去
または
完全なう蝕除去 | 完全なう蝕除去 | 完全なう蝕除去 | 完全なう蝕除去
意図的露髄 |

――― 露髄した場合 ―――

STEP 5 強拡大視野下での歯髄の視診・診断治療方針の決定

健全歯髄	歯髄炎	部分壊死 （冠部歯髄の一部）	部分壊死 （冠部歯髄のすべて）	全部壊死 （根部歯髄に及ぶ）
直接覆髄 部分断髄	直接覆髄 部分断髄	歯頸部断髄	根管治療	根管治療

歯髄の診断から治療方針の決定までの全体像を示す．露髄しない場合はSTEP 1〜4まで行い，露髄した場合はSTEP 5まで行う．

5：マイクロスコープを用いた歯髄の視診の感度と特異度

　強拡大視野下での歯髄の診査・診断について述べたが，これは筆者の症例報告に基づくものであり，組織学的または臨床研究のエビデンスによるものでないことを改めて強調しておきたい．しかし，Gopikrishnaらの用いている至適基準とほぼ同じである[18]．また，この方法は視覚で判断するため，術者の主観に左右される側面もあるだろう．さらに，細い根管は歯髄が見えないため，診断できない．

　この方法にも感度・特異度があり，おそらく筆者の感覚としては，感度が高く，特異度はそこまで高くないと考えている．感度を高くすると，治療の成功率は高くなるが，健全歯髄を保存不可能と誤って診断する確率が高くなる．ただし，これまで行われてきた，出血の有無や時間に比べれば非常に高い診断精度である．いずれにせよ，検査である限り偽陽性・偽陰性は避けられず，万能の方法ではないことを述べておきたい．

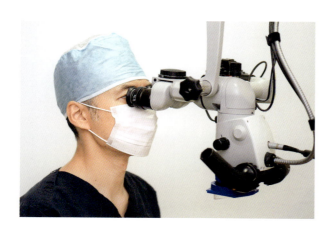

筆者の臨床では，マイクロスコープを用いた強拡大視野下での歯髄の診査・診断は必須である（カールツァイス OPMI pico MORA，白水貿易）．

COLUMN
論文の結果は絶対か？

　おそらく，歯科医師で，フッ化物がう蝕予防に効果がないという考えの人はほとんどいないだろう．RCTのシステマティックレビューとメタアナリシスで効果が証明されている．

　その一方で，エビデンスには限界もある．新しい治療法については，その効果が証明され質の高いエビデンスが揃うまで非常に時間がかかる．特に，歯科においては何十個の質の高いRCTによるシステマティックレビューとメタアナリシスが行われるようになるのは，ずいぶん先のことだろう．また，RCTを行うには膨大な労力と時間がかかるため，すべての臨床上の疑問に答えられるエビデンスが揃うことはないだろう．その場合，質の低いエビデンスから可及的に正しいと思われる方法を選択する．

　本書においても，RCTの結果をいくつか紹介しているが，より多くのRCTが行われれば，結論が変わる可能性がある．だからといって，エビデンスを知らなくてもよいのではなく，「ここまでのエビデンスがある」ということを知ったうえで，治療することがたいせつである．その時点でのベストエビデンスをもとに治療を行えば，知らずに行うより，成功率が上がり，不必要な治療を減らせるだろう．また，確立されたエビデンスを知らずに，治療を行うことは，患者にとって不利益になる．意味がないことや失敗するとわかっていることを目の前の患者で繰り返す必要はないのだから．

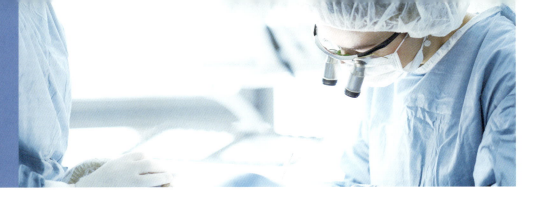

臨床編
[clinical]

診査・診断の手順

　診査・診断の手順を簡単にまとめる．全体像は図36に示している．また，理解を深めるため，実際の診断と治療方針の決定まで，症例を通じ，ステップ・バイ・ステップで解説した．図37は，診断が容易なよくある症例である．図38は患者の主訴からは歯髄壊死が疑われるが，臨床症状は正常範囲内で，EPTに反応を示す症例である．図39, 40は筆者の失敗症例であり，多くのことを学べるだろう．図41は根管ごとに歯髄の視診と診断を行い，治療方針を変えた症例である．

STEP 1：歯髄壊死の確率を推察する（検査前確率）（問診，口腔内診査，エックス線写真検査）

　痛みの種類と既往や打診，修復の既往，年齢，エックス線写真の所見から，おおよその検査前確率（歯髄壊死の確率）を決める．自発痛の既往（＋），咬合痛（＋），打診痛（＋），修復の既往（＋），エックス線写真における根尖部の異常は，歯髄壊死の確率が高まる．若年者（10代）や根未完成歯，象牙質3／4以内のエックス線透過像は歯髄壊死の確率が下がる．これらの情報を統合して，おおまかな歯髄壊死の確率（検査前確率）を決める．
　この検査前確率が，今後行う冷温度診やEPTの結果の解釈を変えるため，非常に重要である．

STEP 2：歯髄生活検査（歯髄電気診，冷温度診）

　STEP 1で推察した歯髄壊死の確率（検査前確率）をもとに，歯髄壊死の可能性が低ければ，冷温度診を行い，陰性反応的中率（冷温度診（＋）の的中率）を求める．歯髄壊死の可能性が高ければ，冷温度診またはEPTを行い，陽性反応的中率（冷温度診またはEPT（－）の的中率）を求める．それぞれの確率は図36a, bの検査前確率（横軸）から上に向かい，曲線に交わる縦軸（的中率）から決める．

STEP 3：診断

　STEP 2で求めた歯髄壊死の確率を「非常に高い」「高い」「中等度」「低い」「非常に低い」の5段階で表す．これは純粋な確率論であると同時に，歯髄壊死の程度を表している側面もある．つまり「非常に高い」≒「健全歯髄」，「高い」≒「歯髄炎」，「中等度」≒「部分壊死（冠部歯髄の一部）」，「低い」≒「部分壊死（冠部歯髄のすべて）」，「非常に低い」≒「全部壊死（根部歯髄に及ぶ）」となる場合が多い．この診断結果に基づき，治療方針を決める．

STEP 4：治療方針の決定

　歯髄壊死の確率が「非常に低い」または「低い」場合は，各術者の臨床成績がもっともよいう蝕除去方法を選択する．歯髄壊死の確率が「中等度」「高い」「非常に高い」場合は，完全なう蝕の除去を行い，露髄しない場合は通常の修復治療を行い，露髄した場合はSTEP 5へ移行する．

STEP 5：マイクロスコープを用いた強拡大視野下での歯髄の視診・診断（露髄した場合）

　歯髄そのものからの出血があり，弱〜中圧エアでの歯髄と象牙質に間隙が生じなければ，保存可能な歯髄と判断する．歯髄と象牙質の間から出血してくるものは壊死の可能性があり，弱〜中圧エアにより歯髄の形態を維持していないものは，壊死と判断する．

CASE 1 診断の容易な症例

STEP 1 検査前確率を高める診査（問診，口腔内診査，エックス線写真検査）

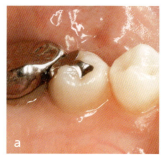
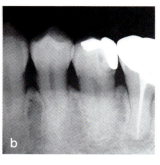

図37a, b　40歳女性，臨床症状は正常範囲内．「5遠心にエックス線透過像を認めるが歯髄までの距離があるため（象牙質3／4以内），歯髄壊死の確率が低いと判断．

STEP 2 歯髄生活検査（歯髄電気診，冷温度診）

冷温度診を行い，反応があった．次に，STEP 1で決めた検査前確率をもとに，陰性反応的中率を求める．

STEP 3 診断

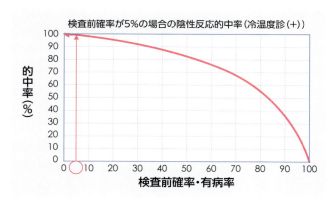

図37c　検査前確率（歯髄壊死の確率）を5％とすると，陰性反応的中率（冷温度診（＋）の的中率）は，ほぼ100％であり，「歯髄壊死の確率は非常に低い」と診断．冷温度診の感度・特異度はGopikrishna et al（2007）（感度81％，特異度92％）を使用．

STEP 4 治療方針の決定

歯髄壊死が低い場合，完全なう蝕除去と部分的う蝕除去のどちらを行ってもよいが，当時はステップワイズエキスカベーションを選択した．

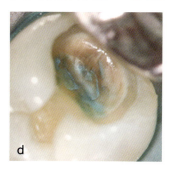
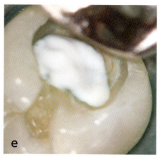

図37d　咬合面エナメル質を除去したところ，非常に大きなう窩を認めた．エナメル-象牙境のう蝕は徹底的に除去し，歯髄に近い部位のう蝕は，エキスカベーターで簡単に取れてくるう蝕のみ除去した．
図37e　水酸化カルシウム粉末を水で練り，残存させたう蝕象牙質上に貼薬し，グラスアイオノマーセメント（ベースセメント，松風）で仮封を行った．

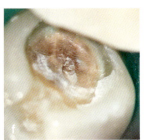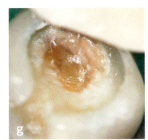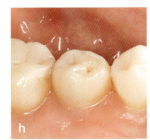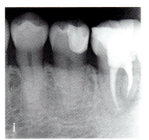

図37f 6か月後，リエントリーを行った直後の状態．う蝕があった部位は色が暗く乾燥している．
図37g 残存させたう蝕をよく研磨したエキスカベーターで完全に除去すると硬い光沢のある象牙質が出てきた．その後，CRにて最終修復を行った．
図37h, i 8年後のエックス線写真と口腔内写真．正常範囲内である．健全歯髄または可逆性歯髄炎であった．

CASE1のまとめ

STEP1	歯髄壊死の確率→	低い
STEP2	冷温度診→	反応あり
STEP3	歯髄壊死の確率→	非常に低い
STEP4	治療方針→	部分的う蝕除去または完全なう蝕除去

症例から学ぶ診断のポイント

❶問診，口腔内診査，歯髄生活検査，すべて正常であれば，保存可能な歯髄の可能性が高い．

❷それでも検査結果は確率論なので，数％，歯髄壊死の確率があることを覚えておく必要がある．

CASE 2 自発痛の既往（＋）でEPT（＋），どう解釈するか？

STEP 1 検査前確率を高める診査（問診，口腔内診査，エックス線写真検査）

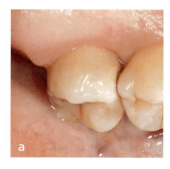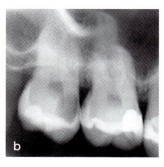

図38a 46歳女性．右上の強い自発痛の既往を主訴に来院．来院時は自発痛がなかった．冷刺激・温刺激による異常な痛みはない．打診痛（－）．

図38b エックス線写真により，7⏋の歯髄腔に達する透過像を認める．自発痛の既往があることから，歯髄壊死の確率は高い（70～80％）とした．

STEP 2 歯髄生活検査（歯髄電気診，冷温度診）

EPTを行ったが，予想に反して反応した．歯髄が一部でも生きていると，EPTは反応する．

STEP 3 診断

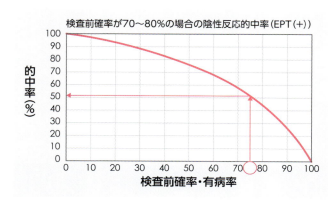

図38c 検査前確率が70～80％の陰性反応的中率は約50％であるため，歯髄壊死の確率が「中等度」と診断．冠部歯髄全体に及ぶ部分壊死が生じている可能性が高い．EPTの感度・特異度はGopikrishna et al（2007）を使用．

STEP 4 治療方針の決定

歯髄壊死が生じている確率があるため，完全なう蝕除去を選択．露髄することは，視診できるメリットと考える．

STEP 5 マイクロスコープを用いた強拡大視野下での歯髄の視診・診断（露髄した場合）

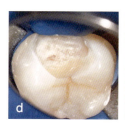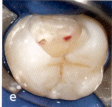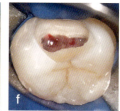

図38d～f d, e：エナメル-象牙境のう蝕を完全に除去後，エキスカベーターでう蝕を除去すると容易に露髄した．マイクロスコープを用い，強拡大視野下で視診，診断を行っていく．ここからはわずかに滲む程度の出血を認める．歯髄からの出血はない．f：天蓋を除去すると，髄腔内の歯髄は出血を認めるが，虚血状態の壊死した歯髄と混じっており，健全な歯髄ではない．

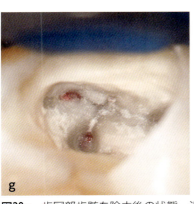 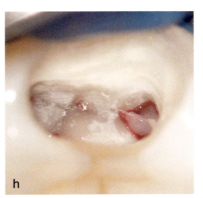 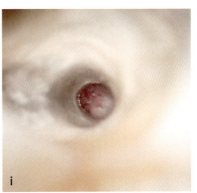

図38g 歯冠部歯髄を除去後の状態．近心頬側根，遠心頬側根からわずかな出血を認める．
図38h 口蓋根からも出血を認める．ただし，口蓋根の歯髄からの出血というより，歯髄周囲から出血していることに注目．エアを当てると，歯髄が象牙質から離れた．
図38i 口蓋根歯髄をさらに2mm程度断髄した．ここでも歯髄そのものからの血流がないため，部分壊死（冠部歯髄の全部に及ぶ）の可能性があると診断し，根管治療を選択した．

CASE2のまとめ

STEP1	歯髄壊死の確率 → 高い
STEP2	冷温度診，EPT → 反応あり
STEP3	歯髄壊死の確率 → 中等度
STEP4	治療方針 → 完全なう蝕除去
STEP5	露髄した場合…部分壊死（冠部歯髄のすべて）→ 根管治療

症例から学ぶ診断のポイント

❶問診や口腔内診査から，歯髄壊死の確率が非常に高いにもかかわらず，EPTで反応を示すのは異常ではない．
❷このような症例は，部分的に壊死が起きていることが多い．

CASE 3 歯髄壊死の確率1％？

STEP 1 検査前確率を高める診査（問診，口腔内診査，エックス線写真検査）

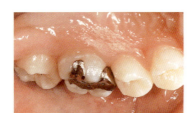
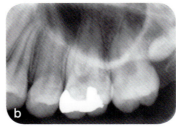

図39a 患者は12歳女児．主訴は歯がしみる．診査項目はすべて正常範囲内．

図39b 歯髄に近接したエックス線透過像を認めるものの，若年者であることから，検査前確率（歯髄壊死の確率）10％と推測．

STEP 2 歯髄生活検査（歯髄電気診，冷温度診）

歯髄壊死の確率が低いため，冷温度診を選択．反応があった．

STEP 3 診断

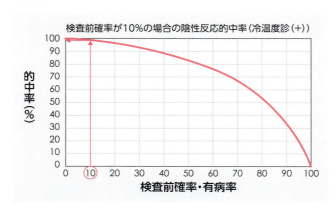

図38c 検査前確率（歯髄壊死の確率）が10％の陰性反応的中率（冷温度診（＋）の的中率）は100％に近い．健全歯髄と診断．冷温度診の感度・特異度はGopikrishna et al（2007）（感度81％，特異度92％）を使用．

STEP 4 治療方針の決定

健全歯髄と診断したため，治療方針は部分的う蝕除去でもよいが，エックス線写真からう窩が歯髄と交通している可能性が高いため，完全なう蝕除去を行い，露髄した場合，歯髄の視診・診断を行うこととした．

STEP 5 マイクロスコープを用いた強拡大視野下での歯髄の視診・診断（露髄した場合）

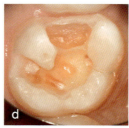
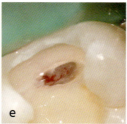
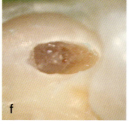
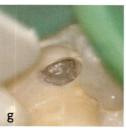

図39d〜g d：浸潤麻酔を行い，インレーと修復物を除去すると，非常に多量の軟化象牙質を認めた．まず，露髄の可能性が低い部位のう蝕を徹底的に除去し，その後歯髄に近い部位のう蝕を除去したが，容易に露髄した．露髄後，完全なう蝕の除去を行った．e：露髄部からわずかな出血を認めたが，すぐに止血した．f, g：エアをかけると，歯髄は象牙質から離れ，虚血状態であり，歯髄そのものからの出血を認めなかった．現在の筆者の基準では保存不可能と診断するが，若年者であったこと，当時は歯髄視診の基準に確信を持てていなかったことから，保存の可能性があると判断し，部分断髄を行うことにした．

図39h, i 十分な注水下で，約1mmの部分断髄を行い，MTA（バイオMTA，モリタ）を貼薬し，グラスアイオノマーセメント（ベースセメント，松風）で仮封，経過観察を行った．すべての治療ステップをマイクロスコープを用いた強拡大視野下で行った．治療から1か月後，患者は咬合痛を訴えた．保存可能と診断し，直接覆髄を行ったが，診断ミスであった．しかし，この経験から，マイクロスコープを用いた強拡大視野下での視診・診断の基準に確信を持った．やはり，露髄時の歯髄の虚血状態とエアで動く場合は歯髄壊死であり，歯頸部断髄または抜髄を行うべきだったと診断ミスを悔いた．この症例の続きを次のCASE 4に示す．

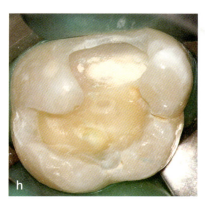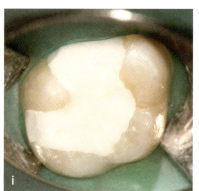

CASE3のまとめ

STEP1	歯髄壊死の確率 → 低い
STEP2	冷温度診 → 反応あり
STEP3	歯髄壊死の確率 → 非常に低い
STEP4	治療方針 → 部分的う蝕除去または完全なう蝕除去
STEP5	露髄した場合…部分壊死（冠部歯髄の一部）→ 診断ミス

症例から学ぶ診断のポイント

❶ 診査・診断で95％以上の確率で健全歯髄と診断しても，5％は歯髄壊死の確率があることをよく覚えておかなければならない．診断に100％はない．あくまで確率論である．歯髄壊死だった場合，強い痛みが生じるため，患者との信頼関係を失わないために，このことを患者にしっかりと伝えておく．

❷ 露髄した歯髄が虚血状態でエアで象牙質から離れる場合は，歯髄壊死の可能性が高い．

CASE 4　強拡大視野下での診断が有効と確信

STEP 1　検査前確率を高める診査（問診，口腔内診査，エックス線写真検査）

　CASE 3の続き．直接覆髄を行った約1か月後，自発痛はないものの，咬合痛が生じた．打診痛もわずかに認めた．やはり，露髄時の歯髄の虚血状態は歯髄壊死であり，歯頸部断髄または抜髄を行うべきだった．自発痛なし，咬合痛（+），打診痛（±）であることから，根尖部まで炎症が波及しており，検査前確率（歯髄壊死の確率）80%と推測．

STEP 2　歯髄生活検査（歯髄電気診，冷温度診）

　EPTを選択．検査結果は，EPT（+）．すべての歯髄が壊死しているわけではないようである．

STEP 3　診断

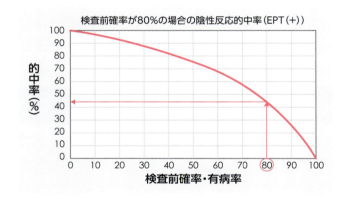

図40a　検査前確率（歯髄壊死の確率）が80%で，EPTで病気がないという検査結果が出た場合の陰性反応的中率（EPT（+））の的中率）は40%強である．部分壊死が生じていると診断．EPTの感度・特異度はGopikrishna et al（2007）（感度81%，特異度92%）を使用．

STEP 4　治療方針の決定

　歯髄壊死の可能性が高いため，MTAを除去し，マイクロスコープを用いた強拡大視野下で，歯髄の視診を再び行う．抜髄の可能性が高いが，歯頸部断髄を行った後，再度断髄面の歯髄を視診し，保存可能な歯髄と診断できれば歯頸部断髄，保存不可能な歯髄の場合は根管治療を行う．

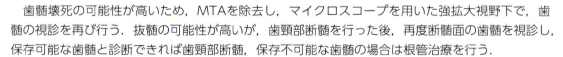

STEP 5　マイクロスコープを用いた強拡大視野下での歯髄の視診・診断（露髄した場合）

図40b, c　浸潤麻酔を行い，仮封材の除去後，MTAを除去すると，露髄部から著しい多量出血を認めた．ここでマイクロスコープを用いた強拡大視野下で歯髄の視診を行う．露髄部にエアをかけると，虚血状態の歯髄が容易に動いたため，歯髄壊死が生じていると判断し天蓋を完全に除去した．冠部歯髄は虚血状態であり，強い炎症による出血が混じり，出血は歯髄からではなく歯髄の周囲から生じていたため，冠部歯髄全体に及ぶ歯髄壊死と診断．

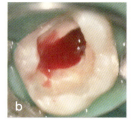 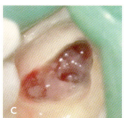

図40d, e　冠部歯髄を除去後，根部歯髄が可逆性であることを期待し，歯頸部断髄を行った．止血を待ち，断髄面をマイクロスコープを用いた強拡大視野下で視診を行うと，歯髄そのものからの血流を認めたため，根部歯髄は保存可能と診断した．直接覆髄に失敗したときの歯髄と比較すると，保存不可能な歯髄との違いがわかる．

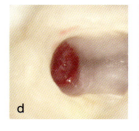 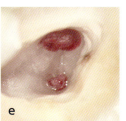

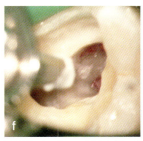 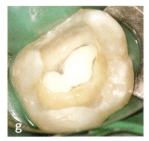 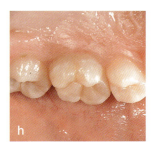 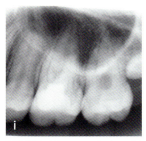

図40f〜i　f, g：MTA（OrthoMTA，BioMTA社，日本未発売）にて覆髄を行った．MTAの貼薬にはニエットキャリア（デンテック）が便利である．h：その後，グラスアイオノマーセメント（ベースセメント，松風）で仮封を行った．h, i：1週間後，症状がなくなったため，CR修復を行った．術後のエックス線写真．根管口部で断髄されている．根尖部に異常を認めない．

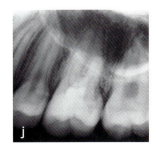 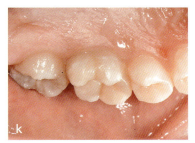

図40j, k　2年後．根尖部に異常を認めない．臨床症状はなく，EPT（+）である．歯頸部断髄を行った歯は断髄位置が深いため，通常冷温度診には反応しない．

CASE4**のまとめ**	
STEP1	歯髄壊死の確率 → 高い
STEP2	EPT → 反応あり
STEP3	歯髄壊死の確率 → 非常に高い
STEP4	治療方針 → 完全なう蝕除去
STEP5	露髄した場合…部分壊死(冠部歯髄の一部) → 歯頸部断髄

症例から学ぶ診断のポイント

❶露髄した場合,マイクロスコープを用いた強拡大視野下での視診により,より正確な診断ができる.この症例で,歯髄が虚血状態であるにもかかわらず,浅い部分断髄を選択し,歯髄の保存に失敗したことから,筆者の考える強拡大視野下での歯髄の視診の有効性を再確認した.

❷歯髄は歯冠部から徐々に壊死が進行していく.検査前確率を求める診査で歯髄壊死の確率が高いにもかかわらず,冷温度診やEPTに反応する場合は,部分的に壊死が生じている場合がある.

❸歯髄壊死が冠部歯髄に限局している場合は,根部歯髄を保存できる.

CASE 5 根管ごとに歯髄の診断を行うこともできる

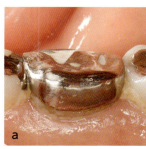 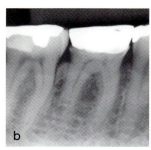 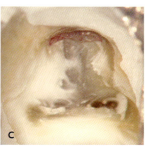 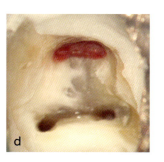

図41a 51歳女性，6̄の違和感を主訴に来院．口腔内診査では，異常を認めない．
図41b エックス線写真では，クラウンがあるため，う蝕の範囲はわからない．根尖部の状態は正常であるが，近心根歯髄腔に石灰化を認める．クラウンを除去し，歯髄に近い部分以外のう蝕を完全に除去し，グラスアイオノマーセメント（ベースセメント，松風）で仮着を行い，ラバーダム防湿を行ってから，歯髄近くのう蝕を除去した．
図41c う蝕を除去すると，容易に露髄した．歯冠部歯髄のほとんどが壊死しており，近心根には血流を認めなかったが，遠心根は歯髄からの出血を認め，エアをかけても歯髄は象牙質から離れなかった．
図41d 近心根は根管治療を行い，遠心根は歯頸部断髄を行った．

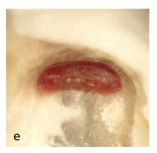 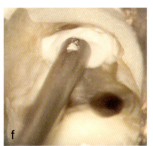 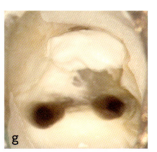 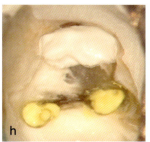

図41e 強拡大像．歯髄からの出血を認め，保存可能な歯髄と診断できる．
図41f 遠心根断髄面にMTA（OrthoMTA，BioMTA社，日本未発売）を貼薬．
図41g MTA貼薬後．
図41h 近心根は根管形成拡大後，水酸化カルシウム糊剤（ビタペックス，ネオ製薬工業）を貼薬．

症例から学ぶ診断のポイント

❶ マイクロスコープを用いた強拡大視野下による歯髄の視診は役立つ．

❷ 歯髄そのものからの血流があり，エアをかけても歯髄が象牙質から離れなければ，歯髄保存の可能性が高い．

❸ 歯髄からの血流を確認できない細い根管は，診断そのものができないので，根管治療を選択する．

❹ 根管ごとに歯髄の保存を決めることもできるが，これが歯の予後を高めるかはまだわからない．

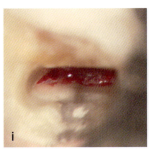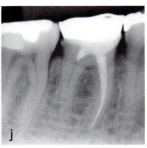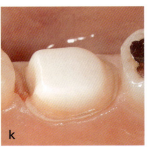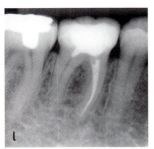

図41i 1か月後，患者が違和感があるような気がするという主訴があり，患者と相談のうえ，もう一度遠心根にアクセスし，歯髄の状態を確認することにした．MTAを除去すると，断髄時と変わらず，歯髄に血流があり，問題ないと診断．再度MTAを貼薬した．
図41j 近心根はガッタパーチャによる通常の根管充填を行った．
図41k 3か月後のクラウンセット直前の検査で，EPT（＋）であった．
図41l 2年後のエックス線写真．正常範囲内である．

おわりに

　この章では非常に難しそうな用語と理論を用いてきたが，実際に行うことは非常に単純である．病気がありそうな確率に応じて検査を使い分け，結果を確率で表し，治療方針を決定する．歯髄壊死の確率が低い場合は，部分的な う蝕除去でも，完全なう蝕除去でもよい．術者の治療成功率に合わせて成功率の高いほうを選択する．歯髄壊死の確率が高い場合は，露髄のリスクがあっても，完全なう蝕除去を行う．なぜなら，露髄したとしても，視診により歯髄の血流の有無を知ることができるため，より正確な診断を行えるからである．

　経験豊富な歯科医師からすれば，複雑な理論は不要で，当たり前のことかもしれない．しかし，そうであれば，非常に光栄である．なぜなら，経験豊富な歯科医師が無意識に考えていることを，理論的に説明できれば，経験の少ない歯科医師にとって，早く診断力を身に着ける一助となるかもしれないからである．

　歯髄の診断と治療方針に非常に多くのページを割くことになった．その理由は「どんなにすぐれた材料や技術も，不正確な診断の前には無力だ」からである．なるべく，平易な解説を心がけたが，用語に不慣れな場合は理解に時間がかかるかもしれない．しかし，繰り返し読むことで，診断力の向上に役立ててほしい．

参考文献

1. Johnson RH, Dachi SF, Haley JV. Pulpal hyperemia--a correlation of clinical and histologic data from 706 teeth. J Am Dent Assoc 1970；81(1)：108-117.
2. Garfunkel A, Sela J, Ulmansky M. Dental pulp pathosis. Clinico-pathologic correlations based on 109 cases. Oral Surg Oral Med Oral Pathol 1973；35(1)：110-117.
3. Tyldesley WR, Mumford JM. Dental pain and the histological condition of the pulp. Dent Pract Dent Rec 1970；20(10)：333-336.
4. Guthrie TJ, McDonald RE, Mitchell DF. Dental pulp hemogram. J Dent Res 1965；44：678-682.
5. Hasler JE, Mitchell DF. Painless pulpitis. J Am Dent Assoc 1970；81(3)：671-677.
6. Koch G, Nyborg H. Correlation between clinical and histological indications for pulpotomy of deciduous teeth. J Int Assoc Dent Child 1970；1(1)：3-10.
7. Dummer PM, Hicks R, Huws D. Clinical signs and symptoms in pulp disease. Int Endod J 1980；13(1)：27-35.
8. Seltzer S, Bender IB, Ziontz M. The dynamics of pulp inflammation：correlations between diagnostic data and actual histologic findings in the pulp. Oral Surg Oral Med Oral Pathol 1963；16：969-977.
9. Pashley DH. Dynamics of the pulpo-dentin complex. Crit Rev Oral Biol Med 1996；7(2)：104-133.
10. Siqueira JF Jr. Treatment of Endodontic Infections. London: Quintessence publishing, 2011.
11. Ricucci D，Siqueira JF Jr(著)．月星光博，泉英之，吉田憲明(監訳)．リクッチのエンドドントロジー．その時，歯髄に何が起こっているのか？　世界でもっとも美しい組織像と臨床画像でわかる最新のエンド．東京：クインテッセンス出版，2017.
12. Ricucci D, Bergenholtz G. Histologic features of apical periodontitis in human biopsies. Endod Topics 2004；8：68-87.
13. Ricucci D, Loghin S, Siqueira JF Jr. Correlation between clinical and histologic pulp diagnoses. J Endod 2014；40(12)：1932-1939.
14. Kamburoğlu K, Paksoy C. The usefulness of standard endodontic diagnostic tests in establishing pulpal status. The Pain Clinic 2005；17(2)：157-165.
15. Pigg M, Nixdorf DR, Nguyen RH, Law AS. Validity of Preoperative Clinical Findings to Identify Dental Pulp Status: A National Dental Practice-Based Research Network Study. J Endod 2016；42(6)：935-942.
16. Anderson DM, Langeland K, Clark GE, Galich JW. Diagnostic Criteria for the Treatment of Caries-induced Pulpitis. NDRI-PR 1981；81-03.
17. Kontakiotis EG, Filippatos CG, Stefopoulos S, Tzanetakis GN. A prospective study of the incidence of asymptomatic pulp necrosis following crown preparation. Int Endod J 2015；48(6)：512-517.
18. Gopikrishna V, Tinagupta K, Kandaswamy D. Evaluation of efficacy of a new custom-made pulse oximeter dental probe in comparison with the electrical and thermal tests for assessing pulp vitality. J Endod 2007；33(4)：411-414.
19. Weisleder R, Yamauchi S, Caplan DJ, Trope M, Teixeira FB. The validity of pulp testing: a clinical study. J Am Dent Assoc 2009；140(8)：1013-1017.
20. Georgopoulou M, Kerani M. The reliability of electrical and thermal pulp tests. A clinical study. Stomatologia (Athenai) 1989；46(5)：317-326.
21. Petersson K, Söderström C, Kiani-Anaraki M, Lévy G. Evaluation of the ability of thermal and electrical tests to register pulp vitality. Endod Dent Traumatol 1999；15(3)：127-131.
22. Evans D, Reid J, Strang R, Stirrups D. A comparison of laser Doppler flowmetry with other methods of assessing the vitality of traumatised anterior teeth. Endod Dent Traumatol 1999；15(6)：284-290.
23. Klausen B, Helbo M, Dabelsteen E. A differential diagnostic approach to the symptomatology of acute dental pain. Oral Surg Oral Med Oral Pathol 1985；59(3)：297-301.
24. Olgart L, Gazelius B, Lindh-Strömberg U. Laser Doppler flowmetry in assessing vitality in luxated permanent teeth. Int Endod J 1988；21(5)：300-306.
25. Matsuo T, Nakanishi T, Shimizu H, Ebisu S. A clinical study of direct pulp capping applied to carious-exposed pulps. J Endod 1996；22(10)：551-556.
26. 泉英之．深在性う蝕における歯髄の診断　後編：歯髄を強拡大視野下で診断する．the Quintessence 2017；36(8)：76-90.

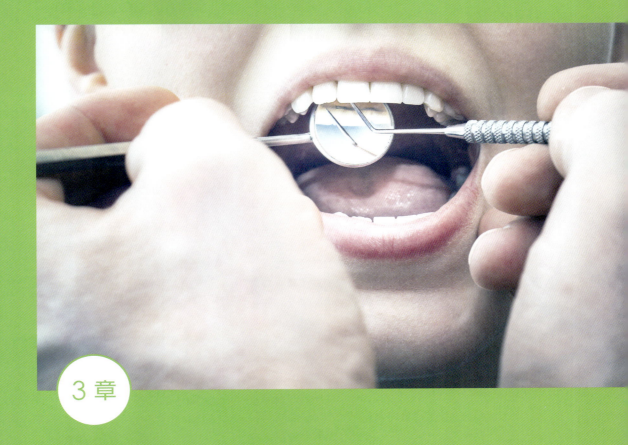

3章

う蝕除去
"何をどこまで除去するか"
―う蝕検知液と硬さ，使い分けとポイント―

　う蝕検知液や硬さを目安にう蝕除去を行えば，細菌感染を自動的に確実に除去でき，治療の成功率が高くなると考えるかもしれない．しかし，実際にはマニュアル的にこれらを行ってもうまくいかない場合がある．なぜなら，う蝕検知液や硬さは症例や部位により使い方を変える必要があるからである．何のためにう蝕除去を行うのか？　どの方法をどう使いこなせばそれを達成できるかを知ることが大切である．

科学編
[science]

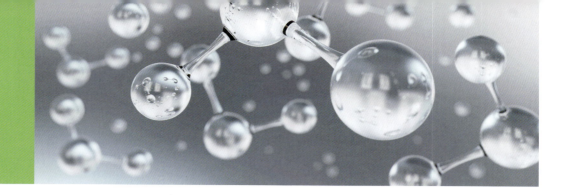

何を目指してう蝕除去を行うのか？

う蝕検知液や硬さの指標を使いこなし，適切なう蝕除去を行うには，何を目指してう蝕除去するのか，すなわちう蝕除去のゴールを知っておくことが必要である．1章で述べたように，歯髄治癒の短期予後は，感染の程度と歯髄のバイタリティのバランスで決まり，長期予後はマイクロリーケージの有無で決まる．つまり，歯髄の治癒を得るためには，可及的に感染を除去し，マイクロリーケージを生じない修復治療が必要になる．

う蝕除去のゴールは，
① 可及的に細菌感染を除去すること
② マイクロリーケージを生じない歯質を露出させること
となる（図1）．

う蝕象牙質の構造と特徴を知る

1 細菌感染はどこまで到達しているのか？

象牙質う蝕病変は，Furrerによるう蝕円錐が有名である．う窩から健全象牙質の方向に「多菌層・寡菌層・先駆菌層・混濁層・透明層・生活反応層」と分類され，先駆菌層まで細菌が存在し，混濁層からは細菌感染はないとしている．また，総山は，う蝕病変を細菌感染と有機質の破壊をともなう第1層と，感染と有機質の破壊をともなわない第2層に分類している[1,2]．

しかし軟化が生じていない正常構造を保っている象牙細管内にも細菌が侵入している報告もあり[3,4]，実際のう窩はこれまで提示されてきた分類のように感染歯質と非感染歯質を単純，明確に区別できない．実際のう蝕象牙質は感染部位と健全部位が入り混じった状態であることをよく認識しておく必要がある（図2）．

2 臨床的なう蝕象牙質の分類

臨床的な基準として，①う蝕感染象牙質（caries infected dentin），②う蝕影響象牙質（caries affected dentin），③健全歯質（sound dentin）に分類される[5]．う蝕感染象牙質とは軟かくボロボロと簡単に除去できる象牙質であり，う蝕検知液であれば赤色に染まる部位をいう．う蝕影響象牙質は，探針がわずかに象牙質に食い込む硬さで，なめし皮様と表現されることが多く，う蝕検知液（カリエスディテクター）であれば淡ピンク色に染まる部位をいう．健全象牙質はう蝕検知液には染まらず，硬い部位をいう．

しかし，後述するが，硬さとう蝕検知液を基準としたう蝕除去後の象牙質の状態は一致しないため，あくまで臨床的な目安としての分類となる（図2）．

図1 何を目指してう蝕除去をするのか？

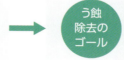

- 治癒の原則
  - 感染と歯髄のバイタリティのバランス
  - マイクロリーケージの有無

→ う蝕除去のゴール
  - 細菌感染を可及的に除去
  - マイクロリーケージを生じない歯質を露出させる

歯髄の治癒のゴールから考えると，う蝕除去のゴールは，細菌感染を可及的に除去し，マイクロリーケージを生じない歯質を露出させることとなる．

図2 う蝕象牙質の分類

組織学的分類				臨床学的分類		
	Furrer	総山	Ricucci		硬さ 探針	う蝕検知液 カリエスディテクター
	7層に分類	第1層	健全層にも細菌侵入	感染象牙質	探針が容易に食い込む	赤色
		第2層		う蝕影響象牙質	探針がわずかに食い込む	淡ピンク色
		健全層		健全象牙質	探針が入らない	染まらない

う蝕象牙質の組織学的分類と臨床的分類．組織学的には，象牙質に細菌が感染しているかどうかを完全に分類できず，臨床的分類にも必ずしも一致しない．しかし，臨床的には，分類の問題はそれほど重要ではない．硬さやう蝕検知液を用いた指標で予知性の高い治療を行うことができる．

う蝕検知液

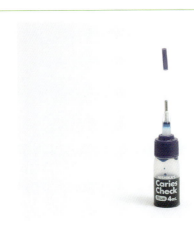

図3 カリエスチェック（日本歯科薬品）は染まりすぎないことが特徴であり，染色の有無で判断できるため，使いやすい．ただし，染色を弱めることは短所もある．

いろいろなう蝕除去方法

現在，さまざまなう蝕除去方法と基準が存在する．世界中でもっとも一般的なものは，硬さを基準とした方法であり，探針やエキスカベーター，ラウンドバーなどが用いられる．その一方，本邦ではう蝕検知液を用いた方法が幅広く用いられている．また，近年では，化学的・機械的う蝕除去や切れ味を調整したバーを基準とする方法もある．

1 う蝕検知液

う蝕検知液が開発される前は，色や硬さのみを頼りにう蝕除去が行われていたため，どこまでう蝕除去が必要かが視覚化されたことは画期的であった．特に未熟な術者の場合，硬さだけを指標にするとう蝕の取り残しが多く生じるため，有効な方法である[6]．

う蝕検知液として最初に発売されたのは，1％アシッドレッドプロピレングリコール溶液を用いたカリエスディテクター（クラレノリタケデンタル）であったが，除去不要な象牙質まで染まるという批判から[7～9]，う蝕除去基準を「淡いピンク色は残す」と変化した．しかし，色の染色程度の判断基準が難しいという意見から，媒体の分子量を大きくし，染色の程度を弱め，染色の有無で判断できるようにした1％アシッドレッドポリプロピレングリコール溶液を用いたカリエスチェック（日本歯科薬品）が開発され，現在広く用いられている[10～12]（図3）．同様のコンセプトの製品にディスカバレッド（モリムラ）がある．厳密には正しくない部分もあるが（後述）以下のように分類されることが多い．

- う蝕感染象牙質：カリエスディテクター，カリエスチェックで染まる．
- う蝕影響象牙質：カリエスディテクターで淡いピンクに染まる．カリエスチェックで染まらない．
- 健全象牙質：カリエスディテクター，カリエス

硬さの指標に使う器具

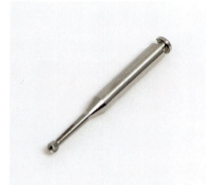

図4a メルファーカーバイドバー(デンツプライシロナ)．ラウンドバーはカーバイドコーティングされたものが切れ味が鈍りにくく，錆びにくく，使いやすい．切削効率にすぐれるため，おおまかなう蝕除去に使う．ただし，削れすぎるため，探針やエキスカベーターで硬さを確認する必要がある．

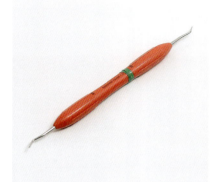

図4b LMスプーンエキスカベーター(白水貿易)．エキスカベーターは硬さを手指感覚で確認しながらう蝕除去できるため，歯髄の近くやう蝕除去の最終確認に使える．ただし，よく研磨されていることが条件である．

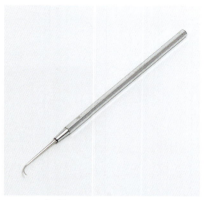

図4c 探針を用いたう蝕除去の最終確認は簡便で確実である．先端が鋭利なものを選択する．

チェックで染まらない．

2 硬さを指標にしたう蝕除去

硬さを指標としたう蝕除去は，多くの質の高い研究が行われており信頼できる[13]．また，特殊で高価な器具を必要としないため，臨床応用しやすい．よく用いられる器具は，等倍速コントラに装着したラウンドバー，手用のエキスカベーター，探針である(**図4**)．硬さの目安は，使う器具や方法により多少異なるが，一般的に以下の基準が用いられる．

- う蝕感染象牙質：容易に抵抗なく除去できるもの，容易に探針が刺さるもの．
- う蝕影響象牙質(軟らかい)：エキスカベーターでひっかかる感触があり，探針がわずかに食い込む．なめし皮様(leathery)とも言われる．
- 健全象牙質(硬い)：硬く，ひっかかる感触がなく，探針が入らない．

3 色と湿潤状態

う蝕象牙質の色(褐色か黄色か)と湿潤状態(乾燥状態か湿潤状態か)の違いを基準にう蝕象牙質を除去する方法がある．しかし，この方法は，術者の判断基準にばらつきが生じやすい．また，この基準を用いた質の高い臨床研究がない[13]．

4 ポリマーバー

ポリマーバーとはう蝕象牙質は切削可能だが，健全象牙質やエナメル質に触れるとバーの刃部が摩耗し，健全象牙質が切削されないようになっている．単回使用で破棄する．商品としてはPolyburやSmartburが海外で販売されている．本邦でも似たコンセプトのステンレスを用いたバーがあるが，このバーは摩耗せず，う蝕除去の基準が少し異なり，繰り返し使用するため，厳密には同じ商品ではない．

5 化学的機械的う蝕除去

薬液を用い，う蝕を溶解・除去する方法であり，本邦ではカリソルブが販売されている．ジェル状の薬液をう窩に浸し，専用の器具で機械的にう蝕除去を行う．これをう窩に浸したジェルが濁らなくなるまで繰り返す．次亜塩素酸ナトリウムとアミノ酸が主成分である．しかし，操作方法が煩雑で時間がかかり，使用期限が短く，高価であるためあまり使われていないのが現状である[13]．

6 レーザーを用いた方法

レーザーにはいくつかの種類があるが，Er:YAGレーザーが主に用いられている．歯髄やその周囲組織にダメージを与えることなく，う蝕除去を行えることが特徴である．ある設定された閾値に到達すると，う蝕除去が終了する．しかし，機械が非常に高価であること，すべてのう蝕除去にレーザーを用いると非常に時間がかかるため，日常臨床のすべての症例で用いるのは現実的ではない[13]．

図5 各種う蝕除去方法と細菌の残存

細菌コロニー数（LogCFU）

硬い	2.7 (-1.4/8.2)	0.2 (-5.4/5.6)	0.1 (-5.8/6.1)	0.6 (-3.5/5.5)
軟らかい		-2.5 (-10/4.0)	-2.7 (-11/4.3)	-2.0 (-7.2/2.1)
化学的機械的			-0.1 (-8.3/8.3)	0.4 (-6.3/7.8)
ポリマーバー				0.6 (-6.5/8.4)
				検知液不染

細菌の有無もしくは一定数以上の細菌の存在（>102CFU）

硬い	5.31 (0.23/130)	0.12 (0.01/1.51)	1.61 (0.11/34.3)	1.11 (0.01-110)
軟らかい		0.02 (0.00/1.32)	0.31 (0.0/024.1)	0.22 (0.01/5.6)
化学的機械的			15.2 (0.32/1100)	10.2 (0.11/2500)
Er:YAGレーザー				0.72 (0.01/170)
				検知液不染

Schwandickeらのシステマティックレビューとネットワークメタアナリシスによる各種う蝕除去法の比較．う蝕除去後の細菌コロニー数（LogCFU），細菌の有無もしくは一定数以上の細菌の存在（>102CFU）において差を認めなかったと報告している．図の見方は，各項目の縦軸と横軸が交わる部位が各項目を比較した結果であり，数字はオッズ比を表す．有意差があった場合に数字の色が変わる．今回は黒字のみであり，差がない．

う蝕検知液 vs. 硬さ　どちらがすぐれているのか？

現在もっとも一般的に行われているう蝕除去方法は，硬さまたはう蝕検知液を基準とした方法である．色と湿潤状態，ポリマーバー，化学的機械的う蝕除去，レーザーを基準にしたう蝕除去方法が，硬さやう蝕検知液を用いた方法より歯髄壊死を減らせることを示す質の高い臨床研究はない．チェアタイムやコストの問題を考慮に入れると，ポリマーバー，化学的機械的う蝕除去，レーザーを使用するメリットが少なく，硬さまたはう蝕検知液を用いる方法が信頼性，効率性，費用の面ですぐれている．

う蝕検知液と硬さ，どちらを基準にしたほうが歯髄壊死を減らせるかを調べた質の高い臨床研究（RCT）がない．そのため，ここでは限られたエビデンスをもとに，う蝕除去のゴールである「可及的な感染の除去」「接着に最適な歯質の露出」「テクニックセンシティビティ」という視点から，どちらがすぐれているのか，そしてその特徴をふまえ臨床でどう使いこなすかについて述べる．

感染除去にすぐれているのは？

1 臨床研究では差を認めない

Schwendickeらは，う蝕除去基準の違いが術中術後トラブル，細菌の残存，う蝕除去時間，術中の浸潤麻酔の必要性に影響を与えるかを調べたシステマティックレビューとネットワークメタアナリシスを行っており，結果に差を認めなかった（図5）（ただし，術中・術後のトラブルに，歯髄壊死の有無にかかわらず露髄をすべて失敗と定義しているため，歯髄壊死への影響はわからない）[13]．現在用いられているう蝕除去方法は，臨床研究における細菌感染の除去という観点からは差がないと考えられる．

2 う蝕検知液は急性う蝕での過剰切削に注意する

ラボの報告になるが，急性う蝕と慢性う蝕を分けてみると，少し違った視点が見えてくる．急性う蝕の場合，カリエスディテクターは，染色した部位をすべて除去すると，健全歯質を過剰に切削する．そのため，現在はカリエスディテクターのう蝕除去基準が淡ピンク色に変更されたり，染色の程度を弱めた製品が用いられたりしている．

Javaheriらはカリエスディテクターとカリエスチェックを用い，う蝕除去を行った場合の細菌の有無を組織学的に調べた．その結果，染まる部位をすべて除去すると両者とも過剰切削になることがわかった．特に，歯髄に近接した部位は象牙質の石灰化の程度が低く，う蝕検知液に染まりやすい[14〜16]．ただし，このような報告の数字はかなりばらつきが多いため[13]，いつも過剰切削になるとは限らないが，カリエスチェックで染まる部位があるからといって，必ず除去が必要な象牙質とは限らないことを覚えておく必要がある（図6）．

3 う蝕検知液は慢性う蝕，着色のあるう蝕には使えない

急性う蝕の場合，う蝕検知液を活用しやすいが，慢性う蝕や金属イオンの漏出などによって着色がある場合，う蝕検知液の染色の有無を判別することが難しい．総山は「染色と自然着色とが重なって，赤染部の境界が必ずしも明瞭でないことがある」と述べている[1]．このようなう蝕の場合，硬さを基準にう蝕除去する必要がある（図7）．

う蝕検知液は健全歯質も染まることがある

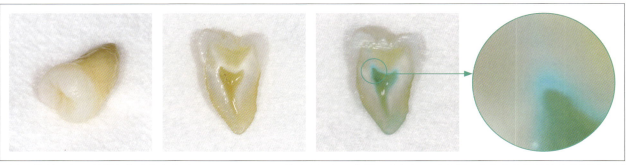

図6 う蝕のない新鮮な抜去歯をカリエスチェックにて染め出した．左側の髄角から咬合面に向かう象牙細管と歯髄腔に近接した象牙質が染まっていることに注目．ただし，これは厳密には抜歯後の歯であり，歯髄内圧がないなど，口腔内の条件と異なるが，歯髄腔に近接した象牙質は健全でも染色されることは，これまでも報告されている．

慢性う蝕，二次う蝕はう蝕検知液の適応症ではない

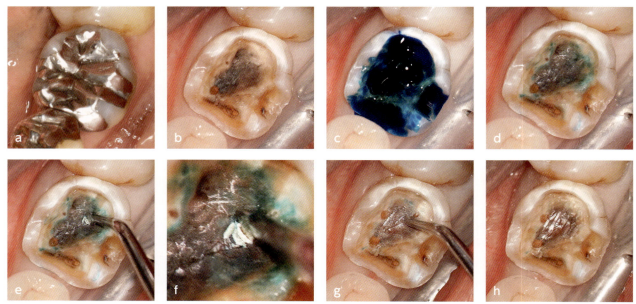

図7a〜h **a**：術前．**b**：ある程度う蝕除去を行った状態．**c〜f**：カリエスチェックで染め出した後のう蝕影響象牙質．黒変した部位は，染色しているかどうか判定しにくい．染まっているようにも染まっていないようにも見える．染まっているように見えなかった黒変部を，エキスカベーターで触ると，う蝕が除去できた．色の特性として，黒はどんな色を足しても，色が変わらない．う蝕検知液はもともとこのようなう蝕を適応症としていない．**g,h**：エキスカベーターで硬さを基準にう蝕除去すると，光で反射する光沢のある象牙質が露出した．

マイクロリーケージを防ぐのにすぐれているのは？

1 う蝕除去方法の違いはマイクロリーケージの有無を変えるのか？

本来は，感染除去法の違いによりマイクロリーケージの有無が変わることを示す臨床研究があればよいが，エビデンスレベルが低いものしかない．臨床的にどこまで有効かわからないが，う蝕象牙質とCRの接着を調べたラボの報告を中心に述べる．

2 どこまでう蝕象牙質を除去すれば，CRが接着するのか？

う蝕感染象牙質に対する接着力は，健全象牙質に比較し，著しく低いことが報告されている[17]．仮にエキスカベーターでボロボロ取れてくるような象牙質に接着したとしても，象牙質そのものが容易に破壊されるため，う蝕感染象牙質を完全に除去する必要がある．う蝕影響象牙質に対する接着力は，健全象牙質に劣る．

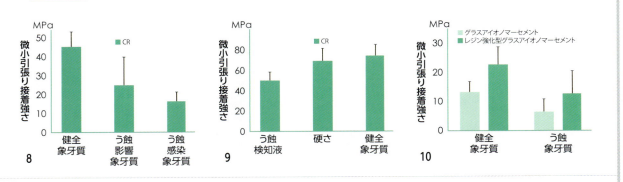

図8　う蝕感染象牙質，う蝕影響象牙質ともに健全象牙質に対する接着力より劣る（文献20より引用・改変）．
図9　硬さを指標としたう蝕除去を行った場合，健全象牙質に対する接着強さと差がない．その一方，う蝕検知液を指標とした場合，接着強さが劣る（文献21より引用・改変）．
図10　人工う蝕がモデルだが，グラスアイオノマーセメントも，レジン強化型グラスアイオノマーセメントもう蝕象牙質に対する接着力が劣る（文献24より引用・改変）．

　健全象牙質の微小引張り試験による接着力は一般的に40〜50MPa程度であるのに対し，う蝕影響象牙質は，20〜30MPa程度と報告されている[5,18〜20]．
　マイクロリーケージを防ぐという観点からは，探針やエキスカベーターでわずかに食い込むような象牙質や，カリエスディテクターで淡ピンク色に染まるようなう蝕影響象牙質は完全に除去するほうが確実である（図8）．

3 淡ピンク色 vs. 探針で硬いと判断．CRが接着するのは？

　一般的に，う蝕除去は，カリエスディテクターでは淡ピンク色，カリエスチェックでは染まらなくなるまで，硬さでは探針やエキスカベーターが象牙質に食い込まなくなるまでを基準として行われている．これらのうち，どの方法がCRと象牙質の接着に適しているだろうか．
　大竹らは，根部う蝕に対し，う蝕検知液（カリエスディテクター）で淡いピンクになるまでう蝕除去した場合と，探針が歯質に刺さらなくなるまでう蝕除去した場合のCRの接着力について報告しており，探針を用い，硬さを基準にう蝕除去を行った場合，健全歯質とほぼ同じ接着力を得ることができる一方で，う蝕検知液を基準にした場合，接着力は優位に低下した[21]．この研究では，カリエスチェックについて比較が行われていないが，歯質接着という観点からは，硬さを基準にう蝕除去を行ったほうがよいと考えられる（図9）．

4 グラスアイオノマーセメントも象牙質の状態に影響を受ける

　人工的に作成したう蝕影響象牙質を用いた接着強さの報告であり，必ずしも実際の口腔内を反映しないかもしれないが，う蝕影響象牙質に対するグラスアイオノマーセメント，レジン強化型グラスアイオノマーセメントの接着力は健全象牙質に比較し，低い[22〜24]．接着力を高めるには，う蝕影響象牙質を除去する必要がある（図10）．

5 なぜう蝕検知液は接着のための基準にならないのか？

　カリエスディテクターは細菌が存在しない部位まで染まるため，削りすぎるという批判から，除去基準を淡ピンク色へと変更した．しかし，上記のとおり，接着という観点からは，淡ピンク色では接着力が最大限に発揮されない．接着力を十分に発揮させるには，細菌の有無にかかわらず，健全象牙質を露出させる必要がある．健全象牙質を露出させるためには，カリエスディテクターで赤く染まる部位を完全に除去する必要がある．その一方，まったくの健全象牙質でも染色されることから，非常に悩ましい．カリエスチェックも同様である．
　カリエスディテクターが基準になりにくいもうひとつの理由は，慢性う蝕や二次う蝕に適用不可能だからであろう[1]．大竹の報告は根部象牙質を用いており，根管充填されているものやポストが入っているものも含まれている[21]．このように，非常にバリエーションに富んだう蝕の場合，う蝕検知液の適応症が限られている．つまり，臨床で遭遇する石灰化の程度が異なるさまざまなう蝕に対し，安定したう蝕除去の基準となるのは硬さと考えられる．

図11 目的によりう蝕除去方法や基準が決まる

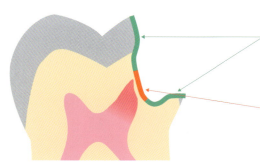

■ 硬さを指標にう蝕除去する．
う蝕検知液を使用する場合は，削除不足より健全歯質を出せることが優先されるため，カリエスディテクターで染まらなくなるまで削除する．
カリエスディテクターで淡ピンク色，カリエスチェック不染を基準とする場合，削除不足による接着力の低下リスクがある．

■ 歯髄の周囲はう蝕検知液・硬さのどちらでもよい．
完全なう蝕除去か，部分的なう蝕除去か（シールドレストレーション等）によってう蝕除去方法と程度を変える．
ただし，歯髄に近接した象牙質はう蝕検知液に染まりやすいことに注意．
う蝕検知液を使用した場合は，必ず最後に硬さを確認する．

う蝕除去のゴールから考える術式のポイント．

図12 う蝕検知液は術者の技術不足を助ける

	グループ1		グループ2	
	下級生 vs. 指導医	指導医 vs. う蝕検知液	上級生 vs. 指導医	指導医 vs. う蝕検知液
1回目のう蝕除去	指導医が除去不足と判断	差なし	指導医が除去不足と判断	差なし
2回目のう蝕除去	指導医が除去不足と判断	差なし	指導医が除去完了と判断	差なし
3回目のう蝕除去	指導医が除去完了と判断	差なし		

学生が硬さを指標にう蝕除去を行った後に，指導医がう蝕除去が完了しているか確認．その後，指導医の判断とう蝕検知液の染色の有無が一致するかを確認した．学生のう蝕除去は，指導医が除去できていると判断できるまで行った．その結果，下級生は3回目で除去完了したのに対し，上級生は2回で完了し，指導医はう蝕検知液の染色の有無と一致した．つまり，う蝕検知液は技術不足を助ける．その一方で，技術のある術者には不要であるといえる．

う蝕除去のゴールから考える術式のポイント（図11）

う蝕除去の1つ目のゴールを「完全に細菌感染を除去すること」とはせずに，「可及的に細菌感染を除去すること」としたのは，必ずしもすべての細菌感染を除去することが歯髄保存につながるとは限らないからである．完全なう蝕除去を行った場合と部分的なう蝕除去を行った場合，どちらが歯髄壊死の頻度が高いかを調べたRCTのシステマティックレビューとメタアナリシスによると，両者に差はない[25]．つまり，歯髄に近接したう蝕は完全に除去しなくてもよい場合がある（5，6章参照）．部分的う蝕除去を行いたい場合，カリエスディテクターであれば淡ピンク色を残し，硬さを基準とする場合は，硬いが探針が食い込むう蝕影響象牙質を残してもよい．

しかし，部分的う蝕除去の術式を行っても，歯髄に近接した部位以外は完全なう蝕除去を行っていることに注意しなければならない．これはう蝕除去の2つ目のゴール，「マイクロリーケージを防ぐ」ことが術式上の重要なポイントとなるからである．硬さを基準にう蝕除去を確認し，高い接着力を発揮できる象牙質を露出させる必要がある．

術者の技術に影響されにくいのは？

1 う蝕検知液は臨床経験が少ない術者にとっては有用である

経験豊富な術者や適切なトレーニングを受けた術者にとっては必ずしも必要でないが，臨床経験の少ない術者にとってはう蝕検知液を用いた方法が役立つ可能性がある．学生を対象に行った研究で，特に経験の少ない学生はう蝕検知液の使用なしではう蝕の取り残しが生じたと報告している[6]．経験の少ない術者にとっては，軟化象牙質の存在を視覚で確認できることが利点である（図12）．

硬さの探知能力と切削効率はトレードオフの関係にある

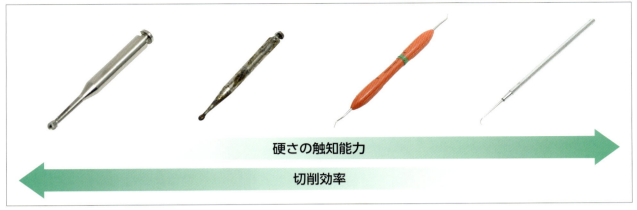

図13 う蝕除去のゴールから考える術式のポイント．

ラウンドバーの向きに注意

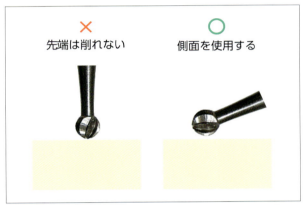

図14 ラウンドバーの歯は側面についているため，バーの先端は削れないことに注意する．

スチール製のバーは錆びやすい

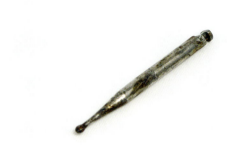

図15 スチールバーは，数回の使用で切れ味が鈍くなる．また，錆びやすい．図4aのカーバイドバーは切れ味が鈍りにくく，何回滅菌しても錆びない．

② 硬さの基準はキャリブレーションが必要

硬さを基準にしたう蝕除去は，細菌の残存，接着に有利な歯質の露出の両方において有効である．また，バーやエキスカベーター，探針を使いこなすことで，効率よく，確実にう蝕除去ができる．ただし，硬さという主観的な指標を用いるため，それぞれの特徴を知ったうえで使用しなければ，過剰切削または除去不足が生じる．キャリブレーションを行うことが重要である．

❶ バーによるう蝕除去は過剰切削，切削不足の両方に注意する

う蝕除去のゴールは探針による硬さの確認であるが，探針では効率よくう蝕除去できないため，回転切削器具または手用エキスカベーターを用いる必要がある．手用エキスカベーターは硬さを敏感に手指で確認しながらう蝕除去できるメリットがあるが，う蝕除去効率が悪いため，最初は回転切削器具を用いる．硬さの触知と切削効率はトレードオフの関係にある（図13）．

一般的に用いられている回転切削器具は，等倍速コントラに装着したスチールバーである．注水下で700〜800rpmで用いる．これで削れるかどうかを硬さの基準とすることがあるが，バーの刃部は側面についており，先端部は削れないため注意する（図14）．また，スチールバーは数回の使用ですぐに削れなくなるため，十分に硬い歯質と判断しても，探針で歯質が容易に剥がれてくることがある．さらに，オートクレーブ滅菌にかけると，すぐに錆びる傾向があり，品質管理に手間がかかる（図15）．

この欠点を補うことができるのが，タングステンカーバイドバーである．これは，スチールバーの先端にタングステンカーバイド粉末を焼結，コーティングし，耐久性をアップしたものであり，切れ味が鈍磨しにくく，錆にも強い．筆者は，おおまかなう蝕除去に

カーバイドバーは過剰切削に注意

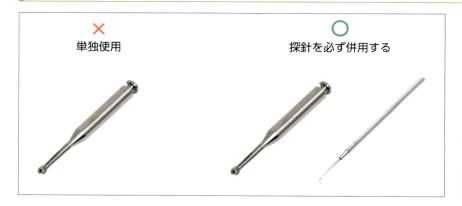

図16 カーバイドバーは切れ味が鈍りにくいことが利点だが，健全象牙質も削れる．探針を使用し，過剰切削でないかを確認する必要がある．

エキスカベーターは定期的なシャープニングが必要

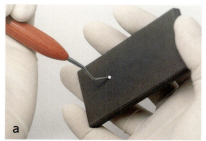
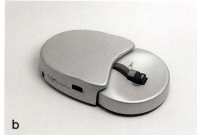
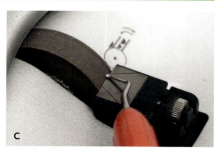

図17a〜c 定期的にスケーラーのシャープニングストーンでシャープニングを行う．エキスカベーターのシャープニング用に設計された自動シャープナーもあり（LMロンドプラス，白水貿易），筆者はこれを好んで用いている．

はこれを好んで使用している．ただし，欠点は回転数が800rpmを超えると，健全歯質も容易に削れることである．製品によっては，回転数を守っていても，健全象牙質が容易に削れる（図18）．カーバイドバーで削れるかどうかのみを基準にう蝕除去を行ってはならない．探針やエキスカベーターでの硬さチェックを並行して行う必要がある．特に，歯髄に近い部位はバーを使わずにエキスカベーターを使用することで，不要な露髄を避けることができる（図16）．

❷ エキスカベーターによるう蝕除去は除去不足に注意する

手用エキスカベーターを用いたう蝕除去は，器具を通じて象牙質の硬さを敏感に触知できるため，もっとも適切なう蝕除去が可能である[26]．硬い象牙質が露出した場合，ガリガリという音とともに，わずかな象牙質の削片が出てくるのみとなる．また，マイクロスコープで象牙質の状態を確認すると，光が反射して象牙質が光って見える（図7g, h）．ただし，これはよく研磨されたエキスカベーターを用いた場合にのみ確認できる．研磨されていないエキスカベーターを用いると，う蝕除去不足が生じる．定期的なシャープニングが必要である（図17）．

❸ 硬さのキャリブレーション法

硬さを用いた方法は，術者の手指感覚に頼るため，ある歯科医師ではう蝕除去ができていると判断しても，別の歯科医師ではまだ軟らかいと判断することがあり，客観的な指標ではないという批判がある．しかし，硬さのキャリブレーションを行うことで，これを統一することができる．

う蝕のない抜去歯の歯冠部のエナメル質を除去し象牙質を露出させる．この象牙質に，ラウンドバー，エキスカベーター，探針で触れることにより，どれだけの力を加えると削れるかを学習する．ラウンドバーを用いると回転数や角度により容易に削れること，製品によっては回転数を順守しても健全象牙質が削れること，よく研磨されたエキスカベーターを用いると，非常に抵抗がありつつも薄い削片が出てくること，探針はまったく刺さらないことを知ることができる（図18）．

硬さを基準にしたう蝕除去は臨床で必要不可欠であり，このように，健全象牙質の硬さを体で覚えることが重要である．

硬さの基準をキャリブレーションする

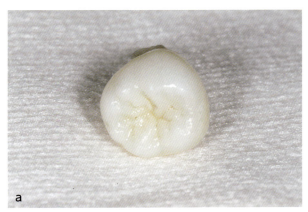
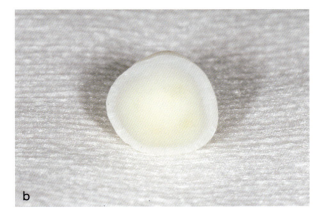

図18a, b う蝕のない抜去歯を用意し，歯冠部の約1/2を除去する．

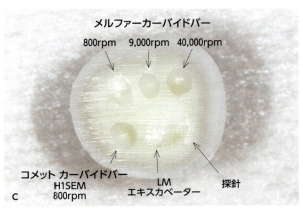
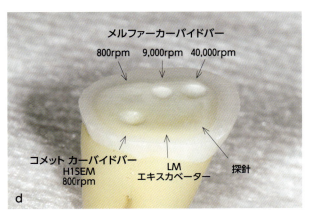

図18c, d さまざまなう蝕除去方法をさまざまな設定で，健全象牙質を切削し，わずかな削片が出るが象牙質がほとんど削れない条件を探す．筆者が日常臨床で用いている器具では，メルファーカーバイドバーの800rpm，LMエキスカベーター，探針を用いた方法で象牙質が削れなかった．また，探針は象牙質に突き刺して，まったく食い込まない感覚も覚えておく．ここでは，メルファーカーバイドバーの9,000rpm，40,000rpm，コメットカーバイドバーH1SEMの800rpmで健全歯質が削れることを覚えておく．これらの健全象牙質が削れる設定は，エナメル-象牙境のう蝕除去に用いてよいが，歯髄に近いう蝕除去に用いると，健全歯質が残存していても削れるため，不要な露髄が増えることを示している．エキスカベーターは過剰切削を防ぐことができ，適切な硬さになると除去後の象牙質に光沢が生じるため，う蝕除去の目安にもなる．

う蝕除去時に浸潤麻酔は必要か？

う蝕治療の際，浸潤麻酔を行わない術者も多く，浸潤麻酔の有無は意見が分かれている．浸潤麻酔を行わない理由は，痛みをう蝕除去の基準とし，知覚がある部位は健全な象牙質であるため，それ以上のう蝕除去を行うべきではないという考え方である．この方法の利点は，健全象牙質の過剰切削を防げること，その結果，象牙細管の露出を防ぐことができるため，術後疼痛を生じにくい可能性がある．しかし，欠点としては，痛みを指標とするため，高い確率でう蝕感染象牙質の取り残しを生じる．明らかに軟化した象牙質の除去中であっても，患者が痛みを訴え軟化象牙質を除去できない場合が多い[13]．感染源の残存と残存歯質と修復物の接着が不十分なことによるマイクロリーケージにより，長期的な歯髄壊死のリスクが高まる可能性がある．歯髄に近接したう蝕については，意図的に残存させる治療方法があり，一定の治療成績を上げることができる．しかし，この方法を行う場合も，露髄しそうな部位以外のう蝕象牙質は完全に除去する必要があるため，この際に浸潤麻酔が必要になる．もし，通常浸潤麻酔を行っていない術者が，浸潤麻酔を行うようになり，術後疼痛が発生するようになった場合，修復治療の質が十分でなく，露出させた象牙細管は封鎖されていないため，マイクロリーケージが生じていると考えられる．

臨床編 [clinical]

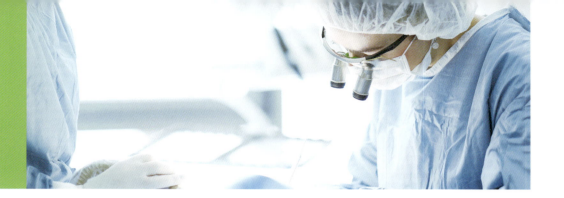

う蝕除去時の手順

1 浸潤麻酔

すべての症例で浸潤麻酔を行うのが原則である．直接覆髄や間接覆髄，修復治療のいずれを行うにせよ，マイクロリーケージを防げるような治療を行う必要がある．そのためには，少なくともエナメル-象牙境付近の健全歯質を露出させ，修復材料と歯質を確実に接着させる必要がある．

多くの場合は，浸潤麻酔で十分であるが，下顎臼歯部は麻酔が奏功しにくい場合があり，その際は歯根膜麻酔や下顎孔伝達麻酔が必要になる．歯根膜麻酔は非常に強い力が必要になるため，歯根膜用の注射器や電動注射器を用いるとよい（図19）．歯根膜腔に注射器がしっかりと入っている場合は，薬液がなかなか入っていかない．薬液が容易に入り，口腔内に漏れてくる場合は，うまく麻酔が行えていない．量は0.1mL程度で十分奏功し，効いている場合は麻酔直後に痛みがない．

下顎孔伝達麻酔は，浸麻針を用いた近位法が簡便である[21]．伝達麻酔用の注射針を必要とせず，下歯槽神経に触れるリスクも少ないため，一般臨床医にとって行いやすい．刺入点は反対側第一大臼歯付近より，頬舌的な位置として内斜線と翼突下顎ヒダの間の陥凹部をめがけ，上下的な位置として咬合面より約1cm上方に行う（図20）．

2 遊離エナメル質の除去

はじめて治療するう蝕の場合，最初に適切な範囲のエナメル質を除去することが，チェアタイムを減らすポイントになる．遊離エナメル質がバーやエキスカベーターの軸と干渉し，象牙質う蝕を除去しにくい場合がある．エナメル質が器具の邪魔になるたびに，エナメル質を削ると，時間と手間がかかるため，最初にエックス線写真でう窩の大きさをよく見て，最終的な窩洞形態を想像し，最初から必要範囲の遊離エナメル質を除去する．窩洞の大きさに応じてバーを選択するが，最初から太めのダイヤモンドバーを用いる場合が多い．小臼歯，大臼歯の場合，近遠心的に髄角部の直上までエナメル質を除去する必要があり，小臼歯では最低咬合面の1/3，大臼歯では1/4の大きさになることが多い．頬舌側面のエナメル質は可及的に保存し，隣接面に移行する（図21a〜h）．

歯根膜麻酔に用いる注射器

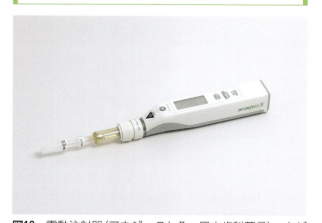

図19　電動注射器（アネジェクトⅡ，日本歯科薬品）．力が不要であるため，歯根膜麻酔を行う際，注射針が歯根膜腔に入っているかどうかだけに注意すればよいので，簡便である．

下顎孔伝達麻酔近位法

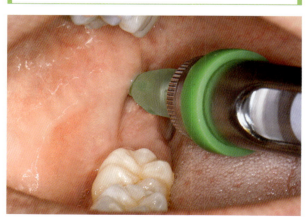

図20　浸潤麻酔用の注射針を使えることや，下歯槽神経損傷のリスクが低いため，日常臨床で応用しやすい．

う蝕除去の術式

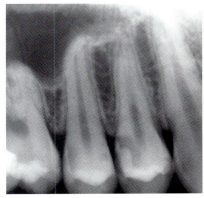

図21a 患者は18歳男性．4̲遠心に歯髄に近接したエックス線透過像を認める．

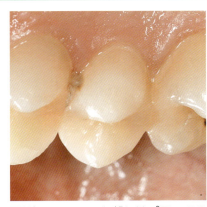

図21b コンタクト部にはプラークの沈着を認める．

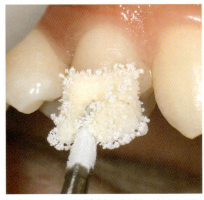

図21c 歯髄の診断を行う．ここでは冷温度診を行い反応があった．健全歯髄の確率が高いと診断．その後，浸潤麻酔を行う．う蝕の取り残しを防ぐために，必ず必要である．

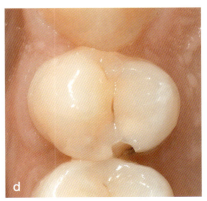
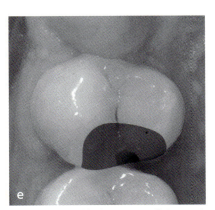

図21d, e デンタルエックス線を参考に，最終的な窩洞外形をイメージする．咬合面の実質欠損は少ないが，少しずつ窩洞を広げていっても最終的に同じ形になる．

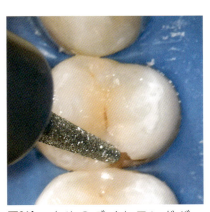

図21f 太めのダイヤモンドバー（106RD，松風）でイメージした最終窩洞外形までエナメル質を削除する．

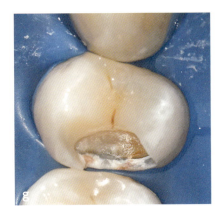
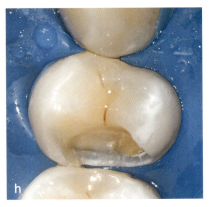

図21g 遊離エナメル質を除去した状態．
図21h 隣接面の白濁したエナメル質う蝕も除去するのが原則である．

③ エナメル-象牙境付近のう蝕除去

最初は，エナメル-象牙境付近の絶対に露髄しない部位のう蝕を徹底的に除去する．エックス線写真の所見から，明らかに露髄する場合でも，歯髄近くのう蝕は最後に除去する．歯髄腔内に感染歯質を押し込まないようにするためである．等倍速コントラにラウンドバーを装着し，十分な注水下で行う．また，ラウンドバーのサイズは，最初は大きいものを使用し，徐々に

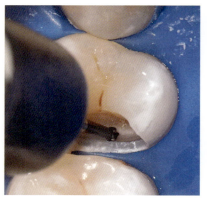
図21i 太めのカーバイドラウンドバー（メルファーカーバイドバーISO014，デンツプライシロナ）で絶対に露髄しない部位である，エナメル-象牙境のう蝕を徹底的に除去する．

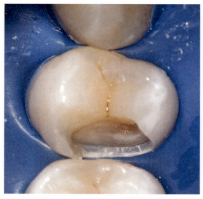
図21j ラウンドバーでう蝕除去後の状態．

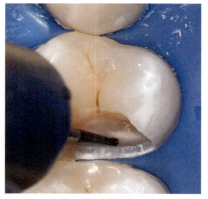
図21k 太いラウンドバーを用いているため，エナメル-象牙境の境界はう蝕が残る．バーのサイズを下げて（ISO10），残存したう蝕を除去する．

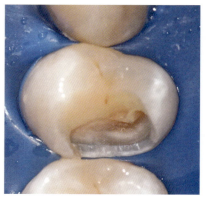
図21l エナメル-象牙境付近のう蝕除去後の状態．

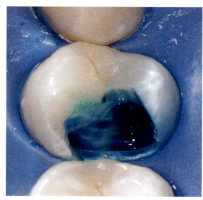
図21m 筆者は日常臨床でう蝕検知液をほとんど用いていないが，ここでは参考のため，カリエスチェックを用いた．

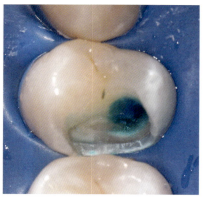
図21n う蝕除去を行ったエナメル-象牙境は染まらない．正しく経験を積むと，う蝕検知液が不要になる．

サイズを落とし，エナメル-象牙境の境界のう蝕の取り残しを防ぐ．サイズを落とさない場合，エナメル-象牙境の境界部にう蝕の取り残しが生じやすいので注意する．使用するラウンドバーはカーバイド製のものがよい．滅菌を繰り返しても錆びずにかつ切れ味が鈍りにくい．エナメル-象牙境のう蝕が除去できたと判断したら，よく研磨されたスプーンエキスカベーターで再度う蝕除去と探針による硬さの確認を行う．

う蝕が除去できているかもっとも信頼できる基準は，エキスカベーターと探針を用いた歯質の硬さである．ラウンドバーは研磨できないため，徐々に切れ味が鈍り，歯質が硬いと判断してもう蝕が残っている場合がある．う蝕が除去できている場合，エキスカベーターで象牙質を触ると，歯質は削れず，「ガリガリ」という音がし，鋭利な探針を用いても刺さらず，ひっかかる感触がない．

う蝕検知液を用いた方法も有用であるが，接着という観点からは，硬さを用いた方法より接着力が劣る．

臨床経験が増えるほど，硬さの感覚を身につけるため，う蝕検知液の使用が減る傾向にあるが，う蝕除去が心配な術者は，使用するとよい．ただし，慢性う蝕，着色のあるう蝕象牙質には使えない．最後は必ずエキスカベーターや探針で硬さをチェックする必要がある（図21i〜n）．

4 歯髄に近接した部位のう蝕除去

診断と治療方針により健全象牙質まで露出させるかどうかを決める．健全象牙質まで露出させる場合は，硬さを基準にする．う蝕検知液は，歯髄に近い象牙質は健全であっても染まる可能性がある．う蝕影響象牙質を残したい場合は，う蝕検知液やバーによる硬さを基準にすると，過剰切削となる可能性があるため，エキスカベーターでう蝕を除去し，探針で硬さを確認する．また，う蝕検知液は，慢性う蝕，着色のあるう蝕象牙質には使えない．

歯髄に近接したう蝕影響象牙質を残存させ，部分的

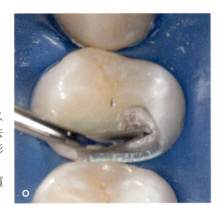
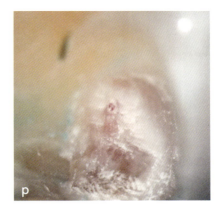

図21o　歯髄に近接した部位はエキスカベーターを用いる．部分的う蝕除去を行う場合は，歯髄に近接したう蝕影響象牙質を残存させてもよい．
図21p　この症例は，う蝕影響象牙質を除去中に露髄した．

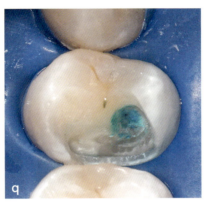
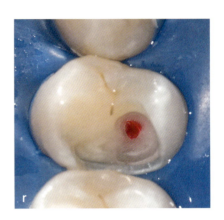

図21q　カリエスチェックで染め出すと，露髄部周囲もう蝕影響象牙質が残存していることがわかる．
図21r　露髄した場合は，ラウンドバーを用い，露髄の大きさが大きくなっても，う蝕影響象牙質をしっかり除去し，マイクロスコープにて歯髄の視診を行う．この症例の続きは，4章図25に示す．

なう蝕除去を行う場合，ボロボロと容易に除去できる象牙質のみ除去し，除去中に抵抗を感じる象牙質は残存させる．露髄した場合は，ラウンドバーも併用し，徹底的にう蝕除去を行う．う蝕象牙質に存在する細菌が歯髄壊死のリスクを高める可能性がある．エビデンスは乏しいが，筆者の経験からは，露髄した場合，徹底的にう蝕を除去したほうが予後はよい．ステップワイズエキスカベーションやシールドレストレーションを行おうとして，露髄した場合は完全なう蝕の除去に切り替えたほうが無難である（図21o〜r）．直接覆髄と間接覆髄の術式は，4，5章を参照されたい．

おわりに

う蝕除去は毎日の臨床で行う処置であり，つい漫然と行いがちである．しかし，何の目的で，どのようにう蝕除去を行うかをよく考えて行うことで，直接覆髄，間接覆髄，修復治療の長期予後がよくなるだろう．細部に魂が宿るのである．

COLUMN
歯の予後を決める要素とは？

筆者が歯科医師人生でもっとも大きな影響を受けた書籍，歯周治療の科学と臨床（月星光博，岡賢二・著）（クインテッセンス出版）に記されている，John F Prechardの言葉をここに紹介したい．
「歯周病に罹患した歯の予後は，残存している骨の高さ，ポケットの深さ，あるいは動揺度といったことから一律に決まるものではない．診断者の知識，判断力，術者としての技量が予後を決める確定的要素である．よい判断力とは，学問経験のみによって向上するが，その根拠となっている情報はさらに大切である」
この内容を「歯髄」に置き換えてもまったく同じことが言えるし，すべての歯科治療に当てはまる．正しい知識をもとに学び，臨床経験を積み重ね，判断力を磨いていきたい．

参考文献

1. 総山孝雄. 無痛修復. 東京：クインテッセンス出版, 1979.

2. Fusayama T. Two layers of carious dentin；diagnosis and treatment. Oper Dent 1979；4（2）：63-70.

3. Frank RM. Structural events in the caries process in enamel, cementum, and dentin. J Dent Res 1990；69 Spec No：559-566；discussion 634-636.

4. Domenico Ricucci, José F. Siqueira Jr(著). 月星光博, 泉英之, 吉田憲明(監訳). リクッチのエンドドントロジー. その時, 歯髄に何が起こっているのか？ 世界でもっとも美しい組織像と臨床画像でわかる最新のエンド. 東京：クインテッセンス出版, 2017.

5. Pinna R, Maioli M, Eramo S, Mura I, Milia E. Caricus affected dentine：its behaviour in adhesive bonding. Aust Dent J 2015；60（3）：276-293.

6. Tassery H, Déjou J, Chafaie A, Camps J. In vivo diagnostic assessment of dentinal caries by junior and senior students using red acid dye. Eur J Dent Educ 2001；5（1）：38-42.

7. Anderson MH, Loesche WJ, Charbeneau GT. Bacteriologic study of a basic fuchsin caries-disclosing dye. J Prosthet Dent 1985；54（1）：51-55.

8. Boston DW, Graver HT. Histological study of an acid red caries-disclosing dye. Oper Dent 1989；14（4）：186-192.

9. Kidd EA, Joyston-Bechal S, Beighton D. The use of a caries detector dye during cavity preparation：a microbiological assessment. Br Dent J 1993；174（7）：245-248.

10. Hosoya Y, Taguchi T, Tay FR. Evaluation of a new caries detecting dye for primary and permanent carious dentin. J Dent 2007；35（2）：137-143.

11. Hosoya Y, Taguchi T, Arita S, Tay FR. Clinical evaluation of polypropylene glycol-based caries detecting dyes for primary and permanent carious dentin. J Dent. 2008；36(12)：1041-1047.

12. Kinoshita J1, Shinomiya H, Itoh K, Matsumoto K. Light intensity evaluation of laser-induced fluorescence after caries removal using an experimental caries staining agent. Dent Mater J 2007；26（3）：307-311.

13. Schwendicke F, Paris S, Tu YK. Effects of using different criteria for caries removal：a systematic review and network meta-analysis J Dent. 2015；43（1）：1-15.

14. Boston DW, Liao J. Staining of non-carious human coronal dentin by caries dyes. Oper Dent 2004；29（3）：280-286.

15. Yip HK, Stevenson AG, Beeley JA. The specificity of caries detector dyes in cavity preparation. Br Dent J 1994；176(11)：417-421.

16. Kidd EA, Joyston-Bechal S, Smith MM, Allan R, Howe L, Smith SR. The use of a caries detector dye in cavity preparation. Br Dent J 1989；167（4）：132-134.

17. Doi J, Itota T, Torii Y, Nakabo S, Yoshiyama M. Micro-tensile bond strength of self-etching primer adhesive systems to human coronal carious dentin. J Oral Rehabil 2004；31(10)：1023-1028.

18. Ekambaram M, Yiu CKY, Matinlinna JP. Bonding of resin adhesives to caries-affected dentin – A systematic review. Int J Adhes Adhes 2015；61：23-34.

19. Yoshiyama M, Tay FR, Torii Y, Nishitani Y, Doi J, Itou K, Ciucchi B, Pashley DH. Resin adhesion to carious dentin. Am J Dent 2003；16（1）：47-52.

20. Yoshiyama M, Tay FR, Doi J, Nishitani Y, Yamada T, Itou K, Carvalho RM, Nakajima M, Pashley DH. Bonding of self-etch and total-etch adhesives to carious dentin. J Dent Res 2002；81（8）：556-560.

21. 大竹志保, 三浦宏之. 齲蝕検知法の違いが根管壁象牙質の接着性に及ぼす影響. 口腔病学会雑誌 2010；77（1）：20-26.

22. Saad A, Inoue G, Nikaido T, Ikeda M, Burrow MF, Tagami J. Microtensile Bond Strength of Resin-Modified Glass Ionomer Cement to Sound and Artificial Caries-Affected Root Dentin With Different Conditioning. Oper Dent 2017；42（6）：626-635.

23. Cehreli ZC, Akca T, Altay N. Bond strengths of polyacid-modified resin composites and a resin-modified glass-ionomer cement to primary dentin. Am J Dent 2003；16 Spec No：47A-50A.

24. Choi K, Oshida Y, Platt JA, Cochran MA, Matis BA, Yi K. Microtensile bond strength of glass ionomer cements to artificially created carious dentin. Oper Dent 2006；31（5）：590-597.

25. Ricketts D, Lamont T, Innes NP, Kidd E, Clarkson JE. Operative caries management in adults and children. Cochrane Database Syst Rev 2013；（3）：CD003808.

26. Banerjee A, Kidd EA, Watson TF. In vitro evaluation of five alternative methods of carious dentine excavation. Caries Res 2000；34（2）：144-150.

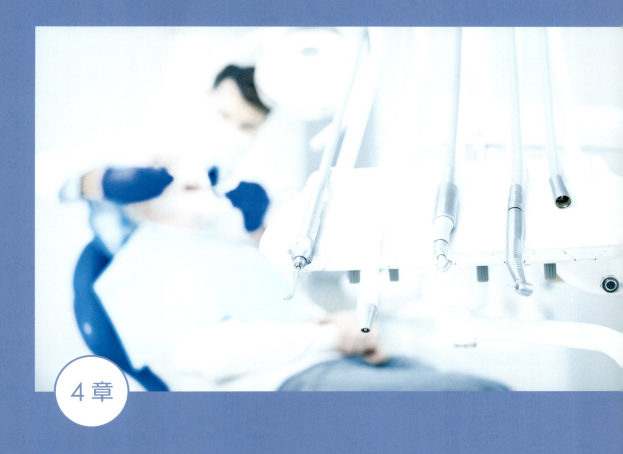

4章

直接覆髄
"露髄した歯髄を治癒に導く"
―直接覆髄，部分断髄，歯頸部断髄―

　直接覆髄の成功率は高くないと考え，露髄した場合，抜髄を選択する術者は少なくないだろう．確かに，不要な露髄はさせるべきではない．しかし，露髄してもけっして抜髄になるとは限らない．筆者も臨床経験が少ない頃は，露髄するだけで焦る気持ちがあったが，今はまったくない．100％に近い治療の成功率を達成できると考えている．おそらくそれは，歯髄の治癒を理解し，助かる歯髄と助からない歯髄の診断が明確になり，材料や術式の科学を学んだからである．この章では，露髄した歯髄を治癒に導くために，どのような材料と方法を選択するかについて述べる．

科学編 [science]

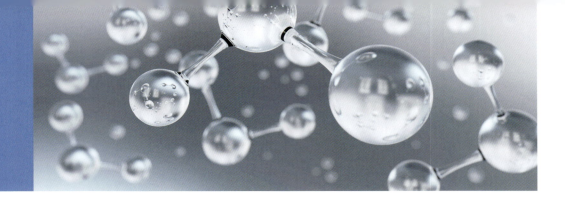

直接覆髄の種類

　直接覆髄は露髄した歯髄に何らかの薬剤や材料を用い細菌感染を防ぎ，歯髄の保存を図ろうとするものである．この際，歯髄をどこまで除去するかにより呼称が変わる．本書では，

- （狭義の）直接覆髄（direct pulp capping）：露髄した歯髄をまったく触れずに貼薬のみ行うもの．
- 部分断髄（partial pulpotomy）：タービンやマイクロモーターに装着したバーを用い注水下で1～2mmの浅い断髄を行うもの．
- 歯頸部断髄（cervical pulpotomy）：前歯や小臼歯では歯頸部まで，大臼歯では根管口で断髄するもの（図1）．

と呼ぶ．部分断髄はcvek pulpotomy，歯頸部断髄はpulp chamber pulpotomyとも呼ばれる．

適応症の選択

　直接覆髄の適応症は非常に幅広い．従来は，「窩洞形成時の偶発的露髄で，露髄面が小さく（明確なエビデンスはないが，幅が2.0 mm程度までといわれている），かつ歯髄に細菌感染がない症例」[1]と教科書に書かれているように，非常に限られた適応症であったが，現在は臨床症状の有無や露髄の大きさだけでは決まらないことがわかっている．

1 臨床症状だけでは適応症の指標にならない

　臨床症状のない偶発的露髄であれば，歯髄壊死の確率が低いため，直接覆髄の成功率は高い．その一方で，自発痛や打診痛，エックス線写真の根尖部の変化があれば歯髄壊死の確率が高くなるがすべての症例で歯髄保存が不可能なわけではない．なぜなら，これらは炎症の程度を表しているだけであり，細菌感染や歯髄壊死を示すわけではない．どんなに強い炎症があったとしても，感染がなければ，治癒する可能性がある．臨床症状の有無は参考になるものの，これだけで適応症を決めてはいけない（図2）．

2 歯髄のバイタリティが治癒に影響を及ぼす

　一般的に，歯髄のバイタリティが高いほど，感染の程度が大きくても歯髄壊死が生じにくい．若年者の場合，臨床症状から歯髄壊死を疑われても，露髄した歯髄には十分な血流を認め，まったく壊死が生じていない場合がある．特に根未完成歯や若年者（10代）の歯髄は驚くような治癒力をみせることがある[2]．また，歯髄腔の大きさ，根管の太さも参考になる．根管が著しく狭窄している場合，炎症の影響により正常な歯髄でなくなっている可能性が高い．臨床症状があっても若年者の場合，歯髄の保存の可能性を探ることができる（図2，4）．その一方，狭窄した根管は歯髄の治癒を期待しにくい．

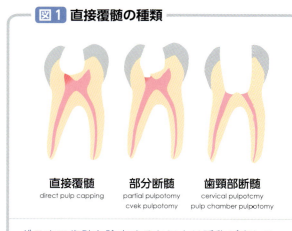

図1 直接覆髄の種類

直接覆髄　部分断髄　歯頸部断髄
direct pulp capping　partial pulpotomy / cvek pulpotomy　cervical pulpotomy / pulp chamber pulpotomy

どこまで歯髄を除去するかにより呼称が変わる．本書では歯髄を除去しないものを直接覆髄，1～2mmの浅い断髄を行うものを部分断髄，歯頸部または根管口部で断髄するものを歯頸部断髄と呼ぶ．

臨床症状は保存可否の絶対的指標ではない

咬合痛を認めたが，歯髄が治癒した症例である．臨床症状はある程度の指標になるが，絶対的なものではない．

もっとも確実な方法は，露髄した歯髄をマイクロスコープを用い，強拡大視野下で視診することである．

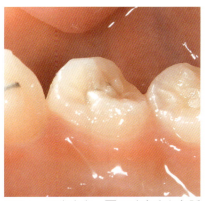

図2a 12歳少女．|4|の咬合痛を主訴に来院．咬合面に白濁を認める．中心結節の破折後，う蝕になったと考えられる．

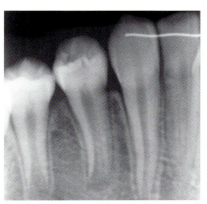

図2b エックス線写真において，咬合面直下に歯髄腔につながるエックス線透過像を認める．

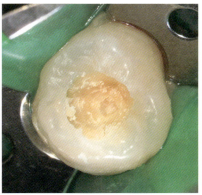

図2c 咬合面エナメル質を除去すると，象牙質は軟化していた．

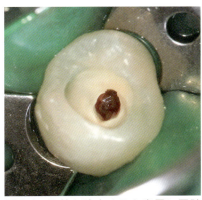

図2d う蝕を除去すると容易に露髄した．歯頸部断髄にて歯髄からの血流を認め，保存可能と判断．

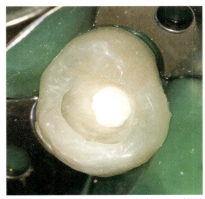

図2e BioMTAセメント（モリタ）を貼薬．

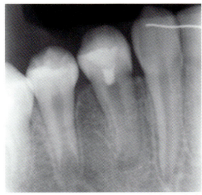

図2f しかし，1か月後，患者は咬合痛を訴えたため，エックス線写真を撮影．根尖部の像に変化を認めない．

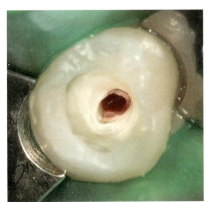

図2g 臨床症状がよくならないため，MTAを除去し再度歯髄の状態の確認を行った．やはり，保存可能と判断した．

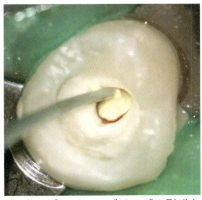

図2h デンティンブリッジの形成を確認できるペーストタイプの水酸化カルシウム（ビタペックス，ネオ製薬工業）に変更した．

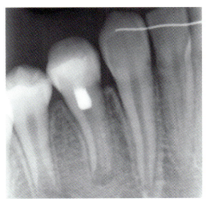

図2i 術直後のエックス線写真．

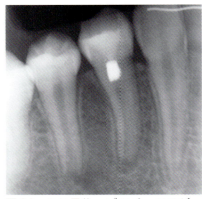
図2j 9か月後，ビタペックスが一部吸収し，その部位に不透過像を認める．咬合痛も消失した．

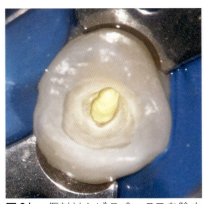
図2k 仮封材とビタペックスを除去していく．

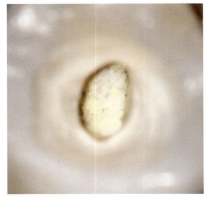
図2l 真白なデンティンブリッジの形成を認める．治癒していると判断．

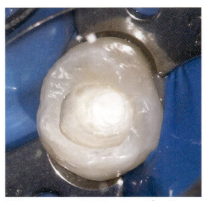
図2m マイクロリーケージを防ぐためにMTA（BioMTAセメント，モリタ）で裏装後，CR修復を行った．

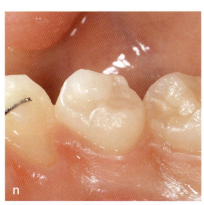
図2n, o 1年半後，臨床症状はなく，根尖部に異常を認めない．冷温度診に反応し，歯根の成長を認めるため，歯髄は正常であると判断できる．

図3 露髄の大きさは歯髄の予後に影響を及ぼさない

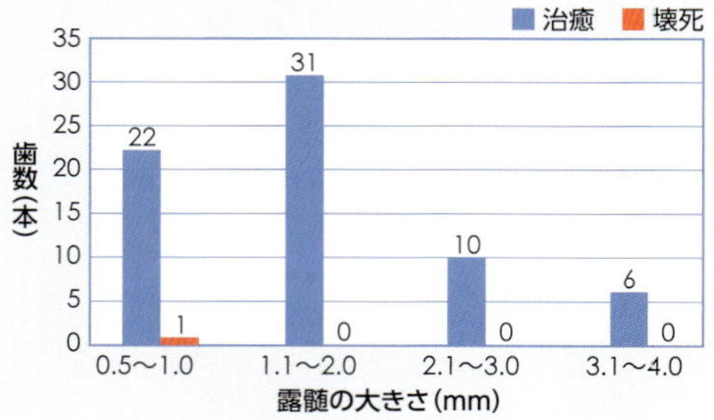

外傷歯における露髄の大きさと歯髄の治癒．複雑歯冠破折における露髄の大きさは，歯髄の予後に影響を及ぼさない．唯一歯髄壊死を生じたケースが，もっとも露髄の小さい群に含まれることに注目．（文献4をもとに作成）

③ 露髄の大きさはあまり重要ではない

　直接覆髄の適応症は，教科書的に「偶発的に露髄した症例に対して，露髄面が小さく（通常直径2.0mm以下といわれる），しかも細菌感染がないと思われる場合に，その歯髄の保護とデンティンブリッジ形成誘導のために試みられるものである」とある[1]．そのため，大きな露髄ほど予後が悪いというイメージがあるが，露髄の大きさはあまり重要ではない．

　複雑歯冠破折の予後と露髄の大きさの関係について，1978年にCvekらが，露髄が大きくても歯髄の予後がよいことを報告している[4]．また，この研究で唯一生じた歯髄壊死は，もっとも露髄が小さなグループだったことを報告している（図3）．このことから，感染がない場合，露髄の大きさは直接覆髄の絶対的な基準ではないことがわかる（図4）．

天蓋がすべてなくなるような大きな露髄も治癒する

露髄が大きいほど，予後が悪いとは限らない．貼薬操作の難しさはあるが，MTAを用いれば，この問題をクリアできる．この症例は，天蓋がなくなるほど大きな露髄だったが，治癒した．ただし，露髄が大きいほど技術的ハードルが上がることも事実であり，この症例は歯頸部断髄を行えば，治療が容易になる．

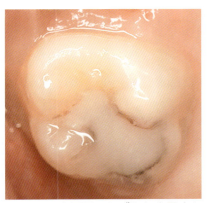

図4a　9歳男子．わずかな自発痛と咬合痛があり，打診にもわずかな痛みを認める．根未完成歯のため，歯髄生活検査には反応しなかった．

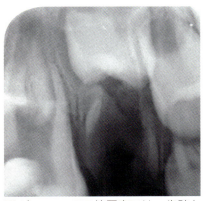

図4b　エックス線写真では，歯髄と交通する大きなう窩を認める．根尖部はエックス線透過像を認める．しかし，根未完成歯であることから，歯髄の生活力が高いため，歯髄保存の可能性があると判断．

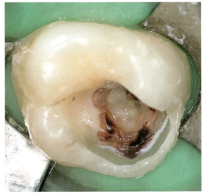

図4c　CRを除去直後．大きなう窩を認める．

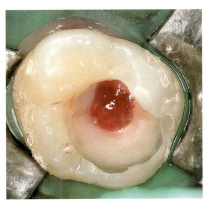

図4d　完全にう蝕を除去すると，天蓋がなくなった．歯髄の血流があり，保存可能な歯髄と判断した．

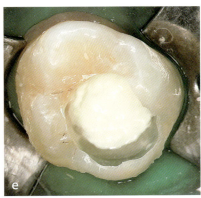

図4e,f　露髄面の歯髄に血流があったため，断髄は行わずにMTA（プロルートMTA，デンツプライシロナ）にて直接覆髄後，グラスアイオノマーセメント（ベースセメント，松風）で仮封し，6か月後，CR修復を行った．大きな露髄はMTAが有利である．

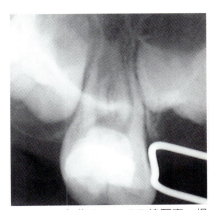

図4g　1年後のエックス線写真．根尖病変を認めない．

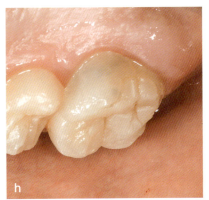
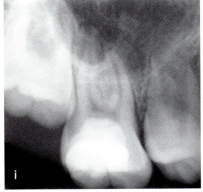

図4h,i　3年後の状態．臨床症状は正常範囲内である．歯根の成長を認めるため，歯髄は生きていると考えられる．しかし，プロルートMTAにより歯質の変色が生じている．このレベルの変色は審美領域では許容できない．

露髄してからの時間は重要ではない

この症例は受傷後24時間経過して部分断髄を行った.年齢が74歳と高齢だが,感染さえなければ,時間が経過しても,歯髄は容易に壊死しないことがわかる.露髄したら落ち着いて,時間がかかっても,確実な治療を行うことが重要である.

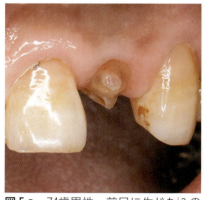

図5a　74歳男性.前日に生じた|2の歯冠破折が主訴.臨床症状は正常範囲内.EPT（+）.露髄部の歯髄が増殖している.

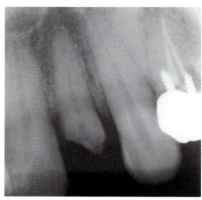

図5b　エックス線写真では,根尖部はエックス線透過像を認めない.

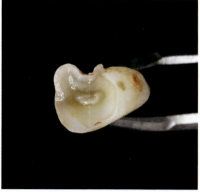

図5c　破折片があったため,部分断髄後,再接着を行うことにした.

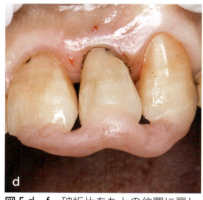

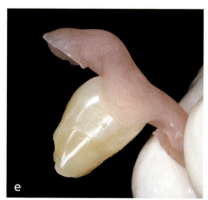

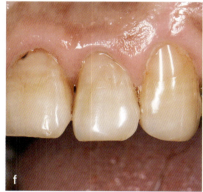

図5d〜f　破折片をもとの位置に戻し,位置決めのためのステントを製作.f：2mmの部分断髄後,ダイカル（デンツプライシロナ）を貼薬後,接着性レジンにて再接着を行った.

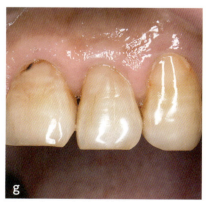

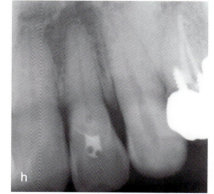

図5g,h　1年後の状態.EPT（+）であり,エックス線写真にて根尖病変を認めない.

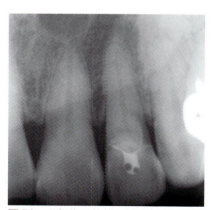

図5i　3年後の状態.EPT（+）,臨床症状は正常範囲内,エックス線写真にて異常を認めない.露髄してからの時間の経過はそれほど重要ではない.

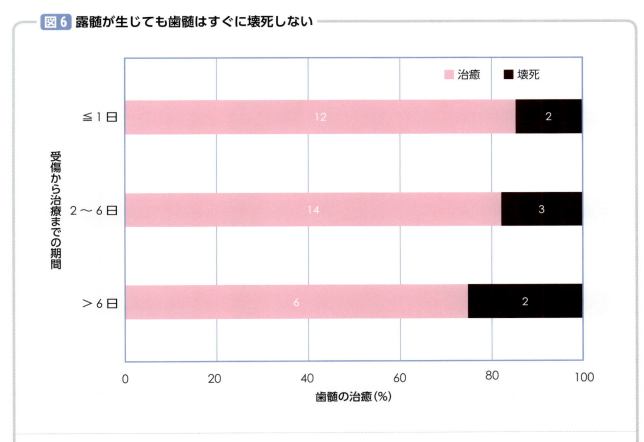

図6 露髄が生じても歯髄はすぐに壊死しない

6日以上経過して治療を受けた歯髄でも，7割以上が保存できる．露髄してからの時間はあまり重要ではない．（文献5をもとに作成）

　一般的に露髄の大きさが歯髄の予後に影響を及ぼすと考えられるのはなぜだろうか．当然のことであるが，う蝕による露髄の場合，露髄面が大きければ大きいほどう蝕が大きく，歯髄が感染している可能性が高いからである．しかし，先に述べたように，感染と壊死は歯冠部から根尖部へ徐々に進行する．つまり，断髄位置を正しく行えれば歯髄は治癒する．よって，露髄の大きさそのものは失敗の直接の原因ではない．逆に，露髄は小さくても歯髄腔内に感染や壊死があれば，直接覆髄は失敗する．また，露髄が大きいほど，マイクロリーケージを防ぐ覆髄，仮封，修復操作の精度が求められる．

　ただし，MTAの登場により，これらのハードルは低くなったと考えられる．露髄の大きさだけにとらわれずに，感染と壊死の範囲を見極め，マイクロリーケージを防ぐ治療をすることが重要である．

4 露髄してからの時間は重要ではない

　露髄してから直接覆髄が完了するまでの時間は重要ではない．1982年にFuksが，複雑歯冠破折を生じた歯髄が，1週間以上経過した場合でも治癒する可能性があることを報告している[5]（**図5，6**）．複雑歯冠破折がすぐに歯髄壊死を起こさない理由は，歯髄組織が免疫的に感染に対抗できることに加え，歯髄内圧が細菌の侵入に抵抗しているからである．健全な歯髄内液の圧力は，通常5〜20mmHgであり，露髄が生じても容易に細菌の侵入を許さない[6]．露髄が生じるようなう蝕の場合，歯髄は何年も細菌の侵襲と戦っている．治療が数時間かかったとしても，歯髄にとってはわずかな時間である．

5 断髄位置は予後を変えるのか？
❶直接覆髄か部分断髄か？

　2010年にBjørndalらの行ったランダム化比較試験（RCT）では，直接覆髄と部分断髄で歯髄の治癒に差を認めなかった[7]．歯髄の治癒のゴールから考えると，2mm程度の断髄ではそれほど予後に影響を及ぼさないのかもしれない．しかし，部分断髄は露髄面に残存する感染象牙質を取り除き，歯髄への押し込みを防止でき，貼薬材のスペースを確保しマイクロリーケージのリスクを減らすことができるため，どちらを選択してもよいのであれば，部分断髄にメリットが多いといえる（**図7**）．

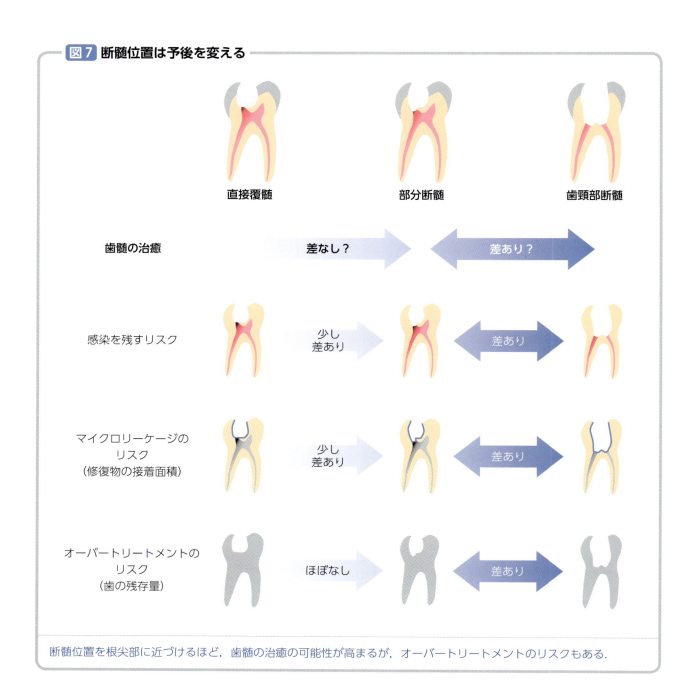

図7 断髄位置は予後を変える

断髄位置を根尖部に近づけるほど、歯髄の治癒の可能性が高まるが、オーバートリートメントのリスクもある.

❷部分断髄か歯頸部断髄か？

　近年、歯頸部断髄が再び注目を集めている。臨床症状のある不可逆性歯髄炎の症例に歯頸部断髄を行い、覆髄を行った結果、約90〜100％と非常に高い成功率が報告されている[8〜13]. 不可逆性歯髄炎に対する部分断髄の成功率は約66％であり[2]、歯頸部断髄のほうが予後がよいと考えられる. その理由は、前述のとおり、細菌感染は歯冠部から徐々に根尖部に進行するため、断髄位置を深くすることで、細菌感染を取り残すリスクが減ることに加え、修復物の厚みが増え、マージン部から歯髄までの距離が長くなり、マイクロリーケージによる細菌感染のリスクが下がることが考えられる. ただし、不要な歯頸部断髄はオーバートリートメントになる可能性もあり、適応症をよく考慮して選択する必要がある(図7).

⑥ 直接覆髄，部分断髄，歯頸部断髄により適応症が変わる

2章で述べたように，歯髄は細菌の侵襲を受けてもすぐに歯髄壊死を生じない．歯冠部から徐々に壊死の範囲が根尖部に向かい，壊死した歯髄の直下には強い炎症を生じた層，弱い炎症の層，そして健全歯髄へと移行する[14]．壊死した歯髄と健全歯髄の移行部は，症例により異なるが，確率的には，断髄する位置を根尖部に近づけるほど，細菌感染と壊死歯髄を除去できる

ため，成功率が高くなるといえる．直接覆髄，部分断髄，歯頸部断髄，抜髄の順に壊死歯髄を除去できる確率が高くなるため，治療の成功率が高くなる．つまり，術式により適応症が変わるともいえる（**図8～10**）．

実際の断髄位置はマイクロスコープを用いた強拡大視野下で診断する．マイクロスコープがない場合は，不確実な治療方法になるため，十分に患者に説明し，同意を得たうえで治療を行う．

直接覆髄の適応症のまとめ

① マイクロスコープがある場合

臨床症状，エックス線写真の所見にかかわらず，2章で述べた基準で露髄した歯髄の視診を行い，断髄位置を決める．

② マイクロスコープがない場合（図11）

残念ながら成功率を100%に近づけることは難しいかもしれない．しかし，以下の適応症を守ればある程度の成功率を期待できる．ただし，不確実な治療になるため，抜髄も選択肢に入れる．

❶ 直接覆髄，部分断髄の適応症

成人の場合，臨床症状がなく，エックス線写真上で根尖部に異常を認めないもの．根未完成歯や若年者（10

代）では，わずかな自発痛や咬合痛，エックス線写真上で根尖部の異常（歯根膜腔の拡大や骨硬化炎による不透過像）があっても，露髄面に血流を認める場合，保存できる可能性がある．ただし，成功率は70%程度とし，患者の同意を得られる場合に行う．

❷ 歯頸部断髄の適応症

若年者，成人にかかわらず，わずかな自発痛や打診痛，エックス線写真において根尖部の異常を認めても，断髄面からの血流を認める場合，保存できる可能性がある．ただし，細い根管の場合や著しい出血があり，止血困難な場合は除く．ここでも成功率は70%程度とし，患者の同意を得られる場合に行う．

直接覆髄，部分断髄は不可能でも，歯頸部断髄で治癒可能な場合がある

髄角部に血流がなく，部分的に壊死が生じていたが，歯頸部の歯髄に血流を認めた．適切な位置で断髄を行うことができれば，臨床症状(この症例では咬合痛と温水痛)があっても，保存可能である．

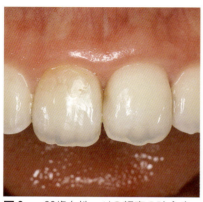

図8a　28歳女性．1⏌の軽度の咬合痛，温水痛を主訴に来院．打診痛(±)，EPT(+)．

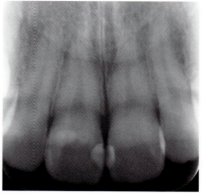

図8b　エックス線写真では，根尖部にエックス線透過像を認めない．

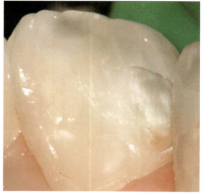

図8c　近心部のCRを除去すると，すでに露髄しおり，髄角部の歯髄腔は空洞であった．冠部歯髄は壊死している．

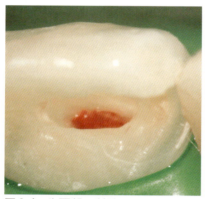

図8d　歯頸部で断髄すると，歯髄そのものからの血流を認め，保存可能と判断．

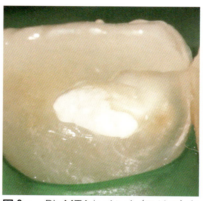

図8e　BioMTAセメント(モリタ)を貼薬後，グラスアイオノマーセメント(ベースセメント，松風)で仮封．

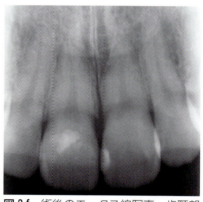

図8f　術後のエックス線写真．歯頸部で断髄されていることがわかる．

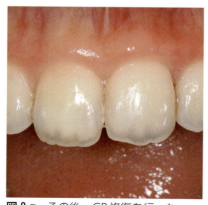

図8g　その後，CR修復を行った．

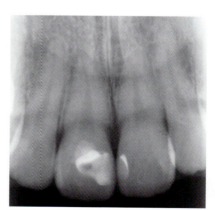

図8h　同エックス線写真．

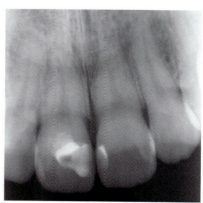

図8i　3年後の状態．臨床症状は正常範囲内．EPT(+)，エックス線写真にて異常を認めない．歯頸部断髄で歯髄が治癒した．

直接覆髄，部分断髄は不可能でも，歯頸部断髄で治癒可能な場合がある

この症例は，冠部歯髄が虚血状態に陥っていたが，根管口で断髄することにより，根部歯髄を保存できた．壊死が冠部歯髄に留まっており，根部歯髄は可逆性歯髄炎であったことがわかる．この症例も，エックス線写真で根尖部に異常を認めたが，歯髄が治癒した．

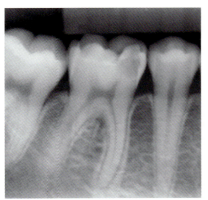

図9a　27歳男性．6⏌の痛みを主訴に来院（2章・図33の症例の続き）．エックス線写真から，近心歯髄に近接した大きな透過像を認める．近心根根尖部に骨硬化炎による不透過像を認める．

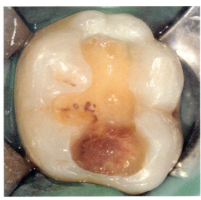

図9b　近心に大きなう窩を認める．

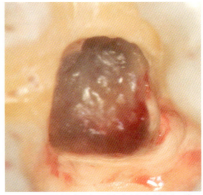

図9c　冠部歯髄には血流を認めず，容易に動き，象牙質から離れる．歯髄壊死が生じている．

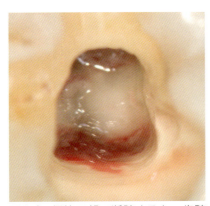

図9d　根管口部で断髄すると，歯髄そのものからの血流を認め，エアブローで歯髄が象牙質から離れない．保存可能と判断．

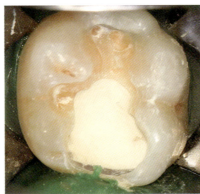

図9e　OrthoMTA（BioMTA，日本未発売）を貼薬後，グラスアイオノマーセメント（ベースセメント，松風）で仮封．

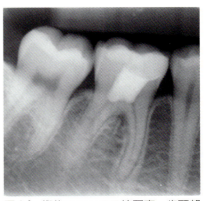

図9f　術後のエックス線写真．歯頸部で断髄されていることがわかる．

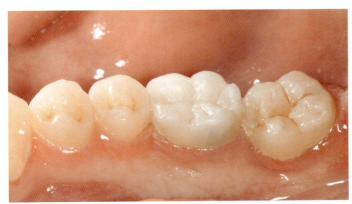

図9g　その後来院が途絶えたが，2年後にCR修復を行った．歯が黒変しているのがわかる．酸化ビスマスを含む製品は，歯の変色を起こすため審美領域には使えない．

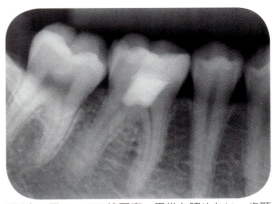

図9h　同エックス線写真．異常を認めない．歯頸部断髄で歯髄が治癒した．

図10 適切な位置で断髄を行うことが重要

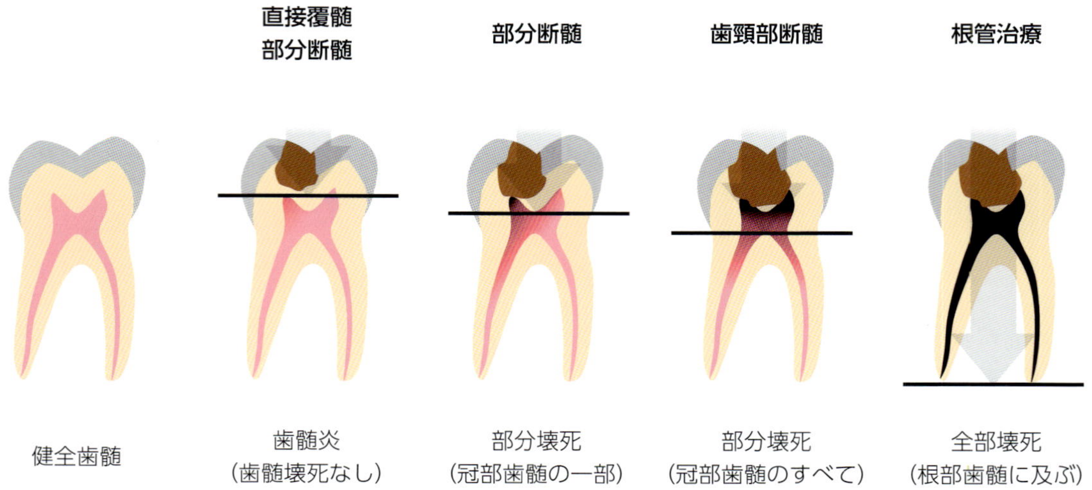

	直接覆髄 部分断髄	部分断髄	歯頸部断髄	根管治療
健全歯髄	歯髄炎 （歯髄壊死なし）	部分壊死 （冠部歯髄の一部）	部分壊死 （冠部歯髄のすべて）	全部壊死 （根部歯髄に及ぶ）

露髄の大きさや症状の有無にかかわらず，断髄の位置が正しければ治癒する．

図11 マイクロスコープがない場合の適応症の目安

歯髄のバイタリティ 低↑↓高

軽度 ← 歯髄炎 → 重度

歯髄のバイタリティ	直接覆髄 部分断髄	歯頸部断髄 または 抜髄	抜髄
成人	直接覆髄 部分断髄	歯頸部断髄 または 抜髄	抜髄
若年者（10代） 根未完成歯	直接覆髄 部分断髄	直接覆髄 または 歯頸部断髄 または 抜髄	歯頸部断髄 または 抜髄

歯髄から出血あり EPT（＋） 打診痛（−） 自発痛の既往（−） エックス線写真上で 根尖部異常なし	歯髄から出血あり EPT（＋） 打診痛（±） 自発痛の既往（＋） エックス線写真上で 歯根膜腔の拡大（＋） 骨硬化炎の不透過像（＋）	歯髄から出血あり EPT（−） 打診痛（＋） 自発痛の既往（＋） エックス線写真上で 根尖部透過像（＋）

炎症の程度が指標となるため，不確実でおおまかな目安にしかならないが，マイクロスコープがない場合，このような基準で保存の可否を決める．

水酸化カルシウムセメント

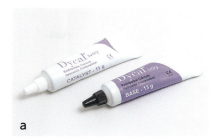 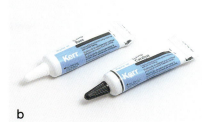

図12a, b　ダイカル(デンツプライシロナ)(a)とライフ(カー)(b)．ライフのほうが操作時間が長い．

水酸化カルシウムペースト

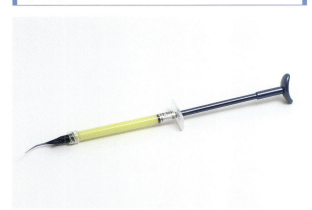

図13　ビタペックス(ネオ製薬工業)．容易にウォッシュアウトしないことが，利点である．

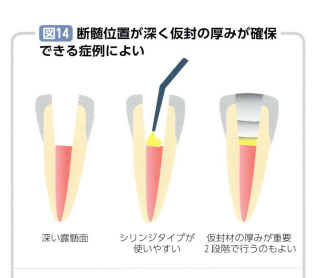

図14　断髄位置が深く仮封の厚みが確保できる症例によい

深い露髄面　／　シリンジタイプが使いやすい　／　仮封材の厚みが重要　2段階で行うのもよい

深い露髄面に届きやすいことが利点であるが，仮封に注意が必要である．

覆髄材の違いは予後を変えるのか？

現在，覆髄材としていくつかの材料を選択することができる．従来からよく用いられているものとして，水酸化カルシウムセメントがある．また，接着性レジンも直接覆髄に用いることができるという報告があり，近年では，MTAが用いられるようになった．では，これら種々の直接覆髄材のどれがもっともよいのだろうか．ここでは各材料の特徴と使い分けについて述べる．

1 水酸化カルシウム

水酸化カルシウムは，長い歴史があり，現在も使用されており，多くの臨床研究において成績がよい材料である．2011年にAguilarらの行ったシステマティックレビューによると，直接覆髄では70.6%，部分断髄では94.8%の成功率である[15]．

水酸化カルシウムには，硬化するタイプの水酸化カルシウムセメントと，硬化しないタイプの水酸化カルシウムペーストがある．両者のどちらが臨床成績がよいかを示す臨床研究のエビデンスはなく，特徴に応じて使い分けを行う．水酸化カルシウムの最大の利点は，歯質を変色させないことである．

水酸化カルシウムセメントには，ダイカル(デンツプライシロナ)やライフ(カー)があるが(図12)，ライフはダイカルより操作時間に余裕があり，扱いやすい．水酸化カルシウムペーストは，ビタペックス(ネオ製薬工業)を前歯や小臼歯の歯頸部断髄に用いることが多い(図13)．シリンジを用いるため，断髄位置が深くても，貼薬が容易だからである．部分断髄にも使用しやすい(図14, 15)．硬化しないことは欠点でもあるが，利点にもなる．リエントリーした際に，薬剤を除去することで，その下にデンティンブリッジの形成を確認できる(図2)．水酸化カルシウムセメントやMTAなど硬化するタイプでは，これを確認することができない．

水酸化カルシウムペーストは深く小さな露髄に使いやすい

1mm程度の小さな露髄で，露髄位置が深い症例は，水酸化カルシウムペースト（ビタペックス，ネオ製薬工業）が使いやすい．約1mmの部分断髄を行い，貼薬を行う．貼薬後は，露髄部周囲約1mmの象牙質をレジン強化型グラスアイオノマーセメントを覆い，CR修復を行う．

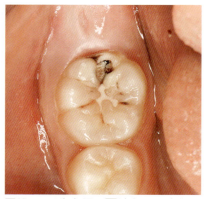
図15a　10歳女子．6]遠心にう窩を認める．臨床症状はなく，冷温度診（＋）．

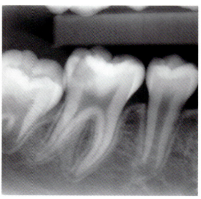
図15b　エックス線写真にて歯髄に近接した透過像を認める．

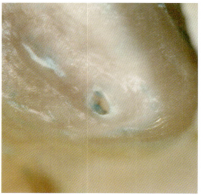
図15c　遠心の髄角部に露髄を認める．露髄部周囲の感染象牙質片に注目．これを歯髄に押し込まないように注意する．

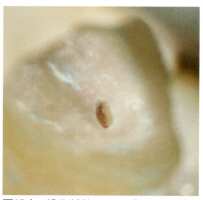
図15d　部分断髄により感染象牙質片を除去．

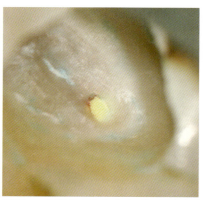
図15e　水酸化カルシウムペースト（ビタペックス，ネオ製薬工業）を貼薬．シリンジの先端と露髄の大きさが一致すると，周囲象牙質にはみ出ない．

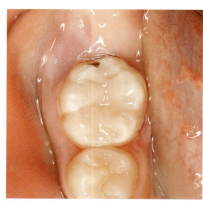
図15f　グラスアイオノマーセメントで裏装を行い，CR修復を行った．

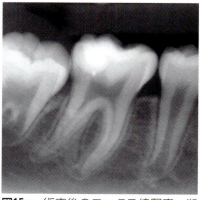
図15g　術直後のエックス線写真．断髄部に貼薬材を認める．

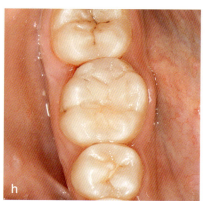
図15h, i　7年後の状態．臨床症状は正常範囲内．異常を認めない．

MTA

図16a プロルートMTA（デンツプライシロナ）．ゴールドスタンダードであり，もっとも研究が行われている．酸化ビスマスを含むため，歯を黒変させる．

図16b BioMTAセメント（モリタ）．酸化ビスマスを含まないため，歯質を黒変させない．

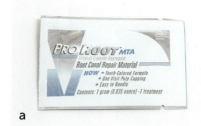
a

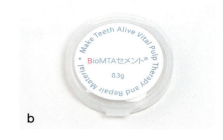
b

表1 製品によりMTAの成分は異なる

製品名	成分
プロルートMTA（デンツプライシロナ）	ポートランドセメント，硫酸カルシウム，酸化ビスマス
MTAアンジェラス（ヨシダ）	酸化カルシウム，二酸化ケイ素，酸化アルミニウム，酸化ビスマス
エンドセムMTA（ペントロンジャパン）	酸化カルシウム，二酸化ケイ素，酸化アルミニウム，酸化マグネシウム，酸化第二鉄，酸化ジルコニウム
BioMTAセメント（モリタ）	炭酸カルシウム，二酸化ケイ素，酸化アルミニウム，カルシウム・ジルコニア複合体
NEX MTAセメント（ジーシー）	ポートランドセメント，石膏，酸化ビスマス
セラカルLC（モノムラ）	ポートランドセメント，メタクリレートレジン，フュームドシリカ，ストロンチウムガラス，カンファーキノン，ジルコン酸バリウム，硫酸バリウム

MTAという名前がついていても，商品により成分が異なる．酸化ビスマスなどの重金属を含むかどうかで歯質を変色させるかが決まる．また，光で硬化するものはレジンを含み，物性もレジンに近い．

2 MTA

MTAは直接覆髄に用いられる材料として，非常に人気がある．最初に発売されたものは，プロルートMTA（デンツプライシロナ）であり，数多くのすぐれた特徴を持つ（図16a）．その後，各社よりさまざまな工夫が行われ，成分や性状を変えた商品が数多く販売されている．ただし，商品にMTAという名前がついていても，プロルートMTAと成分が大きく異なるものもあり，注意しなければならない．特に，光で硬化するタイプのものは，厳密にはMTAというよりレジンとしての性質が強いため，注意が必要である（表1）．

MTAのもっとも大きな利点は，マイクロリーケージが少ないことである[16]．臨床的に操作時間に余裕があり，水酸化カルシウムセメントのように操作中に硬化してしまうことがない．さらに，水分により硬化するため，歯髄からわずかな出血があったとしても，硬化し，窩壁とのギャップも生じにくい[17]．

欠点としては，高価なことや硬化時間が長いこと，歯質を変色させることである[18]．ただし，最近の製品は，硬化時間を短くしたものや，変色の原因である酸化ビスマスを使用していない商品（BioMTAセメント：モリタ，TMR-MTAセメント：ヤマキン）もある（図16b）．プロルートMTAのホワイトは変色の原因である酸化ビスマスの配合量を減らしているが，解決に至っていない（図17，18）．BioMTAセメントについては，プロルートMTAと歯髄保存の確率を比較したRCTがあり，統計的有意差を認めていないため，安心して臨床応用できる[19]．図4，9の症例は，酸化ビスマスを含むMTAを用いているため変色を起こしている．図2，8は酸化ビスマスを含まない症例であり，比較されたい．

酸化ビスマスを含む製品は歯を黒変させる①

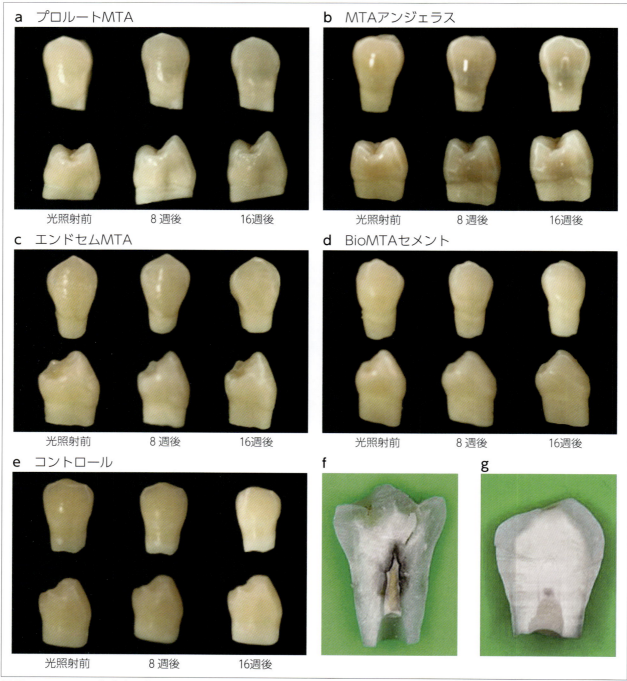

図17a〜g　a〜e：抜去歯に各種MTAを充填し，光（1,000mA/cm²の強さの光照射器（VALO，ウルトラデント））を当て，0，8，16週間後の色の変化を示す．プロルートMTAとMTAアンジェラスでは明らかな変色を認める．f,g：16週間後の歯の断面を示す．f：MTAアンジェラスで充填したもの．MTAは変色していないが，周囲の歯を黒変させていることに注目．g：BioMTAセメントで充填したもの．周囲に変色を認めない．（文献18より引用．BioMTA社のご厚意による）

3 接着性レジン

　筆者の臨床では，接着性レジンを用いていない．接着性レジンによる直接覆髄は，動物実験ではその有効性を示されているが[20,21]，ヒトを対象とした適切なデザインの臨床研究がないうえに，ほとんどが水酸化カルシウムの優位性を示している[22〜24]．

　また，エッチングやセルフエッチングプライマーは酸性であり，止血した露髄面から再出血しやすく，再出血した場合，接着性レジンと歯質との接着が確実に得られない．水中で硬化するタイプのレジンもあるが，レジン自体が硬化したとしても，歯質と接着するかどうかは別の話である．接着性レジンそのものは，覆髄材として使用できる可能性があるが，不確実と言わざるを得ない．

酸化ビスマスを含む製品は歯を黒変させる②

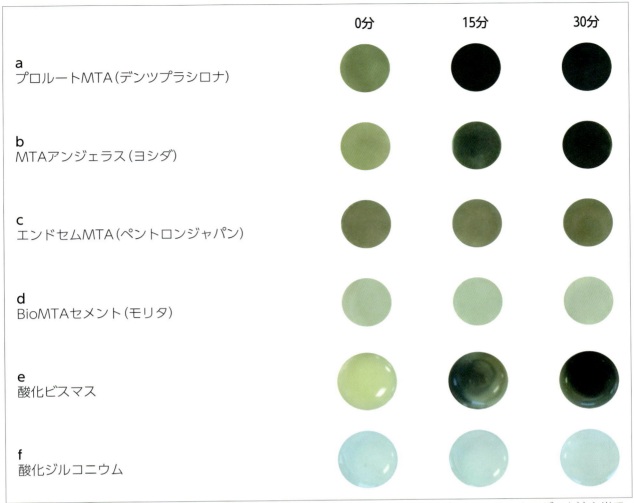

図18a～f a～d：各社MTAをディスク状にし，光（1,000mA/cm² の強さの光照射器（VALO，ウルトラデント））を当て，変色を調べたもの．それぞれ，0分，15分，30分後の色の変化を示す．製品により変色するものとそうでないものがあることがわかる．e,f：酸化ビスマスと酸化ジルコニウムの粉末に光を当て，色の変化を調べたもの．0分，15分，30分後の色の変化を示す．酸化ビスマスは黒く変色するのに対し，酸化ジルコニウムは変色しないことがわかる．（文献18より引用．BioMTA社のご厚意による）

④ 水酸化カルシウムとMTA，どちらがすぐれているのか？

近年，直接覆髄材としてMTAが水酸化カルシウムよりすぐれているという数多くの報告があるが，その多くは基礎的研究や後ろ向きの研究デザインである．材料の違いによる影響のみを調べるための適切な研究デザインは，ランダム化比較試験（RCT）である．現在のところ，MTAと水酸化カルシウムを比較したRCTは5つあり，そのうちの4つには差がなく[25～29]，1つはMTAがすぐれた結果となっている[29]．MTAが水酸化カルシウムより絶対にすぐれているとは言いきれないのが，現在のエビデンスである．しかし，多くの研究で有意差がないとはいえ，MTAの成功率が高いものが多く，メタアナリシスを行えば差が生じる可能性がある．筆者の臨床感覚も同様であり，MTAは臨床上すぐれた材料であるが，これまで考えられてきたほど

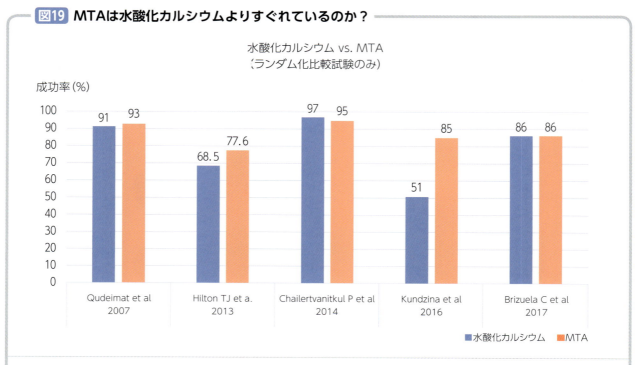

図19 MTAは水酸化カルシウムよりすぐれているのか？

材料のみの違いを調べるにはランダム化比較試験が必要である．他の研究デザインはより多くのバイアスが入る可能性が高い．その結果，統計的有意差を認める報告は1つのみである．MTAはよい材料であるが，材料そのものの違いは結果に大きな影響を及ぼさないようである．ただし，Kundzinaらの報告のように，水酸化カルシウムによる直接覆髄が苦手な術者にとっては有用かもしれない．

の差はなく（図19），症例によっては水酸化カルシウムを使用したほうがよい場合があると感じる．

5 水酸化カルシウムとMTAの使い分け

❶ 技術に自信のない術者はMTAが有利

上記のRCTの成功率を見ると，MTAでは一貫して成功率が高いのに対し，Kundzinaらの報告の水酸化カルシウム群のみ51％という非常に低い成功率である[29]（図19）．成功率にばらつきがあるということは，テクニックセンシティブである可能性がある．実際，水酸化カルシウムセメントは扱いが難しく，MTAのほうが確実に露髄面に貼薬できる．技術に自信がない術者は，MTAを用いたほうがよいかもしれない．

❷ 大きな露髄はMTAが有利

MTAには数多くのすぐれた特徴があるが，特に湿潤下でも硬化することが操作上の最大の利点である．また，大きな窩洞の場合，水酸化カルシウムペーストは歯質接着性がないため薬剤の漏出が心配であり，水酸化カルシウムセメントでは，大きな窩洞をカバーしにくいためMTAが有利である（表2）．

❸ 筆者の使い分け

筆者は，第一選択として，変色しないMTA（BioMTAセメント，モリタ），臼歯部の大きな窩洞や臼歯部の歯頸部断髄は製品の種類を問わずMTAを用いている．前歯部や小臼歯部の断髄のように窩洞が深く，水酸化カルシウムセメントを確実に貼薬できない場合にシリンジタイプの水酸化カルシウムペースト（ビタペックス，ネオ製薬工業）を用いている．

6 材料より診断，露髄面の確実な封鎖が重要

臨床家は，「どの材料がもっともよいのか」を知りたくなるが，ここで忘れてはならないのは，露髄を治療するにあたって大切なことは，感染がなく，歯髄のバイタリティが高く，マイクロリーケージがなければ歯髄は治癒することである．この目的を達成できる材料であれば，どのようなものでもよく，それぞれのケースに合ったものを用いることが大切である．図20に何も貼薬されていなかったにもかかわらず，自然にデンティンブリッジが形成され，歯髄の治癒が生じていた症例を示す．

表2 貼薬材の使い分け

		MTA 酸化ビスマス 含	MTA 酸化ビスマス 無	水酸化 カルシウム セメント	水酸化 カルシウム ペースト
術者の 技術	高い：マイクロ使用．または 修復治療で術後疼痛を生じない	○	○	○	○
	低い：マイクロなし．または 修復治療で術後疼痛を生じる	○	○	×	△
審美	審美領域	×	○	○	○
	審美に関係ない部位	○	○	○	○
露髄の 大きさ	2mm以上	○	○	×	△
	2mm以下	○	○	○	○
歯頸部 断髄	前歯・小臼歯	△	△	×	○
	大臼歯	○	○	△	×

どの材料にも利点と欠点がある．材料を適材適所に用いることが肝要である．技術に自信がない場合は，MTAを使うのが無難だろう．

マイクロリーケージの有無が長期予後を決める

　狭義の直接覆髄は，短期的な成功率は高いが，長期の報告では成功率が下がると言われている．Horstedらの報告によると，1年後の成功率は96.7%であったが，5年後には81.8%，10年後には約72.7%だったとしている[30]．これを単純に，露髄歯の長期の成功率が徐々に低下すると考えるのは，少し短絡的である．サルの実験で，Coxらが直接覆髄の長期予後にマイクロリーケージが影響を及ぼすことを示しており[31, 32]，直接覆髄の成功率が低下する原因の1つと考えられ，これを防ぐには最終修復の精度が重要となる（1章参照）．

術者の技術は予後を決める決定的な要素である

　術者の技術は治療結果に影響を及ぼす．これを証明する高いエビデンスはないが，いくつかの報告から興味深いことがわかる．学生の行った直接覆髄の臨床成績は一般的によくないようである（**図21**）．たとえば，Barthelらの報告では，直接覆髄の成功率が37%（5年），13%（10年）であるが，これらは学生が治療を行っている[33]．

　その一方，Bogenらの報告では，直接覆髄の成功率が97.96%（平均3.94年）であり，この研究ではマイクロスコープを用いた強拡大視野下で，熟練した専門医が治療を行っている[34]．これらの異なる研究を単純に比較することはできないが，術者の技術が影響を及ぼすと考えて間違いないだろう（**表2**，**図21**）．

　これまでに考察してきたように，露髄した歯髄を保存するには，診断，使用する材料，術式，最終修復の精度と，多くの要素が影響を及ぼすが，それぞれの過程のどれかが不適切であっても歯髄壊死が生じる可能性がある．直接覆髄はテクニックセンシティブと言わざるを得ない．

直接覆髄の成功率

　直接覆髄の成功率は33〜100%と非常に幅があり[15, 35]，それぞれの立場で都合よく引用される場合がある[7, 36]．これは，術前の歯髄の状態や術者の技術により成功率が大きく変わることが原因である．ここで は，論文の研究デザインや質を考慮したうえで，外傷歯による露髄，う蝕による露髄（臨床症状なし），う蝕による露髄（臨床症状あり）に分けて報告する．

貼薬材がなくてもデンティンブリッジが形成されることがある

非常に稀な症例であるが，貼薬材がないにもかかわらずデンティンブリッジの形成を認めた．根未完成歯であり，歯髄のバイタリティが非常に高く，かつ筆者が不十分な治療を行ったために，このような現象が起きたと考えられるが，デンティンブリッジをつくるのは貼薬材ではなく，歯髄であることがわかる．

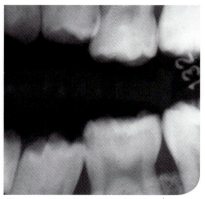

図20a　7歳少女．嘔吐反射が強く，フィルムを位置づけられていないが，「6咬合面にエックス線透過像を認める．

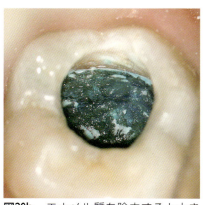

図20b　エナメル質を除去すると大きなう窩を認めた．

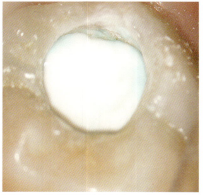

図20c　治療当時はステップワイズエキスカベーションのう蝕除去基準をわかっておらず，う蝕第1層をほとんど除去せずに水酸化カルシウム糊剤を貼薬し，グラスアイオノマーセメントで仮封した．

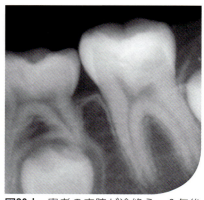

図20d　患者の来院が途絶え，3年後のエックス線写真．ステップワイズエキスカベーションの欠点は，患者が来院しなくなるリスクがあることである．

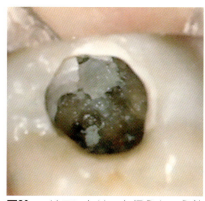

図20e　リエントリーを行うと，う蝕第1層は軟かく湿潤状態のままであった．

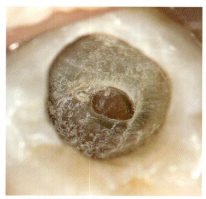

図20f　第1層を除去していくと，1か所だけ，落とし穴のように深く器具が入った．露髄したように感じたが中は空洞であり，その底部は石灰化していた．この部位は，もともと歯髄があった部位と考えられる．髄角部の歯髄は深いう蝕により一部壊死していたが，貼薬と仮封によりう蝕の活動性が低下したため，健全歯髄のもっとも歯冠側に修復象牙質を形成したと考えられる．

1 外傷による露髄

外傷による露髄の歯髄の治癒率は高い．Dental Trauma Guideによる歯髄壊死の確率は5％となっており，ほとんど歯髄壊死が生じない[37]．ただし，これらの報告には脱臼性外傷を併発するものが含まれている可能性があり，筆者の経験では，脱臼性外傷をともなわないものは，ほぼ100％の治療成功率である．

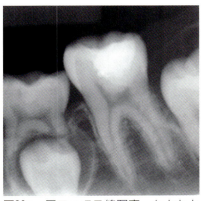
図20g 同エックス線写真．もともと髄角があった部位に，石灰化が起きていることに注目．

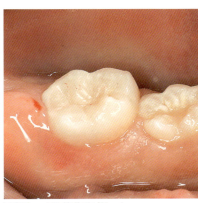
図20h CR修復を行った．

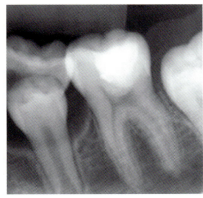
図20i 4年後．エックス線写真で問題を認めない．このような症例は非常に稀だが，しばしば経験する．生体が，象牙質内ではなく歯髄腔内で，象牙質の再石灰化ではなく修復象牙質の形成により，生体の内と外を遮断した．

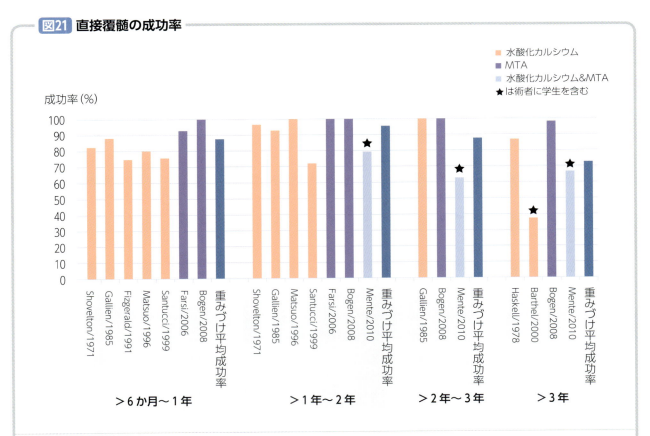

図21 直接覆髄の成功率

水酸化カルシウム，MTAを用いた直接覆髄法は一般的に予後がよい．ただし，術者に学生を含むものは成功率が低い傾向がある．ここにある研究の質は一定ではなく，エビデンスレベルの分類においては低いものが多い．（文献15をもとに作成）

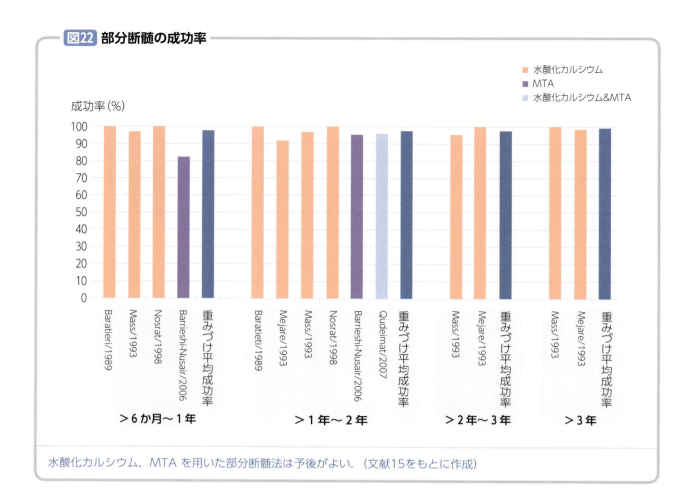

図22 部分断髄の成功率

水酸化カルシウム，MTA を用いた部分断髄法は予後がよい．（文献15をもとに作成）

2 う蝕による露髄（臨床症状なし）

　直接覆髄，部分断髄を行った場合の成功率を調べたシステマティックレビューによると，72.9～99.4%の成功率が報告されている[15]．術前に臨床症状がなく，エックス線写真で異常を認めない場合，それなりの成功率を期待できる（図21, 22）．

3 う蝕による露髄（臨床症状あり）

　自発痛や咬合痛などの臨床症状がある場合の直接覆髄の成功率はけっして高くない．若年者においては，Mejàreらが6本中，4本の歯髄を保存できたと報告している[2]．同様の歯に，歯頸部断髄を行った場合の成功率は非常に高い[9～12]．若年者を対象にした報告が中心であるが，臨床症状のある歯に行う歯頸部断髄は高い成功率が期待できる（図23）．

直接覆髄の科学のまとめ

　露髄した歯の予後は，術前の感染の程度と歯髄のバイタリティに大きく左右される．歯髄炎の程度は感染に対する生体の反応で決まる．同じような臨床症状が見られても，若年者では歯髄壊死が生じていないか，あっても部分的であるのに対し，高齢者では完全壊死が生じている場合が多い．また，歯髄壊死は歯冠部から根尖部に向かい徐々に進行するため，どの位置で断髄するかも重要である．

　仮に保存可能な歯髄と判断された場合，覆髄材の種類にはあまり影響を受けることはないが，術者の技術に大きく左右される．特に，長期にわたりマイクロリーケージを防ぐことができるような覆髄，裏装，修復処置の精度が露髄した歯の予後に大きな影響を及ぼすことになろう（図24）．そのために，マイクロスコープ下での治療，ラバーダムの使用，使用する材料に関する科学的な知識，使用法の熟知が望まれる．

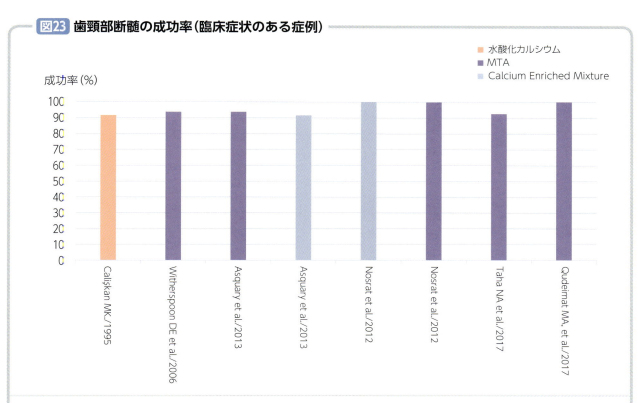

図23 歯頸部断髄の成功率（臨床症状のある症例）

臨床症状があり，これまで不可逆性歯髄炎と診断された歯を含む症例に歯頸部断髄を行った報告．驚くべき高い成功率が報告されている．直接覆髄や部分断髄ではけっしてありえない成功率である．断髄位置，つまり歯髄壊死の範囲をいかに見極めるかが重要であることがわかる．

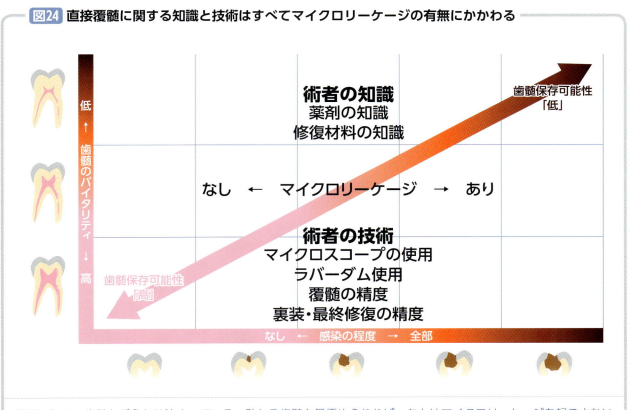

図24 直接覆髄に関する知識と技術はすべてマイクロリーケージの有無にかかわる

術前に助かる歯髄かどうかは決まっている．助かる歯髄を見極められれば，あとはマイクロリーケージを起こさない治療ができれば歯髄は治癒する．成功の可否は術者の知識と技術にかかっている．

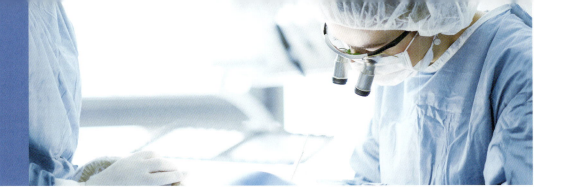

臨床編
[clinical]

直接覆髄の手順

ここでは，MTAを用いた直接覆髄を例に手順をステップ・バイ・ステップで解説する（**図25**）．水酸化カルシウムセメントやペーストの扱いについては，**図26〜28**を参照されたい．

1 診査・診断

冷水痛，温水痛，咬合痛，自発痛の既往などの問診，打診，デンタルエックス線写真などから，おおまかな歯髄壊死の確率（検査前確率）を推察する．次に冷温度診またはEPTを行い，その結果と先に決めた歯髄壊死の確率（検査前確率）から，検査結果の的中率を求める（2章参照）．

直接覆髄が必要になる症例は，歯髄壊死の確率が高い場合と，エックス線写真で明らかにう窩と歯髄が交通している場合である（**図25a, b**）．

2 患者への説明と同意

治療に対する説明は，現在の状態，成功率と失敗した場合の症状とその後の対応，治療方法の利点と欠点を伝える．現在の歯髄の状態については，歯髄壊死の有無の可能性，ありと判断した場合，壊死がどこまで及んでいる可能性があるかを伝える．つまり，治療方針として，直接覆髄か部分断髄，歯頸部断髄，抜髄のどの可能性が高いかを伝える．

断髄面の歯髄に血流があり，歯髄がエアで象牙質から離れない場合，歯髄を保存できる可能性が90％以上であることを説明する．ただし，「90％という成功率は高いように思えるが，10回に1回は失敗する」といった表現で，どんなに成功率の高い治療でも，失敗する確率があることを伝える．失敗した場合は痛みが生じること，抜髄になる可能性が高いことを説明する．

COLUMN
エビングハウスの忘却曲線

エビングハウスの忘却曲線を聞いたことがある人は多いだろう．「20分後には覚えたことの42％を忘れ，1時間後には56％，1日後には64％，6日後には75％忘れる」というように，引用されることが多いが，これは間違いのようである．正しくは，この数字は「節約率」という「一度記憶した内容を再び完全に記憶し直すまでに必要な時間（または回数）をどれくらい節約できたか」を表しているらしい．このことをつい最近まで知らなかった．歯科界だけでなく，世の中に一般的に広まっている情報にもエビデンスヒエラルキーがあるようだ．

エビングハウスの忘却曲線が忘却率ではなく節約率を表しているにせよ，時間とともに記憶が薄らいでいくことは事実であり，その記憶は時に美化され，誤って記憶される．われわれの臨床経験も同様であり，自分の仕事を親の欲目で見てしまい，上手にできていると思いがちである．それを正してくれるのは，臨床の記録，つまり口腔内写真，エックス線写真による記録であると感じる．はじめて，自分の治療を口腔内写真で確認した時の驚きは忘れられない．こんなに，下手くそだったのかと．また，何かトラブルがあった時に，過去の記録があれば，客観的に振り返ることができる．記録を撮り続けること，つまり，患者からのフィードバックが技術を上げてくれると感じている．

また，治療そのものの成功率だけでなく，有髄歯と失活歯の予後が異なること，歯髄の保存を試みることにより歯の予後は悪くならないことも説明し，患者に歯髄の保存か抜髄かを選択してもらう．

③ 浸潤麻酔とう蝕除去

すべての症例で浸潤麻酔を行い，う蝕除去を行う．浸潤麻酔を行うのは，歯髄に触る可能性が高いのと，マイクロリーケージを起こさない象牙質を露出させるためである（図25c）．詳細な術式については，3章を参照されたい．

④ 露髄部周囲のう蝕除去

露髄したら，歯髄から離れた部位のう蝕を完全に除去した後，露髄部のう蝕を除去する．露髄した歯髄や周囲の象牙質を触ることが不安になるかもしれないが，歯髄は非常に強固な組織であるため，まったく気にせず，引き続きう蝕を除去する．露髄後のう蝕除去は，感染象牙質を押し込まないようにするため，等倍速コントラに装着したラウンドバーを注水下で用い，徹底的にう蝕を除去する．この際，露髄の大きさが大きくなることはあまり気にしない．露髄が大きくなることより，感染歯質を残すことのほうが問題である．露髄が大きくなれば，歯髄の状態をマイクロスコープで確認できるため，より正確な診断ができる（図25d〜j）．

また，露髄しても慌てる必要はない．露髄してから治療終了まで時間がかかっても歯髄の治癒に影響はない．1つひとつのステップを確実に行うことが重要である．

⑤ 露髄部の洗浄

露髄部の洗浄は特に必要ないが，次亜塩素酸ナトリウムを用いれば，化学的に歯髄を溶解させるため，壊死歯髄を溶解，洗浄することができる．しかし，筆者は洗浄をまったく行っていないが，ほとんど直接覆髄に失敗しないため，あまり重要ではないと感じる．むしろ，次亜塩素酸ナトリウムが象牙質に触れることにより，後に行う接着にとって不利な歯面になる可能性があり，デメリットもあると考えている．

⑥ マイクロスコープを用いた露髄部の視診

マイクロスコープを用いた強拡大視野下で歯髄の視診は非常に有効である．歯髄そのものから出血があり，弱圧エアで歯髄が象牙質から離れなければ，保存可能な歯髄と判断する．歯髄が虚血状態に陥り，出血がない，もしくは出血があっても歯髄の周囲から生じ，エアで歯髄が象牙質から離れる場合は，保存の確率が下がる（図25k, l）．この方法を用いてから，数年経過するが，今のところ，歯髄保存に失敗していない．症例数が増え，

長期経過を追えば，成功率100％とはいかないだろうが，それに近い成功率があると考えている．

⑦ マイクロスコープがない場合の判断基準

強拡大視野下での視診ができない場合，出血の可否や出血時間で判断することになるが，これらはあまり正確な情報にならない．ただし，まったく出血しないものは虚血状態と壊死，長時間の激しい出血は重度の歯髄炎と歯髄壊死を疑い，抜髄を選択するほうが無難である．このような症例では歯頸部断髄で根部歯髄を保存できる可能性もあるが，マイクロスコープを使えない場合は，不確実である．出血があり，数分で止血する症例を選択することになるが，ある程度の失敗する確率を受け入れなければならない．

⑧ 断髄方法と断髄位置の決定

器具は，滅菌したダイヤモンドバーまたはカーバイドバーを用いる．エアタービンまたは5倍速コントラを用い，十分な注水下で行う．

断髄を行いながら，断髄位置の決定（直接覆髄，部分断髄，歯頸部断髄，抜髄か）を行う．マイクロスコープを用いた強拡大視野下で視診を行える場合は，歯髄そのものからの出血があり，かつ，エアをかけて歯髄が象牙質から離れない場所を断髄位置とする．露髄直後の歯髄にこの所見が見られる場合は，直接覆髄または部分断髄を行い，見られない場合は歯頸部断髄を行い，ここでも保存可能な歯髄の所見を認めない場合は，抜髄を選択する．

直接覆髄か部分断髄かは，マイクロスコープがある場合はどちらでもよいが，ない場合は感染象牙質片を残すリスクや歯髄腔に押し込むリスクを考え，部分断髄を行うほうが無難である．歯頸部断髄を行った場合で，根管口が細く，歯髄の状態を視診できない場合は，根管治療を選択する．診断そのものができないため，筆者の臨床経験では，成功率があまり高くない．

マイクロスコープがない場合は，止血の有無と時間を判断基準に，上記と同様に，直接覆髄または部分断髄，歯頸部断髄，抜髄と順番に歯髄保存の可能性を探る．ただし，不確実な治療になるため，患者へ利点と欠点，失敗した場合の対応を十分に説明しておく必要がある．直接覆髄，部分断髄，歯頸部断髄，抜髄の順に失敗のリスクが減るため，マイクロスコープがない場合は，術者の技術と患者の希望を考慮し，適切な治療方法を選択する．

⑨ 露髄部の止血

保存可能な歯髄の多くは，時間がかかるものの（5〜10分程度），自然止血することが多い．稀に，保存可能な歯髄でも止血困難な場合がある（30分以上）．止血

直接覆髄の術式

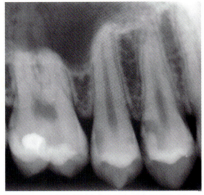
図25a 18歳男性（4章図21の続き）．4̲遠心に歯髄に近接したエックス線透過像を認める．

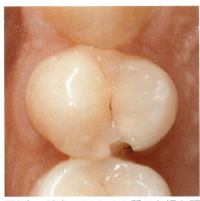
図25b 遠心にエナメル質の欠損を認める．

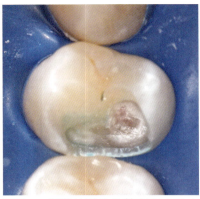
図25c 歯髄付近のう蝕をエキスカベーターにて除去中に容易に露髄した．

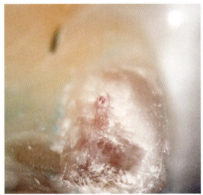
図25d 強拡大で確認すると露髄しているのがわかる．

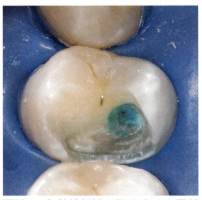
図25e う蝕検知液で染め出すと露髄部周囲にう蝕が残っている．

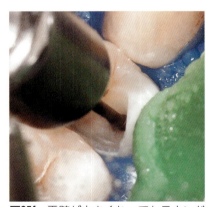
図25f 露髄が大きくなってもラウンドバーで徹底的にう蝕除去を行う．

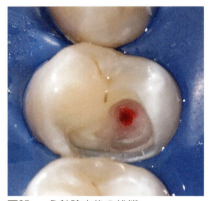
図25g う蝕除去後の状態．

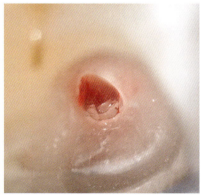
図25h 削片（感染象牙質片）が歯髄に入り込んでいることが確認できる．

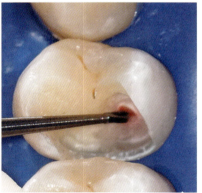
図25i 感染象牙質片を除去するために約1mmの部分断髄を行う．

の可否だけで，保存可能な歯髄を診断することは難しいが，その後の覆髄処置を確実に行うためには，止血は非常に重要である．ほとんどの症例は自然に止血するため，特別な止血処置は必要ないが，早く止血させたい場合や，なかなか止血しない場合は，滅菌綿球を露髄部に置き，圧迫止血を行う．綿球に薬剤を浸す必要はない．後に行うCR修復における接着に配慮し，次亜塩素酸ナトリウムは用いていない．次亜塩素酸ナ

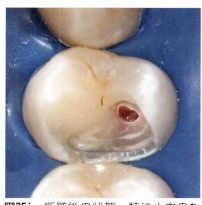
図25j 断髄後の状態．特に止血のための処置はしていない．止血しにくい場合は，滅菌綿球で圧迫止血を行う．

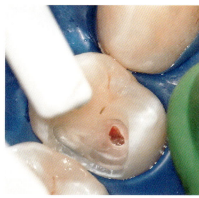
図25k エアをかけて歯髄が象牙質から離れないことを確認．

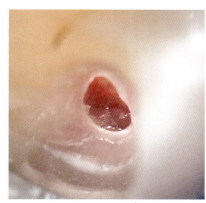
図25l マイクロスコープの強拡大視野下で，歯髄からの血流を確認．保存可能と判断．

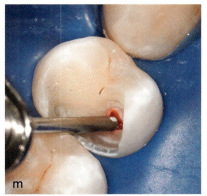
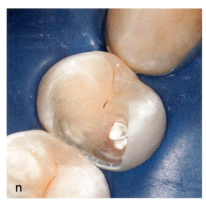
図25m, n BioMTAセメント（モリタ）をニエットキャリア（デンテック）を用い露髄部に貼薬した．アマルガムキャリアよりも1回に運べるMTAの量は少ないが，キャリア部が長いため，MTAを露髄部に，ピンポイントで貼薬できる．

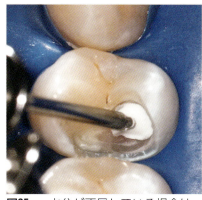
図25o 水分が不足している場合は，ニエットキャリアを押した状態で，先端に水を含ませ，MTAの上に運ぶとよい．露髄面の周囲1mm程度を覆うまで操作を繰り返す．

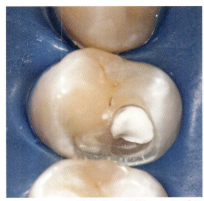
図25p MTA貼薬後の状態．水分が多すぎる場合は，乾燥した滅菌綿球で圧迫するとよい．

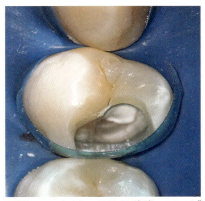
図25q マトリックスの試適．マージンが適合している．BioMTAセメントは2分30秒で初期硬化するため，湿潤綿球を置かずに，仮封を行える．

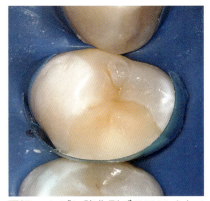
図25r レジン強化型グラスアイオノマーセメント（フジフィルLCフロー，ジーシー）で仮封を行った．

トリウムを用いた場合，歯質を一層削除し，新鮮面を露出させる．

止血の目的はあくまで覆髄操作を確実にし，マイクロリーケージを防ぐことである．止血のしやすさは炎症の結果であり，原因ではない．感染の有無が治癒を決めるため，止血できたからといって歯髄が治癒するとは限らない．

10 直接覆髄における薬剤の選択

　断髄の位置にかかわらず，歯髄に薬剤を貼薬することを，本書では広義の直接覆髄と呼ぶ．直接覆髄に用いる材料は，水酸化カルシウムまたはMTAがあり，そのなかでもセメント，ペースト，粉末とさまざまな選択肢がある．薬剤の選択そのものはそこまで大きく予後に影響を及ぼさないが，治療の技術，露髄の大きさや断髄位置により使い分けることができる．どの方法でもマイクロリーケージを防ぐことができるのであれば，予後がよい．もし，技術に自信がない場合は，MTAを用いるとよい．

11 MTAを用いた直接覆髄

　ここでは，MTA（BioMTAセメント，モリタ）を用いた貼薬方法について述べる．水酸化カルシウムセメントやペーストを用いた方法は，**図26〜28**を参照されたい．MTAは水と粉末を混和することにより，硬化するが，粉液を混和するタイプを例に示す．粉液比，混和方法はメーカーの指示通りに行う．ただし，わずかな水の量で粉液比が大きく変わるため，適切な稠度にならない場合は，インスツルメントでわずかに水を加えたり，綿球で水分を吸ったりする．

　MTAを露髄面に運ぶ器具はニエットキャリアを好んで使用している（**図25m, n**）．アマルガムキャリアは，長さが短く，露髄面に届かない場合が多い．大臼歯の歯頸部断髄の場合，断髄を含む髄床底をすべて覆うため，多量のMTAを運べるアマルガム充填器を用いる．

　MTAを貼薬後，貼薬範囲を調整する際，ニエットキャリアのキャリア部を押した状態で，充填器のように用いるとよい．その際，先端に水を含ませ，インスツルメントにMTAをつきにくくする（**図25o**）．通常の充填器を用いると，インスツルメントにMTAがつきやすく，MTAの形が崩れ，貼薬部位からMTAがなくなりやすい．この方法を用いて，露髄面に置いたMTAの水分量が少なく，バサバサしている際に，適量の水分を追加することもできる（**図25p**）．水分が多すぎる場合は，乾燥した滅菌綿球を圧接する．

　歯頸部断髄は，湿潤綿球を用いる方法が簡便である．滅菌綿球に水分を含ませ，貼薬したMTAを露髄面，髄床底にしっかり圧接する．その後，乾燥した滅菌綿球を圧接し，余剰の水分を除去する．直接覆髄や部分断髄で湿潤綿球を用いる方法を行うと，露髄部周囲の象牙質にMTAの粉末が残り，仮封材と歯質との接着を妨げる可能性があるため，あまり行っていない．

　仮封を行う前に，周囲象牙質にMTAの粉末など，仮封材による封鎖を妨げるものを除去する．ただし，注水下で作業を行うと，貼薬したMTAが洗い流されてしまうので，エキスカベーターで根気よく除去する必要がある．また，完全に除去することは難しい．より確実に仮封を行いたい場合は，同じ材料を2回に分けて仮封する．1層目はMTAの周囲わずかまで覆うように充填し，硬化後，注水下で高速タービンまたは5倍速コントラに装着したダイヤモンドバーを用い，象牙質に付着した材料を除去する．

　また，MTAの硬化に湿潤綿球が必要な商品もあり，その場合は，MTAの上に，滅菌湿潤綿球を置いてから，仮封を行う．水分が多すぎると，仮封の妨げになるため，乾燥した綿球を置いた上に，ピンセットで少しずつ水分を足すとよい．多すぎる場合は，乾燥綿球で水分を除去する．

12 水酸化カルシウムを用いた直接覆髄

❶ 水酸化カルシウムセメント（図26）

　水酸化カルシウムセメントは操作性がよいとはいえない．露髄面に貼薬したつもりが，インスツルメントにセメントが付着した状態で硬化することを経験した術者は多いだろう．露髄部周囲象牙質と水酸化カルシウムセメントが隙間なく充填されていなければ，細菌感染による歯髄壊死が生じるリスクが高くなる．水酸化カルシウムセメントは，水分に触れること，温度が高くなることで一気に硬化する．これらを考慮に入れることが術式のコツである．

　露髄面の止血が確実に行われていることが前提条件となる．水酸化カルシウムに水分が触れると，硬化しやすく，かつ象牙質とセメントの間に水分があると，セメントは象牙質に接着しない．わずかな出血が続く場合，MTAを用いるか，断髄位置を深くする．

　次に，口腔内は温度が高いため，操作時間の短さを考慮に入れ，一気に貼薬操作を終える必要がある．そのため，レジン充填器や練成充填器のような平らで大きな器具で，露髄部周囲の象牙質まで一気に充填する（**図27**）．充填を行う前に，どのような角度でインスツルメントを運ぶと，1回の操作で確実に充填できるかを入念にシミュレーションする．セメントの練和は，術者自身が行うと，わずかであるが硬化までの時間の節約になる．

　セメントが覆髄部周囲の象牙質まで幅広く覆われるため，余剰セメントをタービンまたは5倍速コントラにダイヤモンドバーを装着し，注水下で除去する．エナメル質マージン部から2mm以上の仮封材の厚みを確保できるようにする．

❷ 水酸化カルシウムペースト（図28）

　前歯や小臼歯の歯頸部断髄では，ビタペックス（ネオ製薬工業）を用いることが多い．シリンジを用いるため，断髄位置が深くても，貼薬が容易だからである．部分断髄にも使用しやすい．

水酸化カルシウムセメントを用いた直接覆髄のコツ

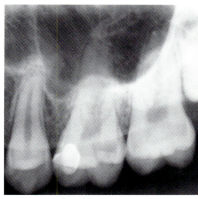
図26a 16歳男性．エックス線写真より，⌊6咬合面に近心歯髄に近接した大きな透過像を認める．臨床症状はなく，冷温度診（＋）．

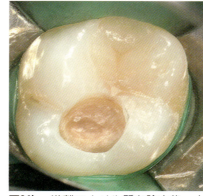
図26b 遊離エナメル質を除去後，大きなう窩を認める．

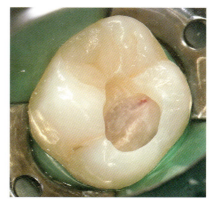
図26c 遠心の髄角部に露髄を認める．

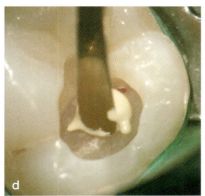
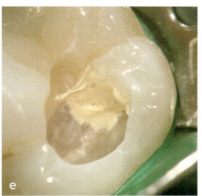
図26d, e 水酸化カルシウムセメントは大きなヘラ型充填器を用い，露髄部周囲も含め，一気に充填することがコツである．実際に充填する前に，どの角度に充填器を位置づけると1回の操作で終えられるか，シミュレーションを行う．

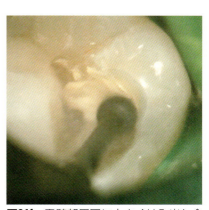
図26f 露髄部周囲に大きくはみ出た余剰セメントを硬化後に除去する．

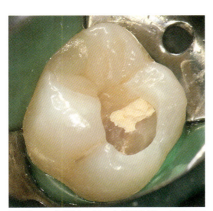
図26g 余剰セメント削除後．同日にCR充填まで終えた．MTAとは違い，すぐに硬化するため，即日修復できることが利点である．

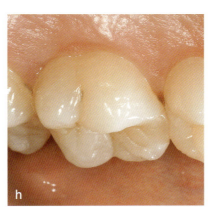
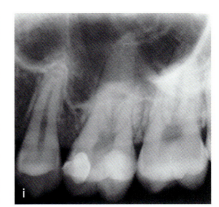
図26h, i 2年後の状態．臨床症状は正常範囲内．異常を認めない．

水酸化カルシウムセメントの貼薬に用いるインスツルメント

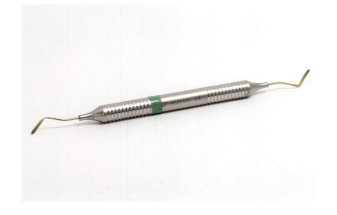

図27 デュラライトCR充填器L-RT（ノーデント社／ヨシダ）のような先端に幅のある大きめの充填器を用い，露髄部周囲も一気に充填する．

露髄面からはみ出たペースト（ビタペックス）の除去方法

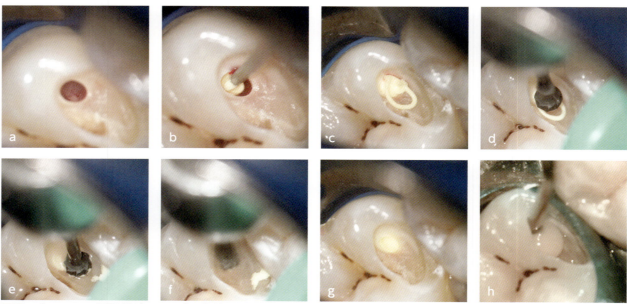

図28a〜h　a〜c：露髄部がシリンジの先端より大きい場合，ペーストが露髄周囲の象牙質まではみ出る場合があり，このまま仮封を行うと，仮封材と歯質の間に入り込み，マイクロリーケージの原因となる．d〜g：ラウンドバーを用い，注水下で余剰ペーストに触れると，容易に除去できる．露髄部からはペーストは除去されない．シリコーンオイルを含む製品だからできる方法である．カルシペックスや試薬を使用する方法では，注水下で周囲の薬剤を除去しようとすると，露髄部の薬剤も洗い流されてしまう．h：この方法で余剰のペーストを除去すれば，仮封材を充填する際に，薬剤が仮封材と歯質との間に入り込まず，マイクロリーケージを防ぐことができる．心配な場合は，最初に薬剤の周囲のみ充填し，硬化後，薬剤が流れ出ないことを確認してから，再び仮封を行う．

　断髄部にシリンジで薬剤を約1mmの厚みで貼薬する．量が多いと，その後の仮封の接着面が減るため，注意する．もし，窩壁に薬剤が付着し，仮封の邪魔になる場合は，等倍速コントラにつけたラウンドバーを用い，注水下で除去する（図28）．5倍速コントラとタービンバーを用いてもよい．ビタペックスの場合，油分が多いため，この操作で断髄面の薬剤は洗い流されずに，窩壁に付着した薬剤のみ除去できる．油分が成分

に含まれていないもの(カルシペックス等)は，この操作ですべて洗い流されてしまうので注意する．

13 仮封

仮封の精度はマイクロリーケージの有無に直結するため，非常に重要である．レジン強化型グラスアイオノマーセメントまたはグラスアイオノマーセメントを用いる(図25r)．粉液タイプは採取方法，練り方の影響を受けやすいため，粉液の採取の仕方，練り方を介助者と十分に確認する必要がある．ペーストタイプは粉液比の問題がなくなる．ビトラボンドグラスアイオノマー裏装材(スリーエムヘルスケア)のような流動性が高く，ぬれがよいタイプは，セメントが窩壁になじみやすく，使いやすい．また，前処理材が必要な商品があることにも注意する．

水酸化カルシウムペーストによる貼薬を行った場合，その厚みが非常に重要である．万が一，仮封が不十分でマイクロリーケージを起こした場合，ペースト状の水酸化カルシウムは硬化しないため容易に漏出し，歯髄へ細菌感染が生じる．グラスアイオノマーセメントを2回に分けて充填する場合もある．

充填はCRシリンジを用いて行う．先端がプラスチックのもので十分であるが，より確実に深い窩洞やアンダーカットのある部位などに充填したい場合，先端が金属のシリンジタイプが使いやすい．充填量は，後で咬合調整をあまりしなくてよい程度に留めておく．充填直後の咬合調整や研磨は，マイクロリーケージを増やす可能性がある．十分に材料が硬化するまで待ち，咬合調整を行う．

14 経過観察

保存不可能な歯髄に直接覆髄を行った場合の多くは，1か月以内に臨床症状が出てくる．打診痛や咬合痛がある場合は根尖部歯髄に炎症がある可能性が高いため，断髄または抜髄が必要な場合が多い．マイクロリーケージによる歯髄壊死は，1年以上経過後に臨床症状が出てくる場合が多い．もちろん，最初の歯髄の状態により，症状の出るタイミングはこの限りではない．

最終修復はなるべく早く行う．仮封期間が長いとマイクロリーケージのリスクが高くなるうえ，患者がアポイント通りに来院しない可能性が高くなるからである．CR修復を行う場合，次回の来院時で症状がなければ，最終修復を行い，インレーなどの間接修復を行う場合は，1か月後に修復治療を行う．その理由は，CR修復の場合，修復処置後に臨床症状が出ても，根管治療後の再修復が容易だからである．その一方，間接修復の場合，技工作業など，手間と労力がかかるため，再治療のリスクを減らす目的で，1か月経過観察した後に修復治療を行う．

経過観察時に行う診査は，歯髄生活検査(冷温度診またはEPT)である．直接覆髄または部分断髄を行った場合，冷温度診を行う．歯頸部断髄を行った場合，冠部歯髄が存在しないため，冷温度診では反応しないことが多い．そのため，EPTを行う．しかし，歯髄腔が狭い場合，EPTの反応がない場合がある．この場合の歯髄は，感染をともなわない歯髄壊死が生じている可能性がある．根管治療を行うかの臨床判断は，術者の価値観次第であるが，エックス線写真において根尖部に透過像を認めず，打診痛，咬合痛，自発痛などの臨床症状がなければ，必ずしも根管治療を必要としない．

15 患者への説明

露髄した歯髄を強拡大視野下で視診できる場合，それに基づく予後の見通しを伝える．マイクロスコープがない場合，出血の有無や止血の可否でおおまかな可能性を伝える．ただし，この場合，確実な診断にはならない．

術前に歯髄保存の利点，欠点を伝えてあるが，ここでは長期成功率についてもう一度伝える．成功率は徐々に低下する傾向があり，失敗した場合，強い痛みが出る可能性があることを十分に伝えておくことが重要である．また，歯髄保存の利点である，生活歯が失活歯より予後がよいことも伝える．確率論として，失敗をなくすことはできないため，失敗した場合でも患者・術者ともに納得できることが重要である．

おわりに

露髄そのものは，けっして抜髄にはつながらない．重要なのは，その歯髄が保存できるかどうかの診断とマイクロリーケージを起こさない治療技術である．冒頭でも述べたが，筆者は，露髄が生じてもまったく焦ることがなく，むしろ，確実に診断できる安心感がある．もちろん，不要に露髄をさせることはマイクロリーケージのリスクを上げるため，行うべきではないが，歯髄を治癒に導く成功体験を積み重ねることで，露髄は怖くないと思えるようになるだろう．患者にも自信を持って説明でき，失敗したとしても適切に対処でき，信頼関係が揺らぐことはないだろう．

参考文献

1. 岩久正明，河野篤，千田彰，田上順次（監修）. 保存修復学21 第3版. 京都：永末書店，2001；115-176.

2. Mejàre I, Cvek M. Partial pulpotomy in young permanent teeth with deep carious lesions. Endod Dent Traumatol 1993；9(6)：238-242.

3. Kakehashi S, Stanley HR, Fitzgerald RJ. The effects of surgical exposures of dental pulps in germ-free and conventional laboratory rats. Oral Surg Oral Med Oral Pathol 1965；20：340-349.

4. Cvek M. A clinical report on partial pulpotomy and capping with calcium hydroxide in permanent incisors with complicated crown fracture. J Endod 1978；4(8)：232-237.

5. Fuks AB, Bielak S, Chosak A. Clinical and radiographic assessment of direct pulp capping and pulpotomy in young permanent teeth. Pediatr Dent 1982；4(3)：240-244.

6. Heyeraas KJ. Pulpal hemodynamics and interstitial fluid pressure：balance of transmicrovascular fluid transport. J Endod 1989；15(10)：468-472.

7. Bjørndal L. Indirect pulp therapy and stepwise excavation. J Endod 2008；34(7 Suppl)：S29-33.

8. Calişkan MK. Pulpotomy of carious vital teeth with periapical involvement. Int Endod J 1995；28(3)：172-176.

9. Asgary S, Eghbal MJ. Treatment outcomes of pulpotomy in permanent molars with irreversible pulpitis using biomaterials：a multi-center randomized controlled trial. Acta Odontol Scand 2013；71(1)：130-136.

10. Nosrat A, Seifi A, Asgary S. Pulpotomy in caries-exposed immature permanent molars using calcium-enriched mixture cement or mineral trioxide aggregate：a randomized clinical trial. Int J Paediatr Dent 2013；23(1)：56-63.

11. Qudeimat MA, Alyahya A, Hasan AA. Mineral trioxide aggregate pulpotomy for permanent molars with clinical signs indicative of irreversible pulpitis：a preliminary study. Int Endod J 2017；50(2)：126-134.

12. Taha NA, Ahmad MB, Ghanim A. Assessment of Mineral Trioxide Aggregate pulpotomy in mature permanent teeth with carious exposures. Int Endod J 2017；50(2)：117-125.

13. Witherspoon DE, Small JC, Harris GZ. Mineral trioxide aggregate pulpotomies：a case series outcomes assessment. J Am Dent Assoc 2006；137(5)：610-618.

14. Ricucci D, Bergenholtz G. Histologic features of apical periodontitis in human biopsies. Endod Topics 2004；8：68-87.

15. Aguilar P, Linsuwanont P. Vital pulp therapy in vital permanent teeth with cariously exposed pulp：a systematic review. J Endod 2011；37(5)：581-587.

16. Sarkar NK, Caicedo R, Ritwik P, Moiseyeva R, Kawashima I. Physicochemical basis of the biologic properties of mineral trioxide aggregate. J Endod 2005；31(2)：97-100.

17. Torabinejad M, Hong CU, McDonald F, Pitt Ford TR. Physical and chemical properties of a new root-end filling material. J Endod 1995；21(7)：349-353.

18. Kang SH, Shin YS, Lee HS, Kim SO, Shin Y, Jung IY, Song JS. Color changes of teeth after treatment with various mineral trioxide aggregate-based materials：an ex vivo study. J Endod 2015；41(5)：737-741.

19. Kang CM, Sun Y, Song JS, Pang NS, Roh BD, Lee CY, Shin Y. A randomized controlled trial of various MTA materials for partial pulpotomy in permanent teeth. J Dent 2017；60：8-13.

20. Tsuneda Y, Hayakawa T, Yamamoto H, Ikemi T, Nemoto K. A histopathological study of direct pulp capping with adhesive resins. Oper Dent 1995；20(6)：223-229.

21. Olmez A, Oztas N, Basak F, Sabuncuoglu B. A histopathologic study of direct pulp-capping with adhesive resins. Oral Surg Oral Med Oral Pathol Oral Radiol Endod 1998；86(1)：98-103.

22. Accorinte Mde L, Loguercio AD, Reis A, Muench A, de Araujo VC. Adverse effects of human pulps after direct pulp capping with the different components from a total-etch, three-step adhesive system. Dent Mater 2005；21(7)：599-607.

23. Accorinte ML, Loguercio AD, Reis A, Costa CA. Response of human pulps capped with different self-etch adhesive systems. Clin Oral Investig 2008；12(2)：119-127.

24. Horsted-Bindslev P, Vilkinis V, Sidlauskas A. Direct capping of human pulps with a dentin bonding system or with calcium hydroxide cement. Oral Surg Oral Med Oral Pathol Oral Radiol Endod 2003；96(5)：591-600.

25. Qudeimat MA, Barrieshi-Nusair KM, Owais AI. Calcium hydroxide vs mineral trioxide aggregates for partial pulpotomy of permanent molars with deep caries. Eur Arch Paediatr Dent 2007；8(2)：99-104.

26. Hilton TJ, Ferracane JL, Mancl L. Comparison of CaOH with MTA for direct pulp capping：a PBRN randomized clinical trial. J Dent Res 2013；92(7 Suppl)：16S-22S.

27. Chailertvanitkul P, Paphangkorakit J, Sooksantisakoonchai N, Pumas N, Pairojamornyoot W, Leela-Apiradee N, Abbott PV. Randomized control trial comparing calcium hydroxide and mineral trioxide aggregate for partial pulpotomies in cariously exposed pulps of permanent molars. Int Endod J 2014；47(9)：835-842.

28. Brizuela C, Ormeno A, Cabrera C, Cabezas R, Silva CI, Ramirez V, Mercade M. Direct pulp capping with calcium hydroxide, mineral trioxide aggregate, and biodentine in permanent young teeth with caries：A randomized clinical trial. J Endod 2017；43(11)：1776-1780.

29. Kundzina R, Stangvaltaite L, Eriksen HM, Kerosuo E. Capping carious exposures in adults：a randomized controlled trial investigating mineral trioxide aggregate versus calcium hydroxide. Int Endod J 2017；50(10)：924-932.

30. Horsted P, Sandergaard B, Thylstrup A, El Attar K, Fejerskov O. A retrospective study of direct pulp capping with calcium hydroxide compounds. Endod Dent Traumatol 1985；1(1)：29-34.

31. Cox CF, Bergenholtz G, Fitzgerald M, Heys DR, Heys RJ, Avery JK, Baker JA. Capping of the dental pulp mechanically exposed to the oral microflora — a 5 week observation of wound healing in the monkey. J Oral Pathol 1982；11(4)：327-339.

32. Cox CF, Bergenholtz G, Heys DR, Syed SA, Fitzgerald M, Heys RJ. Pulp capping of dental pulp mechanically exposed to oral microflora：a 1-2 year observation of wound healing in the monkey. J Oral Pathol 1985；14(2)：156-168.

33. Barthel CR, Rosenkranz B, Leuenberg A, Roulet JF. Pulp capping of carious exposures：treatment outcome after 5 and 10 years：a retrospective study. J Endod 2000；26(9)：525-528.

34. Bogen G, Kim JS, Bakland LK. Direct pulp capping with mineral trioxide aggregate：an observational study. J Am Dent Assoc 2008；139(3)：305-315.

35. Al-Hiyasat AS, Barrieshi-Nusair KM, Al-Omari MA. The radiographic outcomes of direct pulp-capping procedures performed by dental students：a retrospective study. J Am Dent Assoc 2006；137(12)：1699-1705.

36. Hayashi M, Fujitani M, Yamaki C, Momoi Y. Ways of enhancing pulp preservation by stepwise excavation — a systematic review. J Dent 2011；39(2)：95-107.

37. Dental Trauma Guide. https://dentaltraumaguide.org/dental-guides/permanent-enamel-dentin-pulp-fracture/（2017年11月14日アクセス）.

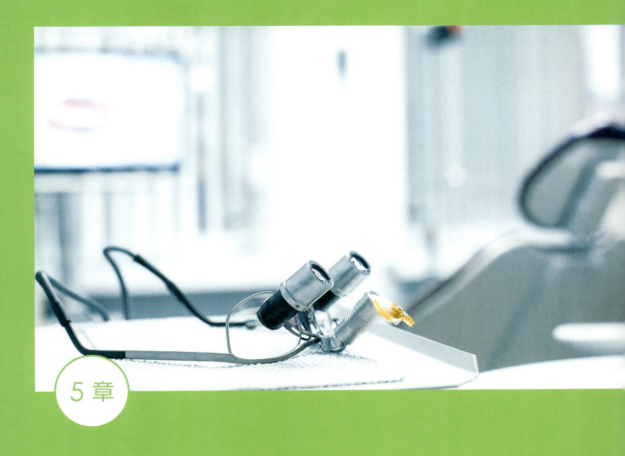

5章

間接覆髄
"露髄させない治療法"
―シールドレストレーションとステップワイズエキスカベーション―

　直接覆髄の予後は，的確な診断と確実な手技があればけっして悪くはない．とはいえ，やはり多くの歯科医師は露髄を避けたいと思うであろう．「露髄させない間接覆髄は，直接覆髄よりも多くの歯髄を救えるのではないか」という考えである．その方法としてシールドレストレーションやステップワイズエキスカベーションが用いられることがある．この術式を行えば露髄しにくくなる．この章では，間接覆髄の治癒のメカニズム，適応症の選択，成功率，材料や術式の選択とポイントについて述べる．

科学編
[science]

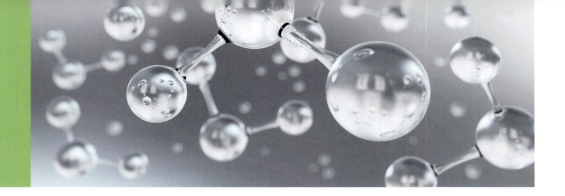

間接覆髄の種類と術式

間接覆髄にはシールドレストレーションとステップワイズエキスカベーションがある．シールドレストレーションとは，歯髄に近いう蝕を残存させ，その他の部位のう蝕を完全に除去し，最終修復する方法である．この際，何も貼薬せずに最終修復を行うことが一般的であるが，ここでは貼薬の有無にかかわらず，シールドレストレーションと呼ぶ．海外の論文では，部分的う蝕除去（partial caries removal）という呼び方のほうが一般的である．

ステップワイズエキスカベーションとは，歯髄に近いう蝕を残存させ，その他のう蝕を完全に除去した後，すぐに最終修復を行わず，残存させたう蝕の上に薬剤を貼薬し，仮封を行う．残存させたう蝕が硬化することを期待し，数か月後にリエントリーし，硬化しなかったう蝕を完全に除去し，最終修復を行う方法である．シールドレストレーションは修復物の下に，う蝕が一部永久に残存するのに対し，この方法はリエントリーすることで，修復物の下にう蝕を残さない方法である．この方法は本邦では従来のIPC法（暫間的間接覆髄法）と同じであり，本邦の保険診療ではAIPCと呼ばれる（**図1**）．

残存させたう蝕象牙質と歯髄はどう治るのか？

ここでは，間接覆髄により，残存させたう蝕象牙質と歯髄がそれぞれ，どのようなメカニズムで治癒するのかについて述べる．

図1 間接覆髄の種類

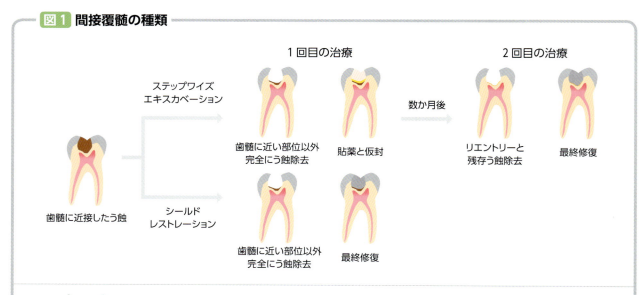

ステップワイズエキスカベーションは貼薬と仮封を行い，残存させたう蝕が硬化した後，硬化しなかったう蝕を除去し，最終修復を行う．シールドレストレーションはう蝕を一部残存させたまま最終修復を行う．いずれの治療も，歯髄に近接した部位以外は，完全なう蝕除去を行うことが重要である．

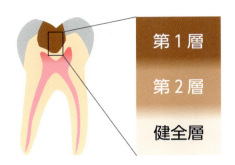

図2 再石灰化可能なう蝕象牙質

再石灰化**不可能** ➡ 硬化しない
再石灰化**可能** ➡ 硬化する

第2層のみ再石灰化を期待でき，第1層の再石灰化は期待できない．

1 う蝕象牙質の治癒

❶ 残存させたう蝕は硬化するか

「ステップワイズエキスカベーションがうまくいかなかった」「リエントリーしたが，う蝕が硬化していなかった」という話を聞くことがある．これはメカニズムを理解していないゆえの誤解か，本当にう蝕象牙質が硬化していないか，の2つが考えられる．

1つ目の「メカニズムの理解不足」から述べたい．う蝕は硬化しない層と，硬化する層があり，いわゆるう蝕第1層と第2層がこれにあたる．第1層には再石灰化は生じず，第2層に再石灰化が生じる[1]（**図2**）．つまり，「再石灰化可能なう蝕象牙質第2層を硬化させること」が象牙質における治癒のゴールである．もし，う蝕第1層も硬化することを期待していたなら，リエントリー時に「う蝕が硬化していない」と判断してしまうであろう．

2つ目の「本当に硬化していなかった」場合は，リエントリーまでの期間が短かった場合，仮封が不十分な場合，適応症の選択ミスで生じる．使用する薬剤にも影響されるが，象牙質の再石灰化には最低3か月，できれば6か月は必要である．また，マイクロリーケージがあると，つねに細菌に栄養が供給されることになり，細菌の活動性が低下せず，う蝕第2層は再石灰化しない．さらに，歯髄壊死を生じる場合もある[2]．そのため，仮封の精度が非常に重要となる．適応症は石灰化可能なう蝕第2層が残っている症例となる．

❷ 何がう蝕第2層を再石灰化させるのか？

う蝕象牙質が再石灰化するには，カルシウムイオンやリン酸イオンが必要になり，その供給源は貼薬剤もしくは歯髄が考えられる．

Katoらのイヌの歯を対象とした基礎研究がこの疑問に答えており，貼薬剤ではなく，歯髄由来のカルシウムイオンやリン酸イオンがう蝕第2層を再石灰化させることを示唆した[1]（**図3**）．貼薬剤にカルシウムイオンやリン酸イオンが含まれているかどうかは重要ではない．

❸ 第三象牙質は形成されるか？

ステップワイズエキスカベーションにより，歯髄腔にできる第三象牙質（修復象牙質と反応象牙質）の形成が促進されると考えられていたが，意見が分かれている．臨床研究では，小川らが第三象牙質の形成を報告しているが，その割合は全症例のわずか7.1％である．

また，Murrayら[3]は，ヒトの歯を対象とした基礎研究において，第三象牙質の形成量は，残存した象牙質の厚み（0.25～0.5mm）がもっとも重要な因子であることを示した（**表1，図4**）．つまり，このように限られた条件のときのみに，象牙芽細胞が働き，第三象牙質を形成することがわかる．

筆者の臨床では，リエントリー時にエックス線写真で歯髄腔の大きさを比較してみても，明らかな第三象牙質の形成を確認できた経験がない（**図14～16, 19**）．また，リエントリー時に完全なう蝕除去後，歯髄に近接した部位に水を浸し，マイクロスコープで観察すると，ピンク色の歯髄が透けて見えることを経験する（**図25n**）．

第三象牙質は形成される可能性があるものの，リエントリー時の露髄を防げるほどの厚みは期待しにくく，むしろ歯髄由来の無機イオンにより，う蝕象牙質第2層を再石灰化させることが象牙質硬化のメカニズムだと考えられる（**図5**）．

図3 歯髄が再石灰化の主な役割を果たす

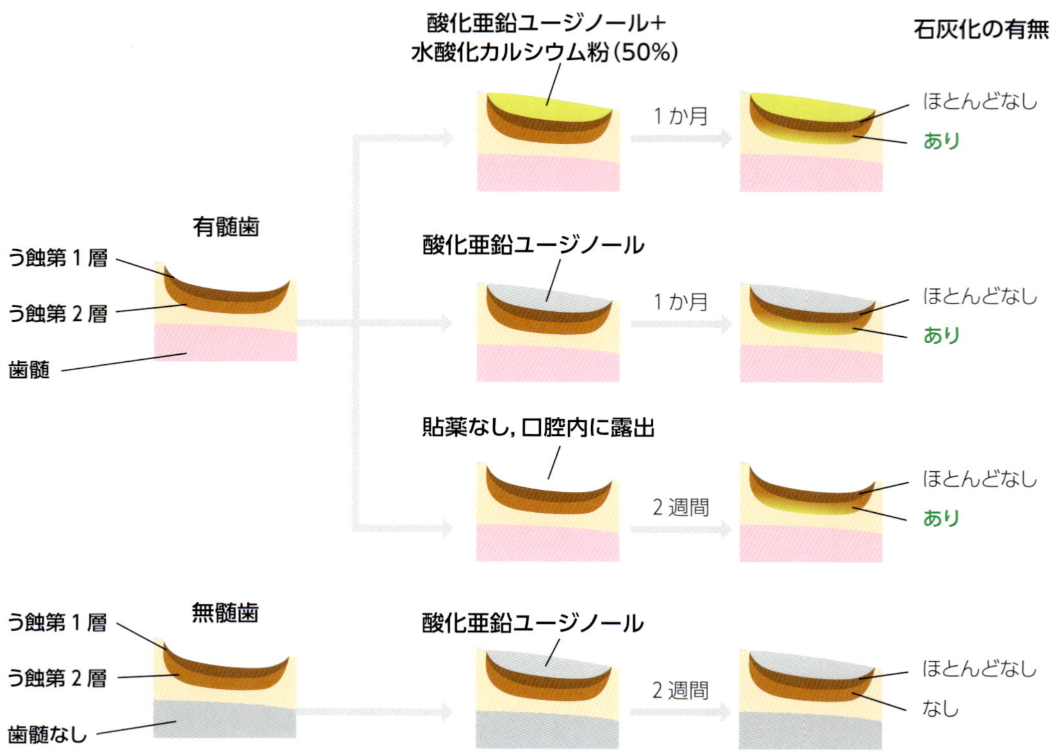

酸化亜鉛ユージノール+
水酸化カルシウム粉（50%）

石灰化の有無

ほとんどなし
あり

（1か月）

有髄歯

う蝕第1層
う蝕第2層
歯髄

酸化亜鉛ユージノール

1か月

ほとんどなし
あり

貼薬なし，口腔内に露出

2週間

ほとんどなし
あり

無髄歯

う蝕第1層
う蝕第2層
歯髄なし

酸化亜鉛ユージノール

2週間

ほとんどなし
なし

Katoらのイヌの歯を対象とした基礎研究から，貼薬剤の種類，有無にかかわらず，う蝕第1層は石灰化せず，う蝕第2層のみ石灰化することがわかる．また，う蝕第2層の石灰化は貼薬剤由来ではなく，歯髄によって生じることがわかる．（文献1をもとに作図）

表1 残存した象牙質の厚みと歯髄の反応

残存している象牙質の厚み	窩洞のタイプ	象牙芽細胞の残存率（%）	第三象牙質の形成	歯髄炎の程度
＞1mm	浅い	100	わずか	最小限
0.5〜1.0mm	中程度	88.9	わずか	最小限
0.25〜0.5mm	深い	82.5	明らか（292%増加）	増加
＜0.25mm	非常に深い	68.3	わずか	もっとも重篤で細菌のマイクロリーケージをともなう

歯髄までの距離が遠い場合は，歯髄炎がほとんど生じず，第3象牙質が形成されていない．これは象牙芽細胞への刺激がないためと考えられる．また，歯髄までの距離が0.25mm未満の近い場合では強い歯髄炎が生じ，象牙芽細胞の数が減少する．その結果，第三象牙質はほとんど形成されない．限られた条件下でのみ，第三象牙質が形成されることがわかる．（文献3より引用・改変）

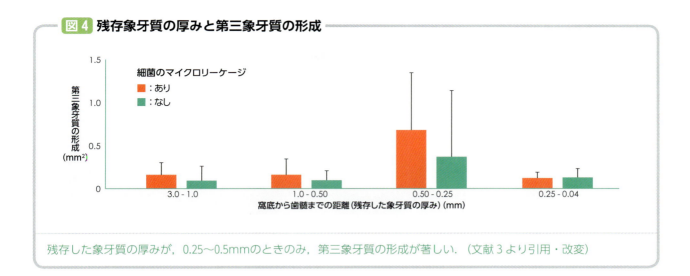

図4 残存象牙質の厚みと第三象牙質の形成

残存した象牙質の厚みが，0.25～0.5mmのときのみ，第三象牙質の形成が著しい．（文献3より引用・改変）

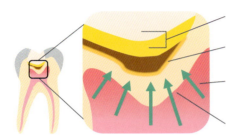

図5 間接覆髄における象牙質の治癒

- 仮封と薬剤によりう蝕活動性の低下
- う蝕第2層の再石灰化がゴール
- 歯髄由来のカルシウムイオン，リン酸イオン等により，う蝕象牙質第2層が硬化
- 現在のところ筆者は，臨床的に役立つレベル（露髄しない厚みと硬さ）の第三象牙質の形成をあまり期待しないほうが無難と考えている

間接覆髄における象牙質の治癒のゴールは，う蝕第2層を再石灰化により硬化させることである．

2 歯髄の治癒

❶「術前の状態」が歯髄の治癒を決める

Jordanらは，術前の臨床症状に異常を認めない歯にステップワイズエキスカベーションを行った報告で98％の成功率を報告しているのに対し[4]，臨床症状があるものやエックス線写真上で根尖部に透過像がある歯を対象に行った場合，46％の成功率であったことを報告している[5]（**図17**）．術前の状態が間接覆髄の成功率に大きく影響を及ぼすと考えてよさそうである．

❷ マイクロリーケージが歯髄の治癒を決める

マイクロリーケージがステップワイズエキスカベーションの長期予後に影響を及ぼす．2012年にMaltzらは3年間のRCTにより，薬剤の有無やリエントリーの有無は歯髄の治癒に影響を及ぼさないことを示した．その一方，修復物の精度が歯髄の治癒に大きな影響を及ぼす可能性を示した[2]（**図6**）．仮封には最低でもグラスアイオノマーセメント，長期にわたる場合はコンポジットレジンが必要だろう．

❸ 何が間接覆髄における歯髄の治癒を決めるのか

2章で述べたように，筆者は，直接覆髄だけでなく，間接覆髄においても，短期予後は「術前の状態」に，長期予後は「マイクロリーケージ」によって決まると考えている（**図7**）．直接覆髄を用いても間接覆髄を用いても，歯髄の治癒は同じであり，手段のみが違うと考えておきたい．

図6a, b マイクロリーケージの有無が歯髄の長期予後を決める

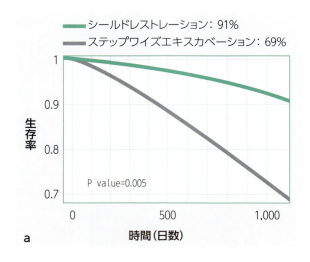
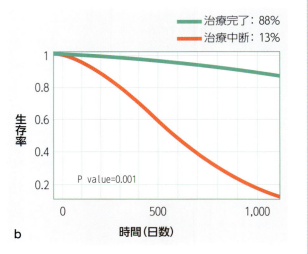

図6a　ステップワイズエキスカベーションとシールドレストレーションの生存曲線．う蝕を除去するステップワイズエキスカベーションよりも，う蝕を残したまま最終修復するシールドレストレーションのほうが歯髄を保存できる．これはステップワイズエキスカベーションの群に，仮封のまま治療が完了していない対象を含むためである（図6bを参照）．う蝕を完全除去すること以上に，マイクロリーケージを防げるかどうかが重要である．ちなみに，治療が完了したステップワイズエキスカベーションとシールドレストレーションの生存率は，それぞれ88％，91％であった．（文献2より引用・改変）

図6b　ステップワイズエキスカベーション，治療完了と治療中断の生存曲線．ステップワイズエキスカベーションで治療が中断した場合，歯髄壊死が多く生じる．これは仮封に酸化亜鉛ユージノールセメントを用いているため，長期的にマイクロリーケージに耐えられないためと考えられる．マイクロリーケージを防ぐために，少なくともレジン強化型グラスアイオノマーセメントかグラスアイオノマーセメント，場合によってはコンポジットレジンを用いることが重要である．また，患者の再来院が確約できない場合は行うべきではない．（文献2より引用・改変）

適応症の選択

象牙質，歯髄の治癒，それぞれのメカニズムから考えられる，適応症の選択について述べる．

1 象牙質の治癒を期待できる症例

う窩と歯髄の間に健全象牙質またはう蝕第2層が存在するかどうかで，象牙質が再石灰化するかが決まる．もし，う窩と歯髄の間にう蝕第2層が存在する場合，間接覆髄によるう蝕影響象牙質の再石灰化を期待できるが，う蝕第1層しか存在しない場合は期待できない．

治療前に，う窩と歯髄の距離を診査しておく必要がある．

エックス線写真にて象牙質の残存量を判断する．う窩と歯髄の間に2mm以上の明確な象牙質を認める場合，健全象牙質が残存している可能性が高い．1～2mmの場合，う蝕第2層が残存している可能性が高いが，必ず残存しているとは限らない．1mm未満の場合，その多くはう蝕第1層のみ残存しており，容易に露髄することが多い．エックス線写真にて象牙質の

図7 間接覆髄はマイクロリーケージを防ぐ一手段である

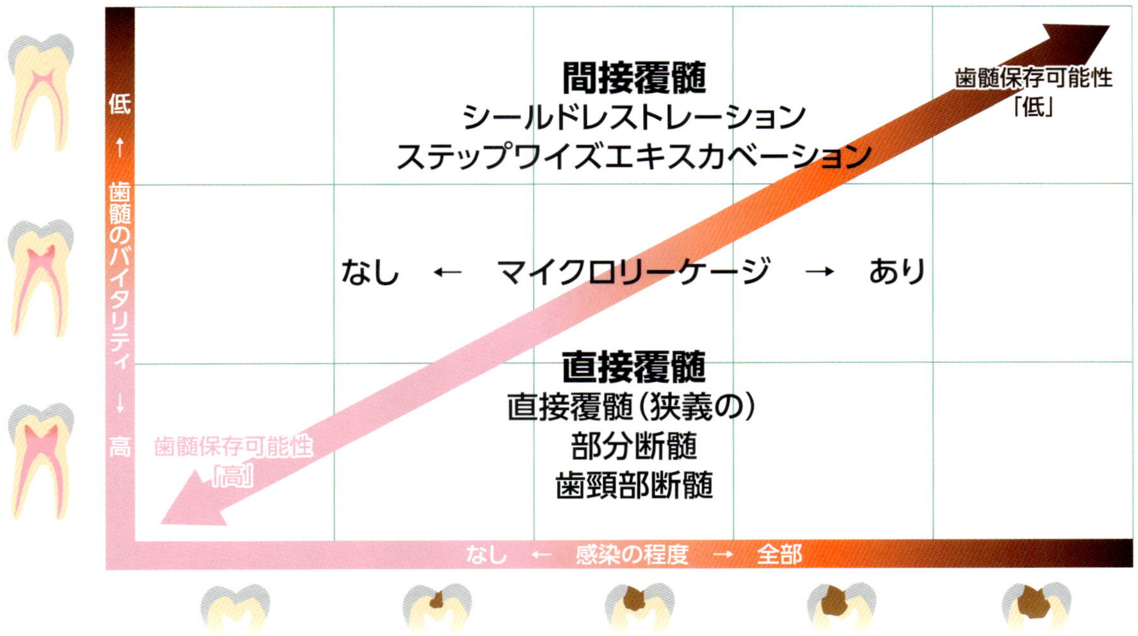

間接覆髄
シールドレストレーション
ステップワイズエキスカベーション

歯髄保存可能性「低」

なし ← マイクロリーケージ → あり

直接覆髄
直接覆髄(狭義の)
部分断髄
歯頸部断髄

歯髄保存可能性「高」

低 ↑ 歯髄のバイタリティ ↓ 高

なし ← 感染の程度 → 全部

ステップワイズエキスカベーションは，マイクロリーケージを防ぐための一手段にすぎない．どのような方法を用いても，マイクロリーケージを防ぐことができれば予後はよい．

残存量を確認する場合，二等分法ではなく平行法または咬翼法によるエックス線写真が必要である．二等分法の場合，正確に象牙質の残存量を把握することが難しく，象牙質が多く残存しているように見える（**図8**）．

② 歯髄の治癒を期待できる症例

間接覆髄の適応症は，症状のない歯である．できれば，歯髄の診断の結果，歯髄壊死の確率が極力少ない症例に限定したい．つまり，臨床症状がなく，冷温度診に反応し，過去の修復履歴がなく，エックス線写真で根尖部に異常を認めない症例になる（**図9**）．

このような厳密な適応症を選択しても，数％は部分壊死を見逃す可能性があることを覚えておく必要がある．露髄すれば，マイクロスコープを用い，歯髄の視診を行えるため，部分壊死が生じている症例を見抜くことができるが，間接覆髄は露髄させないことを前提としているため，歯髄の視診を行えず，保存不可能な症例に間接覆髄を行う可能性がある（**図10**）．

間接覆髄〝露髄させない治療法〟

図8 象牙質の治癒を期待できる症例

❶	エックス線写真での透過像（う窩）と歯髄腔までの不透過像（残存象牙質）	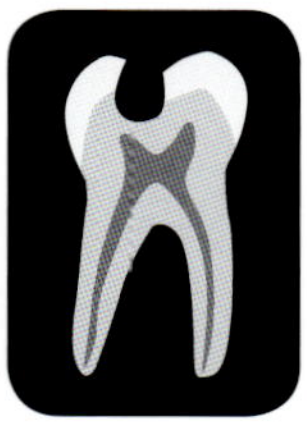	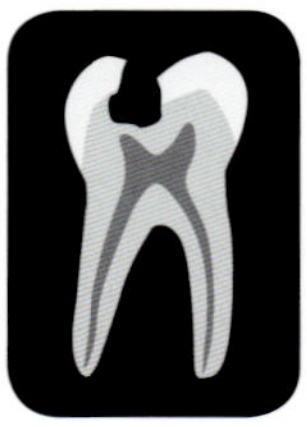	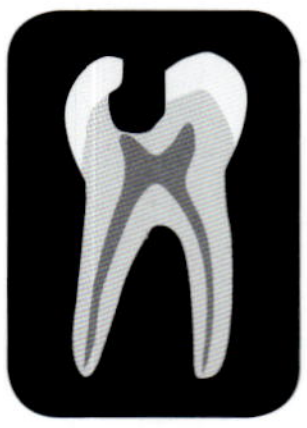
	う窩	象牙質1/2	象牙質2/3以上	歯髄腔に近接
	残存象牙質	象牙質を明瞭に認める	象牙質を明瞭に認める	わずかに象牙質を認める
❷	実際のう窩の状態	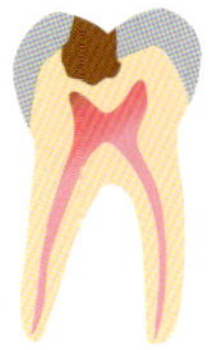 再石灰化可能な象牙質あり	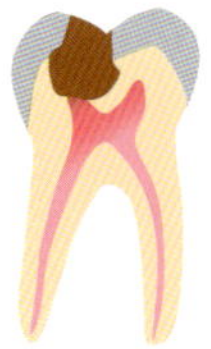 歯髄腔との間に再石灰化可能な象牙質がある場合が多い	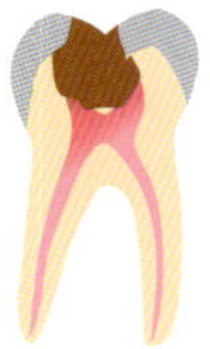 歯髄腔との間に再石灰化可能な象牙質なし
❸	間接覆髄の適応症	○	△	×

間接覆髄の主なメカニズムはう蝕第2層の再石灰化であるため，再石灰化可能な象牙質が残っていないと象牙質が硬化しない．エックス線写真での透過像は実際のう窩より小さく見えるため，適応症の選択に注意する．

図9 歯髄の治癒を期待できる症例

STEP 1 検査前の確率を高める診査	歯髄壊死の確率 → 低い
STEP 2 歯髄生活検査	冷温度診 → 反応あり
STEP 3 診断（歯髄壊死の確率）	歯髄壊死の確率 → 非常に低い
STEP 4 治療方針の決定	治療方針 → 部分的う蝕除去または完全なう蝕除去

間接覆髄は歯髄の視診ができないため，歯髄壊死の確率が非常に低い症例に限定する．

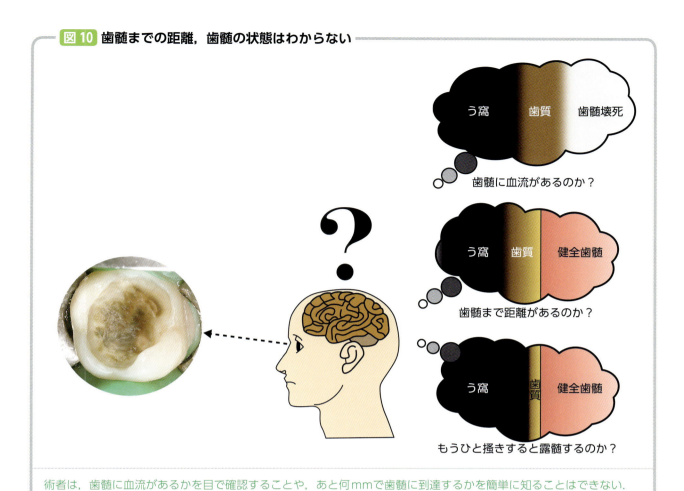

図10 歯髄までの距離，歯髄の状態はわからない

術者は，歯髄に血流があるかを目で確認することや，あと何mmで歯髄に到達するかを簡単に知ることはできない．

どこまでう蝕を除去するか

う蝕をどこまで除去するかの基準は報告により表現が異なる．硬さを基準とすることもあり，客観的な表現は難しい．共通しているのは露髄させないようにう蝕を除去するということである．歯髄まであと何mmとわかればよいのだが，簡単にそれを知る方法はない（図10）．

筆者は，露髄しそうな部位以外は，ラウンドバーを用いしっかりとう蝕を除去し，その後，スプーンエキスカベーターを用いて歯髄に近接したう蝕を除去している．この際，力を入れずともボロボロと取れてくるう蝕象牙質第1層のみを除去し，抵抗のあるう蝕影響象牙質を残すようにしている（図11）．また，ボロボロのう蝕感染象牙質を除去中に露髄するということは，再石灰化可能な第2層が残っていないことを示し，最初から間接覆髄の適応症でなかったと考えられる．

図11 う窩の部位によりう蝕除去法と器具を使い分ける

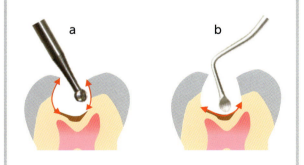

a：露髄しない窩壁は，ラウンドバーにて完全にう蝕を除去する（第1層，第2層ともに除去）．b：歯髄に近い部位は，スプーンエキスカベーターでボロボロと取れてくるう蝕のみ除去する（第1層のみ除去）．

表2 ステップワイズエキスカベーションで使用されている貼薬剤

著者	年	国	研究デザイン	使用薬剤
Bjørndal	2010	デンマーク	RCT	水酸化カルシウムセメント(Dycal®)
Orhan	2010	トルコ	RCT	水酸化カルシウムセメント(Dycal®)
Wicht	2004	ドイツ	RCT	1％クロルヘキシジン＋1％チモール含有バーニッシュ(Cervitec®)，3％デメクロサイクリン，ヒドロコルチゾン含有軟膏(Ledermix®)
Leksell	1996	スウェーデン	RCT	水酸化カルシウム，酸化亜鉛ユージノール
Magnusson	1977	スウェーデン	RCT	水酸化カルシウム
永峰	1993	日本	CCT	タンニン・フッ化合物配合カルボキシレートセメント(ハイボンドテンポラリーセメントソフト®)
後藤	1985	日本	CCT	水酸化カルシウムセメント(Dycal®)
Sawusch	1982	アメリカ	CCT	水酸化カルシウムセメント(Dycal®)
Leung	1980	アメリカ	CCT	水酸化カルシウムセメント(Dycal®)
Fairboum	1980	アメリカ	CCT	水酸化カルシウムセメント(Dycal®)

RCT：ランダム化比較試験　CCT：比較臨床試験

エビデンスレベルの高い研究を優先的に選択した．一般的には，水酸化カルシウムが用いられていることがわかる．

図12 リエントリー時のう蝕除去法

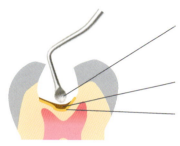

よく研磨されたスプーンエキスカベーターでう蝕第1層を除去．第2層に到達するとカリカリという音がする

う蝕第1層は硬化しない

う蝕第2層のみ硬化する．この層は，非常に薄いのでラウンドバーを用いない

リエントリー時，よく研磨されたスプーンエキスカベーターで，残ったう蝕を除去する．

貼薬剤は何を用いるとよいのか？

本邦では水酸化カルシウムセメント，タンニン・フッ化合物配合カルボキシレートセメントが貼薬剤として用いられることが多い[6,7]．海外の論文に目を通すと，そのほとんどは水酸化カルシウムセメント(Dycal®)を用いている[6,8〜12] (表2)．その他の薬剤として，水酸化カルシウム試薬と水を練和したもの[13,14]，酸化亜鉛ユージノール[14]も用いられているが，現在のところこの薬剤がもっとも有効であるといった臨床論文はない．

Corraloらが行ったRCTによると，水酸化カルシウム，グラスアイオノマーセメント，ワックス(コントロール)を貼薬し，3〜4か月後の歯髄の状態と細菌学的評価を行い，差を認めなかったと報告している[15]．臨床的にも細菌学的にも，薬剤の種類や有無は結果に影響を及ぼさないことがわかっている．前述のKatoらの報告においても，貼薬剤なしで，第2層の再石灰化が生じることを示しており[1] (図3)，象牙質の硬化は修復治療による細菌の二次感染の防止と歯髄による象牙質の石灰化によるものであることがわかる．

筆者の臨床経験では，どの薬剤を用いた場合も，残存させたう蝕は硬化し，望んだ結果を得ることができるが，再石灰化の早さに差があると感じる(図14)．

シールドレストレーションを行う場合，リエントリーを行わないため，再石灰化のスピードはあまり関係ない．また，貼薬剤を修復物の下に残すことは将来のマイクロリーケージのリスクになるため，何も貼薬せずに，最終修復を行うのがよい．ダイカルなどの水酸化カルシウムセメントを裏装材として用いた後，最終修復する方法があるが，水酸化カルシウムセメントはマイクロリーケージを起こしやすいため[16]，この方法のメリットは少ない．

ステップワイズエキスカベーションを行う場合，窩洞のタイプとリエントリーまでの期間で決める．1級

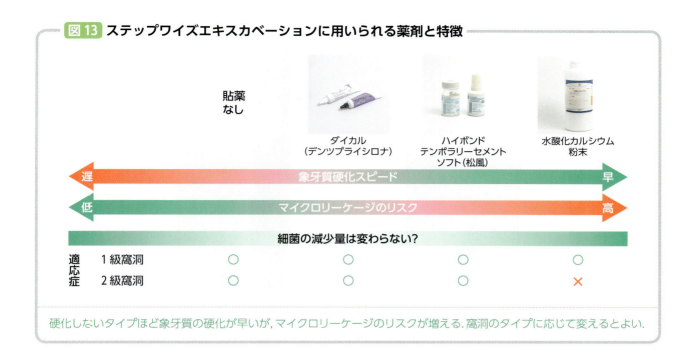

図13 ステップワイズエキスカベーションに用いられる薬剤と特徴

硬化しないタイプほど象牙質の硬化が早いが,マイクロリーケージのリスクが増える.窩洞のタイプに応じて変えるとよい.

窩洞と2級窩洞では,歯髄壊死の確率に差があり[17,18],この原因は2級窩洞のほうがマイクロリーケージを生じやすいためと考えられている.つまり,1級窩洞には硬化しないタイプの薬剤を用いてもよいが,2級窩洞には硬化するタイプを使用するほうが無難である.また,リエントリーまでの期間を短くしたい場合は,硬化しないタイプが必要になる.硬化するタイプでは,6か月以上の期間が必要になると考えている(図13).

ステップワイズエキスカベーションでの石灰化確認方法は?

リエントリーの際,硬化しなかったう蝕第1層を取り除き,再石灰化していることを確認する.再石灰化が生じている基準として,リエントリー時のう蝕象牙質が乾燥していることが挙げられる.もし,湿ったままの場合,う蝕象牙質を残しすぎたか,マイクロリーケージがあることにより,再石灰化がうまくいっていない可能性がある.また,色は多くの場合,黒っぽく変色するが,すべてのケースで見られる現象ではない(図14〜16).

残存したう蝕を除去する際,機械的な露髄を起こさないように注意する必要がある.なぜなら,間接覆髄により,第三象牙質の形成は期待できないうえに,再石灰化したう蝕象牙質第2層の厚みが非常に薄いからである.この薄い歯質を壊さず,確実にう蝕象牙質を除去するには,よく研磨されたエキスカベーターを用いることがポイントである.うまく石灰化している場合,カリカリという音で確認できる.この現象を経験するには,スプーンエキスカベーターがよく研磨されていることが重要であり,定期的なシャープニングが必要であることを再度強調しておきたい.よく切れるラウンドバーを用いた場合,機械的な露髄を引き起こす可能性があるため,筆者は用いていない(図12).

間接覆髄の成功率

間接覆髄の成功率は約80%以上であるが[2,4,14,18〜20],これは厳密な適応症の選択によるところが大きい.たとえば,2010年のBjøndarlらの報告では「う窩は歯髄に近いが,エックス線写真上で根尖部に透過像,骨硬化像がないもの,打診痛,咬合痛,自発痛の既往がないもの」を対象としている[19].

シールドレストレーションは,コホート研究で,96%(40か月),89%(5年),81%(10年)(Maltz 2011)[18],RCTで91%(3年)(Maltz 2012)[2]という報告がある.ステップワイズエキスカベーションは,リエントリー後,最終修復まで行った場合は,88%(3年)(Maltz 2012)[2],90%(1年)(Bjøndal 2010)[19]と,報告されている成功率にばらつきが少なく,直接覆髄に比較し,術者の技術に左右されにくい方法だと考えられる.しかし,仮封後,治療を中断した場合の成功率は13%(3年)(Maltz 2012)[2]と報告されており,治療を中断した際に著しく成功率が低下することが問題である.いかに修復の質が予後に影響を及ぼすかがわかる(図6,17).

水酸化カルシウムペーストは象牙質の硬化が早い

この症例だけで結論づけられないが，経験的に，水酸化カルシウムペーストを用いた場合の石灰化は早いと感じる．仮封期間を短くするためには，よい薬剤といえるが，2級窩洞の場合，マイクロリーケージを生じやすいため，用いにくい．

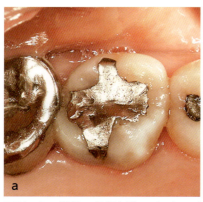 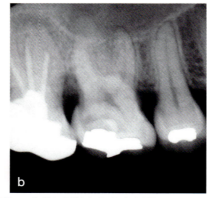 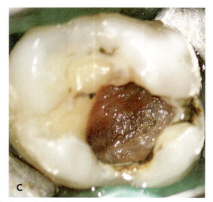

図14a, b 術前．45歳女性．インレー直下に，歯髄に近接したう窩を認める．EPT（+），臨床症状はない．
図14c インレーを除去すると，多量の軟化象牙質を認めた．スプーンエキスカベーターにて容易に取れてくるう蝕第1層を除去した．歯髄から離れた部位は完全なう蝕除去を行う．

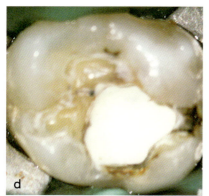 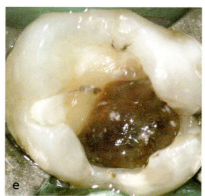 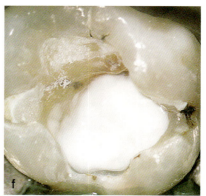

図14d HY剤含有カルボキシレートセメント（ハイボンドテンポラリーセメントソフト，松風）を軟らかく練ったものを，残存させた歯髄に近いう蝕第2層の上に貼薬した．その後，グラスアイオノマーセメント（ベースセメント，松風）で仮封を行った．
図14e 4か月後，リエントリーを行ったが，残存させた象牙質が湿っていたため，再度貼薬することにした．
図14f 水酸化カルシウム粉末と水を混和したものを貼薬した．

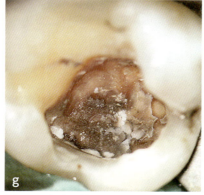 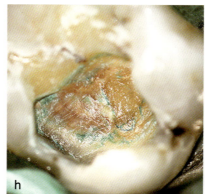 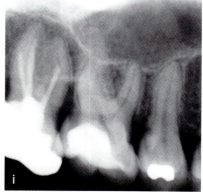

図14g 治療開始から10か月後にリエントリーを行うと，残存させた軟化象牙質が明らかに乾燥していた．
図14h スプーンエキスカベーターで乾燥した軟化象牙質を除去すると，残存させた軟化象牙質直下に，明らかに硬化し表面に光沢のある象牙質を認めた．セメントタイプよりもペーストタイプのほうが早く象牙質が硬化すると感じる．
図14i 治療から6年後の状態．EPT（+），臨床症状はない．

ステップワイズエキスカベーションは治療中断のリスクがある

ステップワイズエキスカベーションの最大の問題点は，仮封期間中にマイクロリーケージのリスクがあるうえ，患者がリエントリーのためのアポイントに来院しないリスクもあることである．治療期間が空くほど，マイクロリーケージのリスクがあるため，絶対にリエントリーに来院する患者に行うか，最終修復を行う．

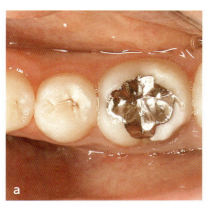 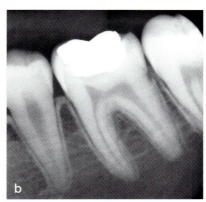 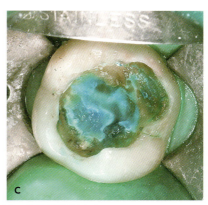

図15a, b 術前．13歳男性．インレー直下に，歯髄に近接したう窩を認める．EPT（＋），臨床症状はない．
図15c インレーを除去すると，多量の軟化象牙質を認めた．スプーンエキスカベーターにて，容易に取れてくる軟化象牙質のみ除去した．

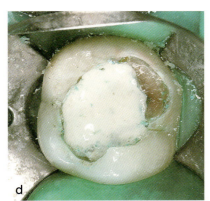 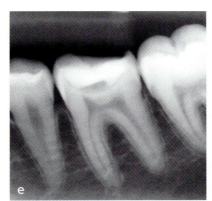 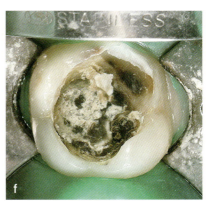

図15d HY剤含有カルボキシレートセメント（ハイボンドテンポラリーセメントソフト，松風）を軟らかく練ったものを，残存させた軟化象牙質の上に貼薬した．その後，グラスアイオノマーセメント（ベースセメント，松風）で仮封を行った．
図15e 受験をきっかけに来院が途絶えた．ステップワイズエキスカベーションは治療中断のリスクを抱える．幸いにも2年半後に患者が再来院し，エックス線写真，臨床症状ともに問題がなかった．EPT（＋）．仮封中のマイクロリーケージがなかったためと思われる．
図15f リエントリーを行うと，残存させた軟化象牙質の色が明らかに暗くなり，乾燥していた．

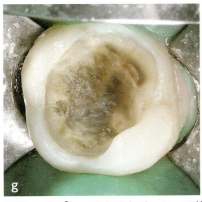 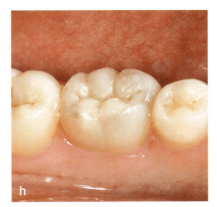 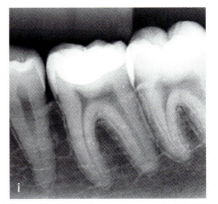

図15g スプーンエキスカベーターで乾燥した軟化象牙質を除去すると，残存させた軟化象牙質直下に，明らかに硬化し表面に光沢のある象牙質を認めた．
図15h, i 治療から7年後の状態．EPT（＋），臨床症状はない．エックス線写真上においても異常は認められない．

必ずしも象牙質の色が暗くなると限らない

リエントリー時に歯質の色が暗くなることが，うまくいっている目安になると言われるが，必ずしもそうではない．色の変化があまりない場合も経験する．

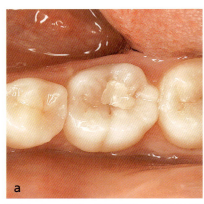
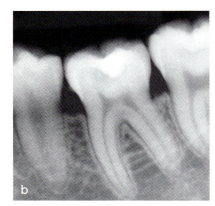
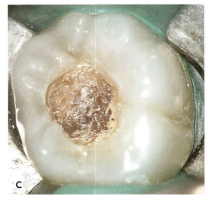

図16a, b 術前．17歳男性．6⏌コンポジットレジン直下，7⏌に歯髄に近接したう窩を認める．EPT（＋），臨床症状はない．
図16c 6⏌のコンポジットレジンを除去すると，多量の軟化象牙質を認めた．スプーンエキスカベーターにて，容易に取れてくるう蝕第1層を除去した．

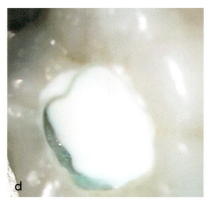
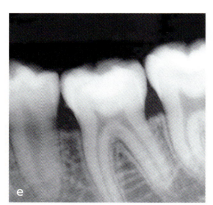
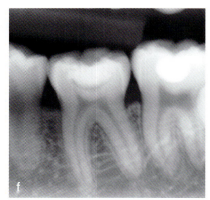

図16d 水酸化カルシウム粉末と水を混和したものを，残存させた軟化象牙質の上に貼薬した．その後，グラスアイオノマーセメント（ベースセメント，松風）で仮封を行った．
図16e 6⏌の貼薬直後．水酸化カルシウム粉末にエックス線造影性がないため，グラスアイオノマーセメントの直下に歯髄に近接した透過像を認める．
図16f 6か月後，6⏌の根尖部に正常な歯根膜腔を認める．EPT（＋），臨床症状はない．7⏌も同様に水酸カルシウム製剤（ビタペックス，ネオ製薬工業）でステップワイズエキスカベーションを行っている．

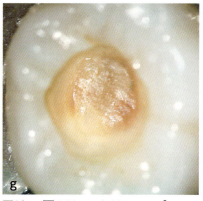
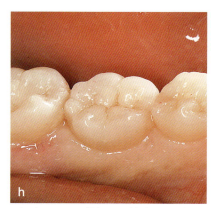
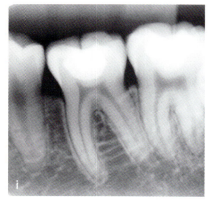

図16g 6⏌のリエントリー．スプーンエキスカベーターで乾燥した軟化象牙質を除去すると，残存させた軟化象牙質直下に，明らかに硬化し表面に光沢のある象牙質を認めた．
図16h, i 6⏌の治療から1年2か月後．EPT（＋），臨床症状はない．エックス線写真上では第三象牙質の形成は認めない．7⏌はリエントリー後修復を行った．EPT（＋），臨床症状はない．この症例では，6⏌に水酸化カルシウム試薬＋水，7⏌にビタペックス（ネオ製薬工業）を用いたが，同じ結果を得られている．薬剤による差は小さいと考えている．

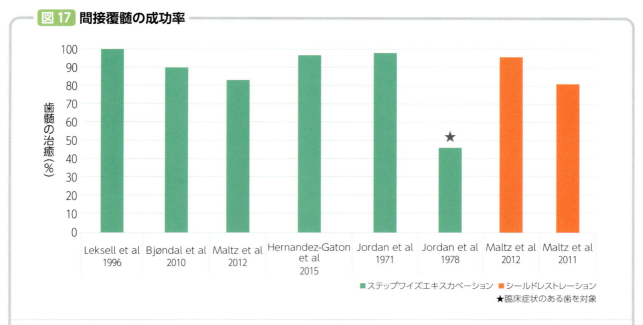

図17 間接覆髄の成功率

ステップワイズエキスカベーションのコホート研究とRCTにおける成功率．間接覆髄の術後2〜3年の成功率は80%以上である．Jordanら(1978)の報告は50%を切る成功率だが，これは臨床症状のある歯を対象としているためである．術前の状態が予後に影響を及ぼすことがわかる．

1 シールドレストレーションvs.ステップワイズエキスカベーション

リエントリーの目的は，残存させたう蝕を取り除くことにある．歯髄の治癒や修復物の失敗という観点からは，硬化しなかったわずかなう蝕も残さないことは理論的に正しいように見える．しかし，MaltzらのRCTでは，ステップワイズエキスカベーションはシールドレストレーションより多く歯髄壊死が発生する結果となっている[2]．ステップワイズエキスカベーションは治療が中断すると著しく成功率が下がる．また，リエントリーを行い，治療が完了した患者のみを対象に比較した場合でも，歯髄壊死の頻度が高い．現在のエビデンスからは，ステップワイズエキスカベーションはあまり推奨されない．この章で示した症例は，このエビデンスを知る前に行った症例であり，筆者は現在，ステップワイズエキスカベーションをほとんど行っていない．もし，行うのであれば，仮封ではなく，最終修復を行い，リエントリー時に最終修復を除去し，再び最終修復することを推奨したい．

繰り返しになるが，シールドレストレーションだからといって，多量のう蝕を残存させてよいわけではない．露髄しそうな部位のう蝕第2層のみを残してよいのであり，それ以外の部位は，完全なう蝕除去を行い，マイクロリーケージのない修復を行う必要があることを強調したい．

間接覆髄 vs. 直接覆髄？

われわれは「直接覆髄か，間接覆髄か」を議論したくなるが，「完全なう蝕除去か，部分的う蝕除去か」を議論するのが正しい．なぜなら，われわれが臨床で選択できるのは，う蝕除去方法であり，露髄するかどうかはその結果のため，選択できない．間接覆髄をしようと思っても，露髄することはあるし，直接覆髄になるだろうと思っても露髄しないことがある（図18, 19，表3）．

1 完全なう蝕除去か部分的う蝕除去か？

臨床症状がある場合は，完全なう蝕除去を行い，露髄した歯髄をマイクロスコープを用い，強拡大視野下で診査・診断を行うとよい（2章参照）．露髄しても歯髄を直接視診できるメリットがある．しかし，臨床症状がない症例は，完全なう蝕除去を行うか，部分的う蝕除去を行うか意見が分かれている．その原因は，文献の数字そのものが間違っている場合と文献の数字がそれぞれの術者の臨床経験と異なる場合があるからだろう．ちなみに前者を内的妥当性，後者を外的妥当性という（図20）．ここでは，内的妥当性と外的妥当性という視点から「完全なう蝕除去か，部分的う蝕除去か」の臨床判断について考察する．

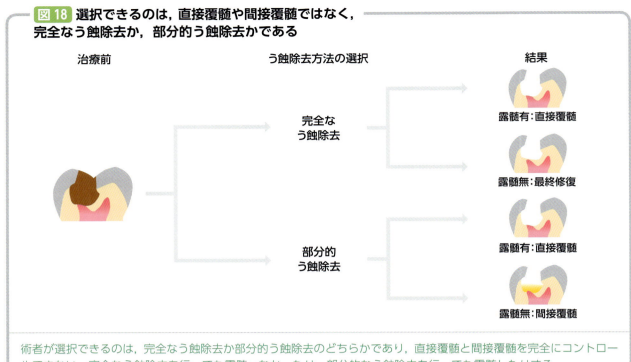

図18 選択できるのは，直接覆髄や間接覆髄ではなく，完全なう蝕除去か，部分的う蝕除去かである

術者が選択できるのは，完全なう蝕除去か部分的う蝕除去のどちらかであり，直接覆髄と間接覆髄を完全にコントロールできない．完全なう蝕除去を行っても露髄しなかったり，部分的なう蝕除去を行っても露髄したりする．

② 文献の成功率から考える臨床判断（内的妥当性）

　完全なう蝕除去と妥協的う蝕除去のどちらがすぐれているかを調べた研究はいくつかある．「研究が本当に正しく行われているか」を内的妥当性といい，その論文の比較の質を表す．例えば，後向き研究は，RCTよりも比較の質が低いため，内的妥当性が低い．また，同じRCTでも，ランダム化や盲検化の方法の違い等により，比較の質が変わる．ここでは臨床研究の成功率をもとに，両者に差があるかを考察する．

　部分的う蝕除去と完全なう蝕の除去，どちらがよいのだろうか．2013年にRickettsらがRCTのシステマティックレビューを報告している．これによると，部分的う蝕除去により露髄の確率は減らせたが，歯髄壊死の頻度は変わらなかったと報告している[12]（図21～23）．ちなみに2010年のBjøndarlのRCTでは部分的う蝕除去のほうが成功率が高いという結果を報告しており[19]，よく引用されるが，この報告では露髄＝失敗としており，歯髄壊死の頻度で比較していないことに注意する必要がある．

　限られたエビデンスであるが，現在のところ，う蝕を部分的に除去しても完全に除去しても歯髄壊死の頻度に差がない．

③ 外的妥当性から考える臨床判断

　文献で報告されている成功率が必ずしもそれぞれの術者に当てはまらないことは多くの歯科医師が経験しているだろう．患者の選択，術者の技術は予後を左右する決定的な要素である．臨床判断分析はこのような要素を考慮したうえで，どちらを選択するかの判断材料になる．「文献で報告されている数字がそれぞれの臨床環境に当てはまるか」を外的妥当性という．

　直接覆髄の成功率は，文献により約30～100％と非常にばらつきが大きい[19,21～32]．その一方，間接覆髄の成功率は80％を切るものはほとんど見ることはない[2,4,14,18～20]．それだけ直接覆髄は術者の診断力，治療技術に左右されると考えられる．直接覆髄の成功率が間接覆髄の成功率を超える術者は完全なう蝕除去を選択し，直接覆髄の成功率が間接覆髄の成功率より低い術者は，部分的う蝕除去を行ったほうがよい結果を得られるだろう．

④ より多くの歯髄を残せるようになるには直接覆髄の成績を上げる必要がある

　間接覆髄の欠点はすでに歯髄壊死が生じている症例に間接覆髄を行う可能性があることである．これをなくす，唯一の方法は，歯髄を直接マイクロスコープで見ることである．つまり，露髄させない部分的う蝕除去を選択する限り，一定の確率でこのような症例を見逃す．また，一般的に，直接覆髄の成功率が低い術者は，間接覆髄の成功率も低いと考えられる．直接覆髄の成功率が上がれば，間接覆髄の成功率も上がり，より多くの歯髄を保存できると考えられる．

部分的なう蝕除去を行っても露髄することがある

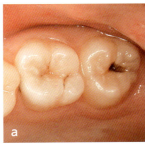 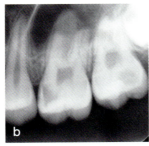 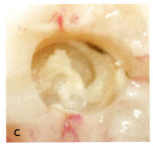 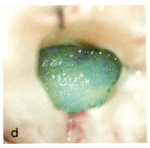

図19a, b 術前．13歳女子．臨床症状はない．|6近心，|7咬合面に歯髄に近接した大きなう窩を認める．
図19c |7のう窩の状態．
図19d スプーンエキスカベーターで容易に取れてくるう蝕のみ，除去．露髄しなかったため，貼薬（ビタペックス，ネオ製薬工業）と仮封（ベースセメント，松風）を行った．

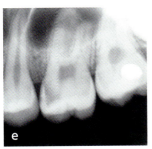 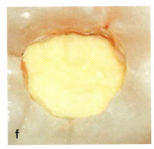 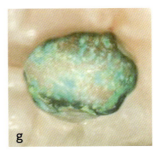 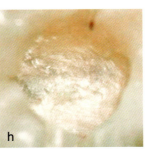

図19e 術直後のエックス線写真．
図19f〜h 4か月後のリエントリーの状態．硬化していない軟化象牙質を除去すると，その下に，硬化した光沢のある象牙質が現れた．コンポジットレジン修復を行った．

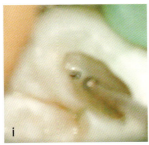 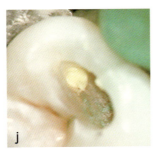 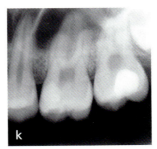 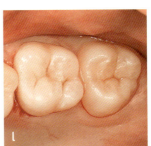

図19i〜l |6も同様に部分的う蝕除去を行ったが，露髄したため，部分断髄と貼薬（ビタペックス，ネオ製薬工業），コンポジットレジン修復を行った．初診時のエックス線写真を見ると，う窩と歯髄の間に象牙質があるように見えるが，この程度の距離の場合，実際には残存していないことが多い．部分的なう蝕除去を行っても露髄することがある．

表3 ステップワイズエキスカベーションはリエントリー時に露髄しやすい

	1回目のう蝕除去			リエントリー		
	露髄数	総歯数	%	露髄数	総歯数	%
Bjørndal 2010	4	143	2.8	21	139	15
Leksell 1996	0	64	0	10	57	17.5
Magnusson 1977	0	55	0	8	55	14.5
Orhan 2010	0	49	0	4	49	8.2
合計	4	311	1.3	43	300	14.3

ステップワイズエキスカベーションは1回目のう蝕除去よりもリエントリー時に露髄する確率が高い．露髄させない治療法でも，10歯に1歯以上の確率で露髄するため，直接覆髄の技術が必要である．（文献12より引用・改変）

図20 論文の結果は正しいか？ それぞれの診療環境にも適応できるか？

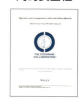

内的妥当性

この論文の結論は
正しいのか？

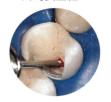

外的妥当性

この論文の結果は他の診療環境でも
同じ結果になるか？

論文の結果はいつも正しいとは限らず，論文の結果が正しくてもそれぞれの臨床環境において同じ結果になるとは限らない．内的妥当性と外的妥当性の両方を考慮し，それぞれの臨床環境でベストの結果を出せるようにする必要がある．論文や書籍，治療方法のディスカッションの場では，内的妥当性について語られることが多いが，外的妥当性が考慮されることは少ない．

図21 ステップワイズエキスカベーションと完全なう蝕除去
露髄の発生に差を認める

研究	ステップワイズ n/N	完全なう蝕除去 n/N	リスク比 M-H, Fixed, 95% CI	重みづけ	リスク比 M-H, Fixed, 95% CI
Bjørndal 2010	25/143	43/143		39.7%	0.58 [0.38, 0.90]
Leksell 1996	10/57	28/70		23.2%	0.44 [0.23, 0.82]
Orhan 2010	1/17	6/24		4.6%	0.24 [0.03, 1.78]
合計（95%信頼区間）	217	237		67.6%	0.51 [0.36, 0.72]

露髄：36（ステップワイズ），77（完全なう蝕除去）
異質性：$Chi^2=1.13$, df=2 (P=0.57); $I^2=0.0\%$
統合効果の検定：Z=3.76 (P=0.00017)

0.01 0.1　1　10 100
ステップワイズがよい　完全除去がよい

メタアナリシスの結果を表す，フォレストプロット．表の見方は，それぞれの研究結果は青色の■または｜に―を加えたもの．3つの研究結果の合計が◆．これがリスク比の1（縦線）に重なっている場合は有意差なし，重なっていない場合に有意差ありとなる．露髄の有無は，ステップワイズエキスカベーションを行ったほうが少ないという結果である．しかし，ここで大切なのは，この2つの術式における露髄の発生頻度ではなく，歯髄壊死の発生頻度を知ることである．原著では，乳歯の結果も含まれているが，ここでは永久歯の結果のみ示している．（文献12より引用・改変）

図22 ステップワイズエキスカベーションと完全なう蝕除去
歯髄壊死の発生に差を認めない

研究	ステップワイズ n/N	完全なう蝕除去 n/N	リスク比 M-H, Fixed, 95% CI	重みづけ	リスク比 M-H, Fixed, 95% CI
Bjørndal 2010	12/118	13/106		87.0%	0.83 [0.40, 1.74]
Orhan 2010	1/45	2/43		13.0%	0.48 [0.04, 5.08]
合計（95%信頼区間）	163	149		100.0%	0.78 [0.39, 1.58]

歯髄壊死：13（ステップワイズ），15（完全なう蝕除去）
異質性：$Chi^2=0.19$, df=1 (P=0.66); $I^2=0.0\%$
統合効果の検定：Z=0.68 (P=0.50)

0.01 0.1　1　10 100
ステップワイズがよい　完全除去がよい

わずか1年後でしかも2つのRCTの結果では，結論づけにくいが，ステップワイズエキスカベーションと完全なう蝕除去で歯髄壊死の発生に差を認めない．露髄の有無は，必ずしも歯髄壊死の有無と関係しないと考えられる．（文献12より引用・改変）

図23 シールドレストレーションと完全なう蝕除去
歯髄壊死の発生に差を認めない

研究	シールドレストレーション n/N	完全なう蝕除去 n/N	リスク比 M-H, Fixed, 95% CI	重みづけ	リスク比 M-H, Fixed, 95% CI
Lula 2009	0/16	1/18		25.6%	0.37 [0.02, 8.55]
Orhan 2010	0/47	2/43		47.2%	0.18 [0.01, 3.71]
Ribeiro 1999	0/24	1/24		27.1%	0.33 [0.01, 7.80]
合計（95％信頼区間）	87	85		100.0%	0.27 [0.05, 1.60]

歯髄壊死：0（シールド），4（完全なう蝕除去）
異質性：$Chi^2=0.12$, $df=2$ ($P=0.94$)；$I^2=0.0\%$
統合効果の検定：$Z=1.44$ ($P=0.15$)

0.01 0.1　1　10 100
シールドレストレーションがよい　　完全なう蝕除去がよい

シールドレストレーションと完全なう蝕除去における歯髄壊死の発生は有意差を認めない．（文献12より引用・改変）

COLUMN
エビデンスレベルの絶対的上下関係

　Garbage in, garbage out（ガーベージインガーベージアウト）．この言葉はもともとコンピュータ用語で，直訳すると，「ゴミを入れればゴミが出てくる」となる．研究の分野では，不正確なデータからは，不正確な結果しか出てこないという意味で使われるが，エビデンスレベルにも当てはまるといえる．例えば，後ろ向き研究（症例対象研究）は，どうしてもバイアスが入るリスクが高くなるため，この研究結果をたくさん集めても，ランダム化比較試験の結果より不正確な結果しか得られない．治療法Aが治療法Bよりすぐれているという後ろ向き研究の結果がたくさんあったとしても，たったひとつの質の高いRCTで差がないとなれば，治療法AとBに差がない可能性のほうが高い．研究デザインには，絶対的なヒエラルキーがあるのである．だからといって，エビデンスレベルが低ければ必ず間違っているとは限らない．確率の高さと考えるとよい．そういえば，この本は，ヒエラルキーの底辺に位置している．もし，上の階級の世界を知りたい方は，参考文献にあるような臨床論文にアクセスしてみてほしい．

臨床編
[clinical]

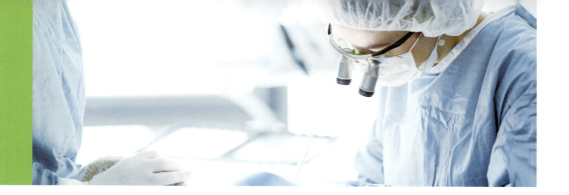

シールドレストレーションの手順

シールドレストレーションの術式について述べる．参考例として示した図24の症例は，根面う蝕をマイクロスコープ下で治療した特殊な症例であるが，シールドレストレーションを選択するメリットが大きいと考えた．

1 診査・診断

シールドレストレーションはステップワイズエキスカベーションと同様，露髄させない治療であるため，歯髄の状態を直接視診することができない．そのため，術前診査ですべて正常範囲内であるものが適応症となる．具体的には，温度刺激に対する牽引痛や咬合痛，自発痛(既往を含む)，打診痛がないこと，冷温度診に反応があることである．また，エックス線写真でう窩の透過像が歯髄腔と交通しておらず，再石灰化可能な象牙質が残っている必要がある．これを確認するには，二等分法では不十分なため，平行法または咬翼法による診査を行う(図24a, b)．

2 患者への説明と同意

それぞれの歯科医師の成功率のデータに基づく成功率を伝える．そうでない場合，一般的な成功率に術者の経験や技術を加味したものを伝える．

すべて正常範囲内であっても，歯髄壊死が生じている確率はわずかに存在する．露髄させない治療ではあるが，成功率は100%でないことを伝える．

3 浸潤麻酔

すべての症例で浸潤麻酔を行う．マイクロリーケージを防ぐために，歯髄付近以外のう蝕を完全に除去するためである．下顎臼歯部で浸潤麻酔が効きにくい場合は，歯根膜麻酔または下顎孔伝達麻酔近位法を行う．

4 遊離エナメル質の除去

少しずつう蝕を除去していくのではなく，最終的なう窩の形態をイメージし，不要な遊離エナメル質を除去する．隣接面う蝕の場合，頬舌側の遊離エナメル質を残存させてもよいが，咬合面の遊離エナメル質は便宜的に除去しておくと，後の操作がしやすい(図24e, f)．

5 象牙質う蝕の除去

最初は，エナメル-象牙境(EDJ)付近の絶対に露髄しない部位のう蝕を徹底的に除去する．等倍速コントラにラウンドバーを装着し，十分な注水下で行う．歯髄付近のう蝕が軟かく容易に除去できるものは再石灰化しないので，除去してよい．う窩と歯髄腔が交通している場合，この操作だけで露髄するため，直接覆髄に移行する(図24g～i)．

歯髄に近い部位は，よく研磨されたエキスカベーターを用いる．簡単にボロボロと除去できるう蝕は再石灰化不可能なため，除去する．この操作だけで露髄する象牙質は，再石灰化不可能であるため，最初から適応症でなかったと考える．抵抗があるが，力を入れると除去可能なう蝕第2層を残存させる(図24j)．

う蝕検知液の使用も役立つ．製品によって基準は異なるが，カリエスチェック(日本歯科薬品)の場合，歯髄に近接した部位以外は染まらない状態にする．ただし，う蝕除去が必要な部位が残っているにもかかわらず，染まらないこともあるため，最後はエキスカベーターで硬さをチェックする必要がある(図24k, l)．

6 最終修復

マイクロリーケージを防ぐことが，最終修復の役割である．それぞれの術者のもっとも成績のよい修復方法を選択する．できればコンポジットレジン(CR)またはインレー修復で終え，クラウンは避けたい．象牙質の露出は，歯髄への刺激や細菌感染の経路になる可能性があり，支台歯形成そのものが歯髄壊死のリスクとなるためである(図24m)．

7 経過観察

術直後に臨床症状が出ることは非常に少ない．多くの場合，数か月から数年経過し，臨床症状が出てくる．冷温度診を行い，歯髄壊死の確率を検査する．

8 患者への説明

歯髄の診断の不確実さと，万が一臨床症状が出た場合，根管治療が必要であることを伝える．

シールドレストレーションの術式

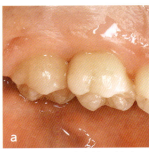 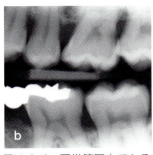 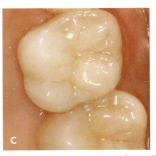 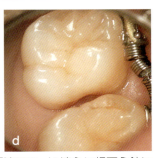

図24a, b 38歳女性．検査の結果はすべて正常範囲内である．口腔内ではわからないが，咬翼法にて，└6遠心に根面う蝕によるエックス線透過像を認める．
図24c M‾Mによる歯間離開後，CR修復を計画した．
図24d ブラケットとオープンコイルを用い，歯間離開を行った．

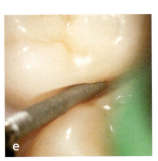 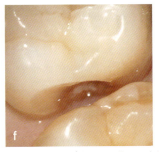 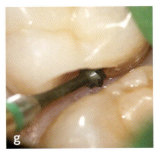 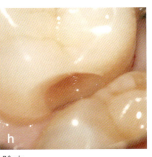

図24e, f ラウンドバーとエキスカベーターが入るスペースを確保するため，遊離エナメル質を除去．
図24g, h 等倍速コントラにラウンドバーを装着し，注水下で，EDJのう蝕を徹底的に除去．この部位のう蝕除去の可否が，マイクロリーケージの有無を決める一因となる．

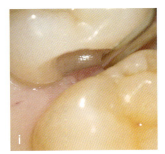 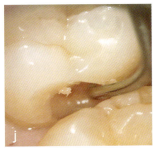 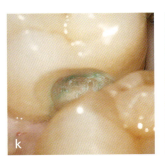 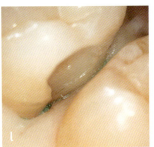

図24i エキスカベーターでEDJのう蝕除去を確認．硬く，光沢がある．
図24j 歯髄付近のう蝕はエキスカベーターで慎重に除去．
図24k カリエスチェックで染め出し後，わずかに染色する．露髄の可能性が高いため，シールドレストレーションを選択．
図24l 歯肉圧排後，EDJはう蝕検知液は染まらず，窩洞のマージンは歯肉縁上になっている．

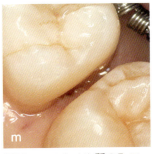 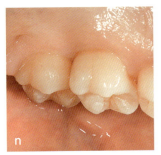 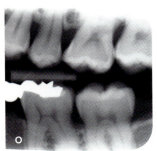 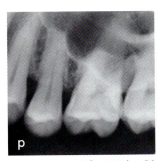

図24m エナメル質のみエッチング後，プライミング，ボンディングを行い（メガボンド2，クラレノリタケデンタル），賦形性のよいフロータイプCR（MIフィル，ジーシー）を用いて充填した．
図24n ブラケットを除去後，└7が近心移動し，コンタクトが回復した．
図24o う窩が，歯髄に近接していたことがわかる．エックス線透過像は実際のう窩より小さく見える．
図24p 2年後．すべて正常範囲内である．

ステップワイズエキスカベーションの手順

ステップワイズエキスカベーションの一般的な手順を述べる．**図25**に示した症例は，1級窩洞ではなく，成功率が下がる2級窩洞を選んだ．

1 診査・診断

ステップワイズエキスカベーションは露髄させない治療であるため，歯髄の状態を直接視診することができない．そのため，術前診査ですべて正常範囲内であるものが適応症となる．具体的には，温度刺激に対する牽引痛や咬合痛，自発痛（既往を含む），打診痛がないこと，冷温度診に反応があることである．

また，エックス線写真上でう窩と歯髄腔が交通している所見を認める場合，ステップワイズエキスカベーションによる象牙質の再石灰化を期待しにくいため，完全なう蝕除去と直接覆髄を行う．再石灰化可能な象牙質が残っている症例が適応症となる（**図25a**）.

2 患者への説明と同意

それぞれの歯科医師の成功率のデータに基づく成功率を伝える．そうでない場合，一般的な成功率に術者の経験や技術を加味したものを伝える．

すべて正常範囲内であっても，歯髄壊死が生じている確率はわずかに存在する．露髄させない治療ではあるが，成功率は100％でないこと，リエントリーに再来院するかどうかが予後に大きく影響を及ぼすため，必ず再来院する必要があることを伝える．

3 浸潤麻酔

すべての症例で浸潤麻酔を行う．マイクロリーケージを防ぐために，歯髄付近以外のう蝕を完全に除去するためである．エナメル質マージンから，1.5〜2mmの健全歯質があるとよい．下顎臼歯部で浸潤麻酔が効きにくい場合は，歯根膜麻酔または下顎孔伝達麻酔近位法を行う．

4 遊離エナメル質の除去

少しずつう蝕を除去していくのではなく，最終的なう窩の形態をイメージし，不要な遊離エナメル質を除去する．隣接面う蝕の場合，頬舌側の遊離エナメル質を残存させてもよいが，咬合面の遊離エナメル質は便宜的に除去しておくと，後の操作がしやすい（**図25b**）.

5 象牙質う蝕の除去

最初は，EDJ付近の絶対に露髄しない部位のう蝕を徹底的に除去する．等倍速コントラにラウンドバーを装着し，十分な注水下で行う．歯髄付近のう蝕が軟らかく容易に除去できるものは再石灰化しないので，除去

してよい．う窩と歯髄腔が交通している場合，この操作だけで露髄するため，直接覆髄に移行する（**図25c**）.

歯髄に近い部位は，よく研磨されたエキスカベーターを用いる．簡単にボロボロと除去できるう蝕は再石灰化不可能なため，除去する．この操作だけで露髄するような象牙質は，再石灰化不可能であるため，最初から適応症でなかったと考える．抵抗があるが，力を入れると除去可能なう蝕第2層を残存させる（**図25d**）.

う蝕検知液の使用も役立つ．製品によって基準は異なるが，カリエスチェック（日本歯科薬品）の場合，歯髄に近接した部位以外はマイクロリーケージを防げる歯面を露出させるため，染まらない状態にする．ただし，う蝕除去が必要な部位が残っているにもかかわらず，染まらないこともあるため，最後はエキスカベーターや探針で硬さをチェックする必要がある（**図25e**）.

6 ステップワイズエキスカベーションにおける薬剤の選択

水酸化カルシウムセメント（ダイカル，デンツプライシロナ／ライフ，カー），タンニン・フッ化合物（ハイボンドテンポラリーセメント，松風），水酸化カルシウム粉末，水酸化カルシウムペースト（ビタペックス，ネオ製薬工業）などが選択肢となる．貼薬剤の種類はあまり結果に影響を及ぼさないため，マイクロリーケージを防げるような確実な処置ができるよう，操作性を重視して薬剤を選択する．具体的には，1級窩洞では，どのタイプを用いてもよいが，隣接面を含む窩洞など，マージンが歯肉に近い窩洞は硬化するタイプの貼薬剤を用いる．

❶ 水酸化カルシウムセメントを用いた方法

ダイカルやライフは操作時間が非常に短いため，操作性が悪い．しかし，硬化が非常に早く，待ち時間が少なくなることは，チェアタイムを減らせるという観点では利点となる．扱い方のコツをつかめば，悪い材料ではない．

器具は，アプリケーターではなく，CR充填用のヘラ型のインスツルメントまたは練成充填器を用いる．術者が練ることで，わずかであるが，操作時間を長くすることができる．練ったセメントは，ピンポイントに貼薬するのではなく，窩洞全体を覆うように一気に充填する．すぐに硬化するので，余剰部を等倍速コントラに装着したラウンドバーで注水下で除去し，仮封材が象牙質に接着する幅を1.5〜2mm程度確保する（**図25f〜h**）.

❷タンニン・フッ化合物セメントを用いた方法

ハイボンドテンポラリーセメントソフトまたはハード(松風)を使用する．ソフトのほうが薬効が高く，硬化時間が短いため，使いやすい．また，水酸化カルシウムセメントほど早く硬化しないため，アプリケーターを用いてピンポイントに貼薬することができる．硬化を確認してから，仮封を行う．マージンから1.5～2mmの部位には貼薬せず，仮封材が接着するスペースを確保する．

❸水酸化カルシウム粉末，ペーストを用いた方法

硬化しないタイプの貼薬剤は，象牙質の硬化が早く生じるが，適応症は1級窩洞に限定される場合が多い．なぜなら，仮封操作を行う際に仮封材が薬剤を圧迫することで，薬剤が仮封材と歯質の間に入り込み，硬化しない薬剤が漏出し，マイクロリーケージを生じる間隙ができる可能性があるからである．これを完全に防ぎたい場合，硬化するタイプの材料でこの貼薬剤を一層覆い，2重仮封を行うことで対応可能である．硬化するタイプの材料としては，水酸化カルシウムセメントや仮着用セメント，レジン強化型グラスアイオノマーセメントなどがある．

7 仮封

仮封の精度はマイクロリーケージの有無に直結するため，非常に重要である．レジン強化型グラスアイオノマーセメントまたはグラスアイオノマーセメントを使用する(図25i)．ビトラボンド光重合グラスアイオノマー裏装材(3M)のような流動性が高く，ぬれがよいタイプは，セメントが窩壁になじみやすく，使いやすい．

充填はCRシリンジを用いて行う．先端がプラスチックのもので十分であるが，より確実にアンダーカットのある部位などに充填したい場合，先端が細い金属のシリンジタイプが使いやすい．

大臼歯の大きな窩洞や咬合力が強い患者，長期の仮封が予想される場合は，CR修復による仮封を行う必要がある．いずれにせよ，仮封期間中のマイクロリーケージを防ぐことが重要である．

8 リエントリーまでの期間

硬化しないタイプの薬剤を用いた場合，約3か月で硬化する．セメントタイプの薬剤を用いた場合，硬化に時間がかかる傾向があるため，6か月待つ．ただし，期間を空けるほど，マイクロリーケージのリスクが上がり，患者が再来院しない可能性も高まることを考慮に入れ，期間を決める．

9 リエントリー

浸潤麻酔を行った後，仮封材を除去する．歯髄に近接した部位は，貼薬剤があるため，除去しやすいが，健全歯質に付着した仮封材は強固に接着している場合が多く，歯質との見分けがつきにくいため，強拡大視野下で確認するとよい．

1回目のう蝕除去の際，露髄を避けようとするため，残存させたう蝕は第1層が残っている場合が多い．リエントリーでは，この再石灰化不可能な層を除去する．う蝕の除去は，よく研磨されたエキスカベーターを用いる．うまく，再石灰化していると，象牙質が非常に硬く「カリカリ」という音がする．強い力でう蝕除去を行っても，石灰化した象牙質はなかなか削れない．また，石灰化しているため，硬化した象牙質は光沢があり，マイクロスコープで見ると，光に反射する(図25l, m)．

硬化後の象牙質の色は，一般的には暗い色に変化すると言われているが，すべての症例に当てはまるわけではなく，色の変化は治療がうまくいっているかの判断材料になりにくい．

また，ステップワイズエキスカベーションの主な治癒のメカニズムは象牙質の再石灰化であり，修復象牙質の形成は期待しにくいため，最終的なう蝕除去後に象牙質の状態をマイクロスコープで確認すると，うっすらと歯髄が透けて見えることが多い(図25n)．

エキスカベーターによるう蝕除去で露髄した場合は，直接覆髄に移行する．露髄が生じる症例の多くは，術前にう窩と歯髄が交通しており，再石灰化可能な象牙質が残っていない．また，マイクロリーケージがある場合再石灰化しない．リエントリー時の露髄は約10%に生じるため，直接覆髄の知識と技術も必要である．

10 最終修復

マイクロリーケージを防ぐことが，最終修復の役割である．それぞれの術者のもっとも成績のよい修復方法を選択する．できればCRまたはインレー修復で終え，クラウンは避けたい(図25o)．象牙質の露出は，歯髄への刺激や細菌感染の経路になる可能性があり，支台歯形成そのものが歯髄壊死のリスクとなるためである．

11 経過観察

術直後に臨床症状が出ることは非常に少ない．多くの場合，数か月から数年経過し，臨床症状が出てくる．冷温度診を行い，歯髄壊死の確率を検査する．

12 患者への説明

歯髄の診断の不確実さと，万が一臨床症状が出た場合，根管治療が必要であることを伝える．

ステップワイズエキスカベーションの術式

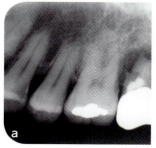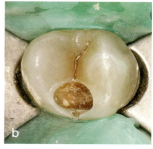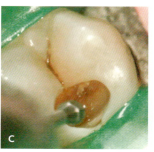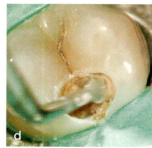

図25a　43歳女性．|4遠心に歯髄に近接透過像を認める．
図25b　遊離エナメル質を除去後の状態．
図25c　等倍速コントラに装着したラウンドバーでEDJのう蝕を除去．
図25d　エキスカベーターで歯髄に近接したボロボロと容易に取れてくるう蝕のみ除去．

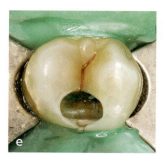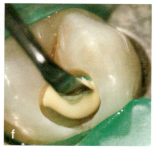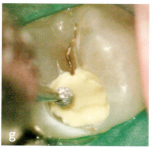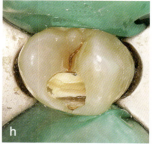

図25e　う蝕検知液（カリエスチェック，日本歯科薬品）で染めると，歯髄に近接した部位が染まっているのがわかる．
図25f　ダイカル（デンツプライシロナ）をレジン充填器で歯髄に近接した部位の周囲も一気に貼薬する．
図25g, h　窩洞マージン部約2mmに仮封材が充填されるよう，余剰のダイカルを除去．

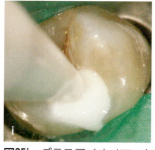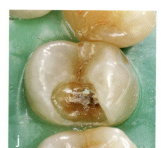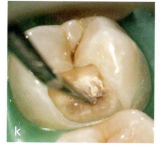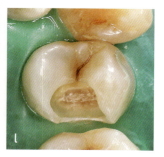

図25i　グラスアイオノマーセメント（ベースセメント，松風）で仮封．
図25j　5か月後，リエントリー時．う蝕の色が暗くなっているのがわかる．
図25k　残存した硬化していないう蝕をエキスカベーターで除去．
図25l　う蝕除去後の状態．

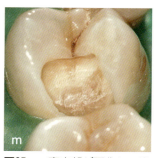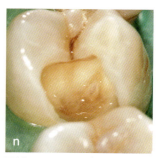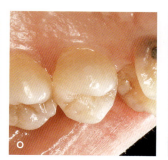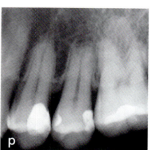

図25m　窩底部が硬化し，光で反射しているのがわかる．
図25n　水を浸し，マイクロスコープで観察すると，髄角部に歯髄が透けて見えるのを確認できる．修復象牙質が形成されているようには考えにくい．その後CR修復を行った．
図25o, p　4年後，異常を認めない．

おわりに

間接覆髄においても，歯髄保存の原則は同じである．直接覆髄との違いは，歯髄を直接視診して診断できないため，間接的な情報から歯髄の診断をしなければならないことである．マイクロリーケージを防ぐという観点では，露髄していないため，術式のハードルは低いだろう．ただし，露髄していないからといって治療の質を下げてよいわけではない．質の低い仮封や最終修復は歯髄壊死を起こす．「象牙質の露出＝細菌が歯髄へ到達できる道がある（象牙細管）」ことをよく覚えておかなければならない．

参考文献

1. Kato S, Fusayama T. Recalcification of artificially decalcified dentin in vivo. J Dent Res 1970；49(5)：1060-1067.
2. Maltz M, Garcia R, Jardim JJ, de Paula LM, Yamaguti PM, Moura MS, Garcia F, Nascimento C, Oliveira A, Mestrinho HD. Randomized trial of partial vs. stepwise caries removal: 3-year follow-up. J Dent Res 2012；91(11)：1026-1031.
3. Murray PE, Smith AJ, Windsor LJ, Mjör IA. Remaining dentine thickness and human pulp responses. Int Endod J 2003；36(1)：33-43.
4. Jordan RE, Suzuki M. Conservative treatment of deep carious lesions. J Can Dent Assoc (Tor) 1971；37(9)：337-342.
5. Jordan RE, Suzuki M, Skinner DH. Indirect pulp-capping of carious teeth with periapical lesions. J Am Dent Assoc 1978；97(1)：37-43.
6. 永峰道博．タンニン・フッ化物合剤配合カルボキシレートセメントによる深部う蝕治療に関する研究．岡山大学歯学雑誌 1993；12：1-25.
7. 日本歯科保存学会 う蝕治療ガイドライン作成委員会．う蝕治療ガイドライン．京都：永末書店，2009.
8. Orhan AI, Oz FT, Orhan K. Pulp exposure occurrence and outcomes after 1- or 2-visit indirect pulp therapy vs complete caries removal in primary and permanent molars. Pediatr Dent 2010；32(4)：347-355.
9. Fairbourn DR, Charbeneau GT, Loesche WJ. Effect of improved Dycal and IRM on bacteria in deep carious lesions. J Am Dent Assoc 1980；100(4)：547-552.
10. Sawusch RH. Direct and indirect pulp capping with two new products. J Am Dent Assoc 1982；104(4)：459-462.
11. Leung RL, Loesche WJ, Charbeneau GT. Effect of Dycal on bacteria in deep carious lesions. J Am Dent Assoc 1980；100(2)：193-197.
12. Ricketts D, Lamont T, Innes NP, Kidd E, Clarkson JE. Operative caries management in adults and children. Cochrane Database Syst Rev 2013；(3)：CD003808.
13. Magnusson BO, Sundell SO. Stepwise excavation of deep carious lesions in primary molars. J Int Assoc Dent Child 1977；8(2)：36-40.
14. Leksell E, Ridell K, Cvek M, Mejàre I. Pulp exposure after stepwise versus direct complete excavation of deep carious lesions in young posterior permanent teeth. Endod Dent Traumatol 1996；12(4)：192-196.
15. Corralo DJ, Maltz M. Clinical and ultrastructural effects of different liners/restorative materials on deep carious dentin: a randomized clinical trial. Caries Res 2013；47(3)：243-250.
16. Murray PE, Hafez AA, Smith AJ, Cox CF. Bacterial microleakage and pulp inflammation associated with various restorative materials. Dent Mater 2002；18(6)：470-478.
17. Maltz M, Jardim JJ, Mestrinho HD, Yamaguti PM, Podestá K, Moura MS, de Paula LM. Partial removal of carious dentine: a multicenter randomized controlled trial and 18-month follow-up results. Caries Res 2013；47(2)：103-109.
18. Maltz M, Alves LS, Jardim JJ, Moura Mdos S, de Oliveira EF. Incomplete caries removal in deep lesions: a 10-year prospective study. Am J Dent 2011；24(4)：211-214.
19. Bjørndal L, Reit C, Bruun G, Markvart M, Kjaeldgaard M, Näsman P, Thordrup M, Dige I, Nyvad B, Fransson H, Lager A, Ericson D, Petersson K, Olsson J, Santimano EM, Wennström A, Winkel P, Gluud C. Treatment of deep caries lesions in adults: randomized clinical trials comparing stepwise vs. direct complete excavation, and direct pulp capping vs. partial pulpotomy. Eur J Oral Sci 2010；118(3)：290-297.
20. Hernandéz-Gatón P, Serrano CR, Nelson Filho P, De Castañeda ER, Lucisano MP, Silva RA, Silva LA. Stepwise Excavation Allows Apexogenesis in Permanent Molars with Deep Carious Lesions and Incomplete Root Formation. Caries Res 2015；49(6)：637-639.
21. Mente J, Geletneky B, Ohle M, Koch MJ, Friedrich Ding PG, Wolff D, Dreyhaupt J, Martin N, Staehle HJ, Pfefferle T. Mineral trioxide aggregate or calcium hydroxide direct pulp capping: an analysis of the clinical treatment outcome. J Endod 2010；36(5)：806-813.
22. Barthel CR, Rosenkranz B, Leuenberg A, Roulet JF. Pulp capping of carious exposures: treatment outcome after 5 and 10 years: a retrospective study. J Endod 2000；26(9)：525-528.
23. Baume LJ, Holz J. Long term clinical assessment of direct pulp capping. Int Dent J 1981；31(4)：251-260.
24. Haskell EW, Stanley HR, Chellemi J, Stringfellow H. Direct pulp capping treatment: a long-term follow-up. J Am Dent Assoc 1978；97(4)：607-612.
25. Matsuo T, Nakanishi T, Shimizu H, Ebisu S. A clinical study of direct pulp capping applied to carious-exposed pulps. J Endod 1996；22(10)：551-556.
26. Horsted P, Sandergaard B, Thylstrup A, El Attar K, Fejerskov O. A retrospective study of direct pulp capping with calcium hydroxide compounds. Endod Dent Traumatol 1985；1(1)：29-34.
27. Bogen G, Kim JS, Bakland LK. Direct pulp capping with mineral trioxide aggregate: an observational study. J Am Dent Assoc 2008；139(3)：305-315.
28. Witherspoon DE, Small JC, Harris GZ. Mineral trioxide aggregate pulpotomies: a case series outcomes assessment. Am Dent Assoc 2006；137(5)：610-618.
29. Hilton TJ1, Ferracane JL, Mancl L. Comparison of CaOH with MTA for direct pulp capping: a PBRN randomized clinical trial. J Dent Res 2013；92(7 Suppl)：16S-22S.
30. Chailertvanitkul P, Paphangkorakit J, Sooksantisakoonchai N, Pumas N, Pairojamornyoot W, Leela-Apiradee N, Abbott PV. Randomized control trial comparing calcium hydroxide and mineral trioxide aggregate for partial pulpotomies in cariously exposed pulps of permanent molars. Int Endod J 2014；47(9)：835-842.
31. Brizuela C, Ormeño A, Cabrera C, Cabezas R, Silva CI, Ramírez V, Mercade M. Direct Pulp Capping with Calcium Hydroxide, Mineral Trioxide Aggregate, and Biodentine in Permanent Young Teeth with Caries: A Randomized Clinical Trial. J Endod 2017；43(11)：1776-1780.
32. Kundzina R, Stangvaltaite L, Eriksen HM, Kerosuo E. Capping carious exposures in adults: a randomized controlled trial investigating mineral trioxide aggregate versus calcium hydroxide. Int Endod J 2017；50(10)：924-932.

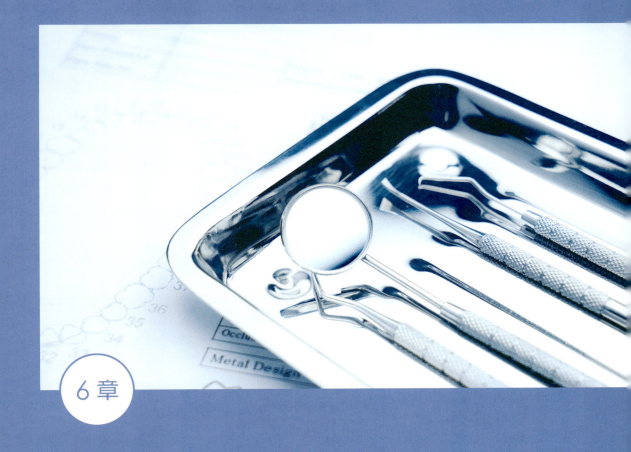

6章

仮封と最終修復
"マイクロリーケージを防ぐ修復治療"

　これまで繰り返し述べてきたように，歯髄の長期予後はマイクロリーケージの有無で決まる．歯髄を治癒に導き，長期にわたり保存するためには，仮封と最終修復の質が成功の鍵を握っている．この章では，修復方法や材料の選択，術式のポイントについて述べる．

科学編
[science]

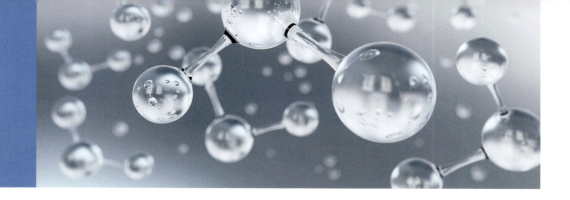

どのような要素がマイクロリーケージの有無を決めるか？

Murrayらの抜歯予定のヒトの歯を対象に組織学的検査を行った報告によると，マイクロリーケージと関係がある要素は，修復材料の種類，窩洞の大きさ，炎症の有無，窩洞形成後の時間であった[1]．このうち，修復材料の種類と窩洞の大きさがマイクロリーケージの有無に影響を及ぼす要素であり，炎症と窩洞形成後の時間は結果と考えられる（図1）．これらを最小限にすることが，細菌感染による歯髄壊死を減らすことにつながる．

CRインレー，アンレー，クラウン，マイクロリーケージが少ないのは？

窩洞が大きくなるほど，象牙細管の露出量が増えるため，マイクロリーケージによる細菌感染のリスクが増える[1]（図2）．つまり，CRインレー，アンレー，クラウンの順に象牙質の露出量が増え，マイクロリーケージによる歯髄壊死のリスクが増えると考えられる（図3）．特に，クラウンは可能であれば避けたい．Kontakiotisらは全部被覆冠の形成を行う前にEPTを行い，印象前に再度EPTを行った結果，約9％の確率でEPT（−）であったと報告している[2]（図4）．全部被覆冠の形成は，支台歯形成により多くの象牙細管が露出するうえ，ほとんどの場合が即日修復を行わないため，テンポラリークラウンを仮着している間に，細菌感染のリスクが増える．

象牙質の露出量が多く，仮着期間が長いとマイクロリーケージのリスクになるため，可及的に直接修復を行い，間接修復の場合は仮着期間を短くする（図5）．

図1 マイクロリーケージの有無に影響を及ぼす要素

窩壁の広さ，窩洞の表面積，修復材料がマイクロリーケージの有無に影響を及ぼす．時間の経過とともに，細菌感染が生じ，結果として歯髄炎が生じる．（文献1をもとに作成）

図2 象牙質の露出範囲が増えるほどマイクロリーケージのリスクが上がる

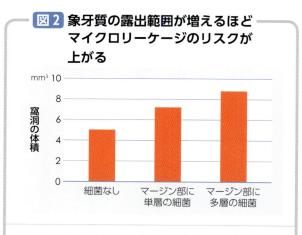

窩洞の体積が増えるほど，細菌感染の量が増える．修復治療により100％マイクロリーケージを防げるとは限らないため，可及的に象牙質の露出量を減らすことが重要である．（文献1より引用・改変）

図3 可及的に象牙質の露出を減らす修復方法を選択する

インレー　アンレー　クラウン

低　マイクロリーケージのリスク　高

マイクロリーケージを防ぐという観点からは，クラウンによる修復を可及的に避けたい．

図4 クラウン修復は歯髄壊死を増やす

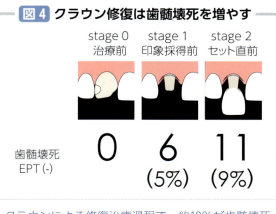

	stage 0 治療前	stage 1 印象採得前	stage 2 セット直前
歯髄壊死 EPT (−)	0	6 (5%)	11 (9%)

クラウンによる修復治療過程で，約10%が歯髄壊死する．象牙質の露出量が多いこと，仮着期間中の感染が原因と考えられる．（文献2をもとに作成）

長期の仮着はマイクロリーケージを起こす

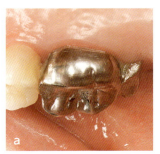
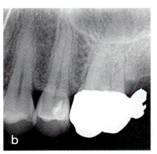
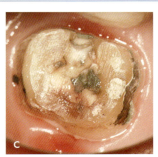
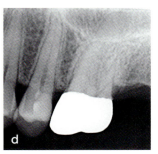

図5 a, b 35歳女性，左上の違和感が主訴．前医は痛みの原因歯の診断がつかず，|6 のクラウンの仮着を行っていた．
図5 c リムーバーで容易にクラウンが除去できた．ほとんどのセメントは消失し，一部残存したセメントも黒変しており，マイクロリーケージを生じていたと考えられる．冷温度診（＋）であった．痛みの原因は|5 の歯髄炎であった（3章図33参照）．支台歯形成を行い，修復治療を行った．
図5 d 1年後のエックス線写真．問題を生じていない．

図6 材料の違いはマイクロリーケージの有無に影響を及ぼす（ヒトの組織細菌学的評価）

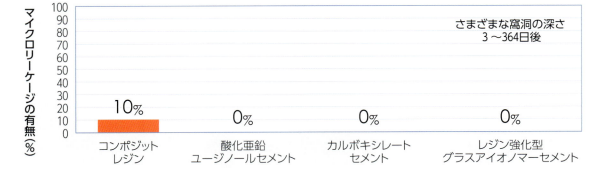

酸化亜鉛ユージノールセメント，カルボキシレートセメント，レジン強化型グラスアイオノマーセメントにはマイクロリーケージを認めなかった．コンポジットレジン（CR）の10%にマイクロリーケージを認めた．CRといっても，さまざまなボンディングシステムがあり術者の手技にも影響を受ける．ヒトの歯を対象にしたこのような研究がほとんどないため，他の研究も参考にし，総合的に判断する必要がある．（文献1をもとに作成）

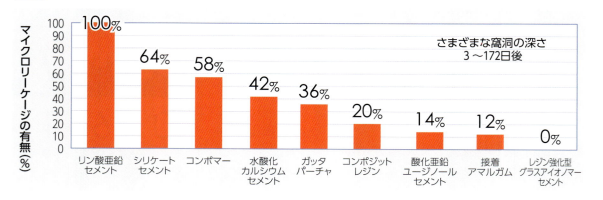

図7 材料の違いはマイクロリーケージの有無に影響を及ぼす（サルの組織細菌学的評価①）

数多くの材料について調べられている．レジン強化型グラスアイオノマーセメントがマイクロリーケージの少ない材料だとわかる．また，日常臨床でよく用いられているダイカル（デンツプライシロナ）やライフ（カー）などの水酸化カルシウムセメントは，ガッタパーチャよりマイクロリーケージが多いため，裏装材に適していない．（文献3をもとに作成）

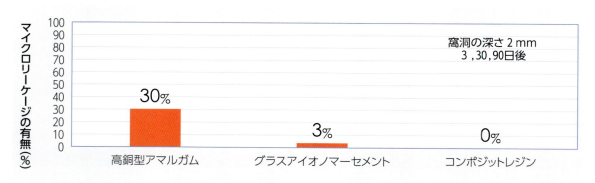

図8 材料の違いはマイクロリーケージの有無に影響を及ぼす（サルの組織細菌学的評価②）

この報告では，図6，7の報告と異なる結果となっており，コンポジットレジンがもっともマイクロリーケージが少ない結果になっている．使用している材料が異なることもあるが，術者の技術も結果に影響を及ぼすことを考慮に入れる必要がある．（文献4をもとに作成）

もっともマイクロリーケージの少ない充填材料は？

　Murrayらの報告によると，カルボキシレートセメント，酸化亜鉛ユージノールセメント，レジン強化型グラスアイオノマーセメントにはマイクロリーケージを認めず，コンポジットレジン（CR）の10％にマイクロリーケージを認めた[1]（図6）．

　また，彼らはサルの歯を対象とした同様の研究も行っており，その結果は，マイクロリーケージの多い順に，リン酸亜鉛セメント100％，シリケートセメントが64％，コンポマー58％，水酸化カルシウムセメント42％，ガッタパーチャ36％，コンポジットレジン20％，酸化亜鉛ユージノールセメント14％，接着アマルガム12％，レジン強化型グラスアイオノマーセメント0％であった[3]（図7）．

　レジン強化型グラスアイオノマーセメントはマイクロリーケージを防ぐのに有効な材料とわかる．しかし，最終修復に用いるには，機械的強さが不足しているため，咬合力のかからない歯頸部くさび状欠損の修復や根面う蝕，サンドイッチテクニック（ライナー）に用いられていることが多い．

　CR修復はマイクロリーケージを生じやすい材料である．しかし，すべてのCRがマイクロリーケージを起こすとは限らない．Shimadaらのサルを対象とした研究では，CR修復後にマイクロリーケージを認めなかった[4]（図8）．これらの報告におけるマイクロリーケージの違いはCR修復の材料や手技，術者の技術が異なるために，生じた結果と考えられる．CRは非常にテクニックセンシティブな材料であるため，多くの工夫，細心の注意を払い治療を行う必要がある．

CR修復はテクニックセンシティブである

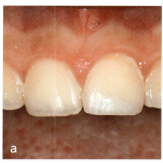
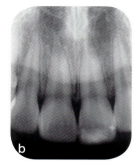
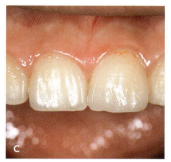
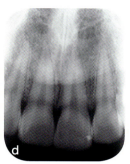

図9a, b 12歳男性，外傷により，⊥1の歯冠破折が生じ，CR修復を受けたが，温水痛があること主訴に来院．CRのやりかえにより，疼痛は消失した．CRが接着しておらず，マイクロリーケージが生じていたと考えられる．
図9c, d 2年後の状態．冷温度診に反応を示し，エックス線写真で異常を認めない．

CR修復のマイクロリーケージを減らす

CR修復はレジン強化型グラスアイオノマーセメントやカルボキシレートセメント，酸化亜鉛ユージノールセメントよりマイクロリーケージが生じやすい材料であるが，日常臨床で使わない日はない．材料的な欠点はあるものの，それを補うための材料の選択や使用法を工夫することでテクニックセンシティビティの壁を越えることができる（**図9**）．

① どのボンディングシステムを使うか？

CRのボンディングシステムの違いによるマイクロリーケージの有無をシステマティックに比較した報告はない．しかし，歯頸部くさび状欠損へのCR修復において，ボンディングシステムの違いがCRの予後（脱離）に影響を及ぼすことを調べたシステマティックレビューがある．Peumansらの報告によると，2ステップセルフエッチング法（マイルド）がもっともよい成績であった[5]（**図10, 11**）．筆者は多くの症例でマイルドタイプの2ステップセルフエッチング法を用いている（**図12**）．ちなみに，この報告では歯頸部にレジン強化型グラスアイオノマーセメントを用いた方法も比較しており，どの接着システムよりよい成績であったことは興味深い．

② 知識や技術の違いが接着力を変える

岡田らは，術者の違いがCRの接着強さを変えることを示した．注目すべき点は，臨床経験が長くても必ずしも接着力が高いとは限らないことである[6]（**図13**）．また，Bouillaguetらは，一般臨床医が行う接着強さが，接着メカニズムについての講義を受講する前後で変わるかを評価した．その結果，ボンディング材の種類にかかわらず，受講後の接着力が高かった[7]．つまり，CRは術者により接着強さが変わる可能性があり，使用する材料に対する術式への理解度により，材料の性能を引き出せるかが変わる（**図14**）．日常使用しているボンディング材は，どのように採取し，何秒間，どのように窩洞に塗布し，何秒待ち，エア圧をどのような強さで，何秒かけるか，さらに，どのような保存条件かを，何も見なくても言える必要がある．メーカーが作成する材料使用法ガイドだけでなく，添付文書を熟読されたい．臨床へのヒントが細かく記載されている．

特に1ステップシステムを用いる場合，わずかなエアブローの違いが接着力の違いを生む可能性がある．セルフエッチング2回法ではエアで水を揮発させるステップと，ボンディングを塗るステップを分けているが，セルフエッチング1回法ではこれをエアで水分を飛ばしつつ，ボンディングを残すという操作をしなければならない．テクニックセンシティビティという観点からは，2回法より簡単な方法とは言いにくい[8]．

インレー，クラウンのマイクロリーケージを減らす

う窩の大きさ，術者の熟達度が同じであれば，直接修復も間接修復も予後は変わらないだろう．間接修復における注意点は印象からセットまでの期間のマイクロリーケージを減らすことである．

1 マージンをエナメル質内に設定する

染色材を用いた実験モデルによると修復物のマージンの位置がエナメル質の場合，象牙質よりマイクロリーケージの発生が少ない[9,10]（図15）．臨床において歯肉縁下にマージンを設定せざるを得ない場合は，血液や歯肉溝滲出液が接着界面に入り込むリスクがあるため，より厳しい結果になると考えられる．10年以上前には，クラウンのマージンを歯肉縁下に設定することによりう蝕の発生を減らすという考え方があったが，審美的な理由を除き，現在の科学ではこれを受け入れることはできない．

2 仮着を確実に，期間を短く

クラウンの支台歯形成からセットまでの間に，約10％の歯髄が壊死を生じている可能性があり[2]，その主な原因は仮着期間におけるマイクロリーケージによる細菌感染と考えられる（図4）．対策としては，クラウンはもちろん，インレーやアンレーの形成後も，必ずテンポラリークラウンを製作し，セメントにて仮着することである．インレーの場合，症例によってはカルボキシレートセメントを硬く練って，仮充填とすることもできる．

また，セットまでの期間を短くすることが非常に重要である．どんなにすぐれたテンポラリークラウンの仮着より，早く最終修復を行うほうがマイクロリーケージのリスクが下がる．多くの仮着用セメントの主成分はカルボキシレートセメントであるが，テンポラリークラウンが外れるように機械的物性を弱く調整してある．咬合力でセメントが徐々に破壊され，マイクロリーケージが生じやすい．歯髄保存の観点からは，仮着期間を極力短くすべきである．

COLUMN
論文は生もの，教科書は化石

この言葉は，最先端の情報は学会や論文にあり，教科書の情報は非常に古いことを例えている．確かにそのとおりで，教科書は論文の内容が反映されるまで時間がかかるうえ，発行される頻度が少ない．その一方で，生ものは腐りやすく，化石は何百年も残る．学会発表の情報は数年後には誰も関心を示さないかもしれないが，教科書は時代を越えて生き残った情報だけが記載される．この書籍の内容は，主に臨床論文をもとに書いているため，数年後には鮮度が落ちているし，ワールドスタンダードな教科書ではないため，化石にもなれないだろう．せめて，干物になって，先生方のお役に立ってほしいと願っている．

図10 ボンディング材の違いはCRの予後を変える

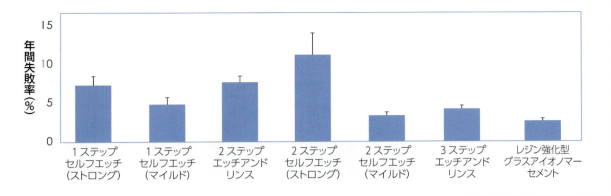

ボンディングシステムによる歯頸部くさび状欠損に対する修復の失敗の違い．失敗率なので，バーが短いほど成績がよい．ボンディング材としては，2ステップセルフエッチング（マイルド）がもっとも成績がよい．さらに注目すべき点は，どのボンディングシステムより，レジン強化型グラスアイオノマーセメントのほうが失敗が少ないことである．ボンディングシステムの分類については，図11を参照．（文献5をもとに作成）

図11 ボンディングシステムの分類

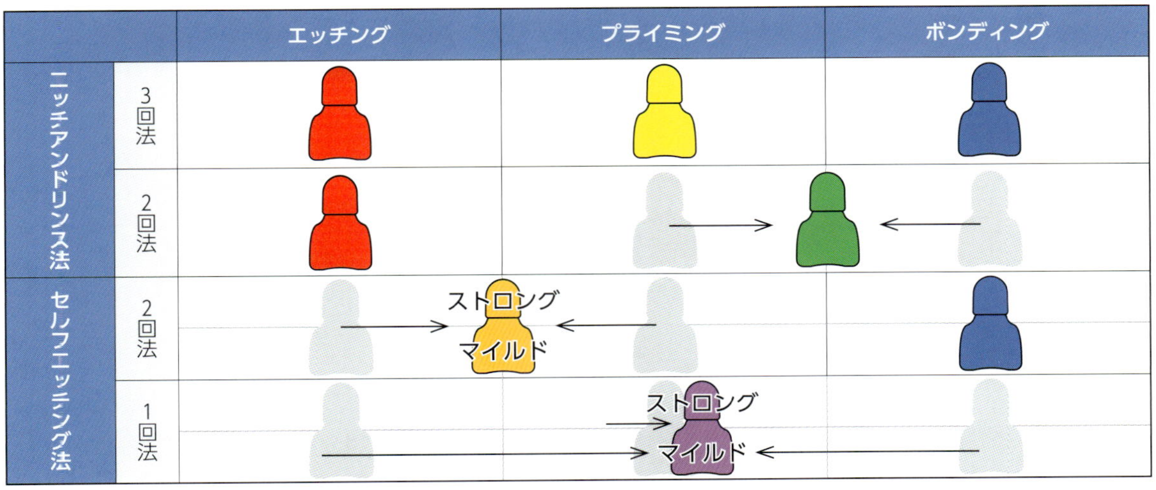

象牙質にリン酸エッチングを行うものをエッチアンドリンス法，行わないものをセルフエッチング法という．3ステップのものを3回法といい，2ステップのものを2回法という．3回法は従来の3ステップシステムであり，2回法は従来のウェットボンディングに相当する．セルフエッチングでも，プライマーのpHによりストロングとマイルドに分かれており，臨床成績が変わる．セルフエッチングの1回法は，現在広く普及している，いわゆる1ステップシステムである．

2ステップセルフエッチング（マイルド）

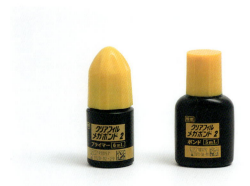

図12 クレアフィルメガボンド2（クラレノリタケデンタル）．2ステップセルフエッチング（マイルド）の一例．筆者はこの製品をメインに用いている．

図13 術者によりボンディング材の接着力が変わる

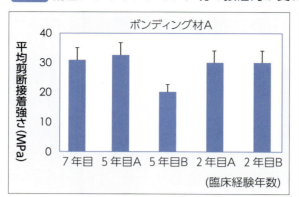
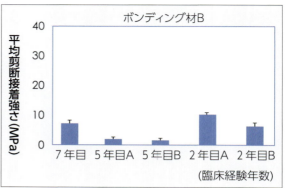

ボンディング材A，Bともに，テクニックセンシティビティの低いと言われるセルフエッチング2回法であるが，接着強さが大きく変わる．注目すべき点は，臨床経験年数に関係なく，術者により接着強さが変わることである．（文献6より引用・改変）

図14 術者の知識はボンディング材の接着力を変える

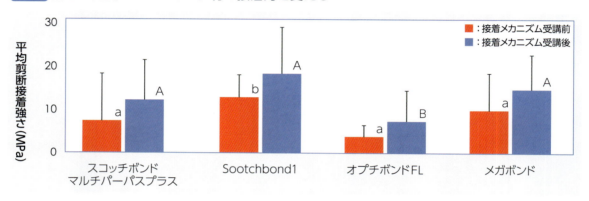

どのボンディング材においても，接着メカニズム受講後に接着力が上昇していることに注意．多くの歯科医師は，ボンディング材の性能を引き出せていない可能性がある．接着システムを理解すること，添付文書を熟読することが必要である．（文献7より引用・改変）

図15 象牙質マージンはエナメル質マージンよりマイクロリーケージが多い

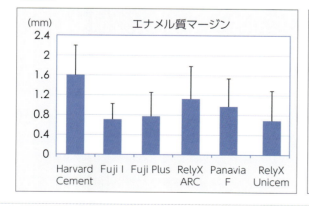
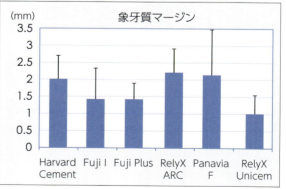

染色材を用いた，マージンからのマイクロリーケージの計測．リン酸亜鉛セメントを除き，象牙質マージンのほうがマイクロリーケージが生じやすいことがわかる．各セメントの分類は以下のとおりである．Harvard cement：リン酸亜鉛セメント，Fuji I：従来型グラスアイオノマーセメント，Fuji Plus：レジン強化型グラスアイオノマーセメント，RelyX ARC：レジンセメント，Panavia F：レジンセメント，RelyX Unicem：セルフアドヒーシブレジンセメント．（文献9より引用・改変）

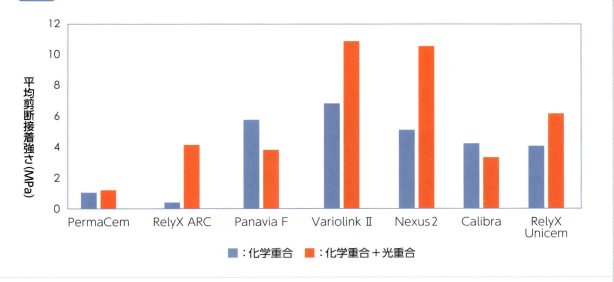

図16 デュアルキュアタイプのレジンセメントは光照射を行ったほうが接着力が高いものが多い

150日間水中浸漬後，37,500回転サイクル試験後の接着強さ．デュアルキュアタイプのレジンセメントは，光照射を行ったほうが接着力が高いものが多い．セメントの種類は以下のとおりである．PermaCem：DMG，RelyX ARC：3M ESPE，Panavia F：Kuraray，Variolink II：Ivoclar Vivadent，Nexus 2：Kerr，Calibra：Dentsply DeTrey，RelyX Unicem：3M ESPE．（文献11より引用・改変）

3 どのセメントを使うか？

ヒトの歯を対象に，セメントの種類によるマイクロリーケージの違いを組織学的に調べた報告は筆者の知る限りなく，ほとんどが実験室での報告である．さらに，現在，日本の市場で一般的に用いられている材料を用いた報告は少なく，RCTのような臨床研究に基づくセメントの選択は不可能である．そのため，実験室での接着力を調べた報告を参考にすると，前処理を行う，セルフエッチングタイプのレジンセメントがもっとも接着力が強いようである[11〜13]．また，商品によるがデュアルキュアタイプのものは，光照射を行ったほうが接着力が高いものが多いため，必ず光照射を行う[14〜16]（**図16**）．また，光が届かないタイプの修復物は，デュアルキュアの化学重合による接着力に期待することになる．デュアルキュアの化学重合による接着力は商品により大きく異なる[15〜17]（**図17，18**）．ただし，レジンセメントの接着メカニズムは，コンポジットレジンの接着と同様に，術者により接着力の違いが生じると考えられる．添付文書をよく読み正しく使用することが重要である．

4 セット時は出血や歯肉溝滲出液を厳密にコントロールする

修復物装着後の歯髄壊死の多くは，マージン部からの細菌感染が原因と考えられる．マージンが歯肉に近い場合，出血や歯肉溝滲出液のコントロールに注意しなければならない．その場合，圧排糸による滲出液のコントロール，またはレーザーや電気メスによりマージンに近い歯肉を除ける必要がある．支台歯に血液，唾液，歯肉溝滲出液がまったく存在しない状態を確認してから，セットする．

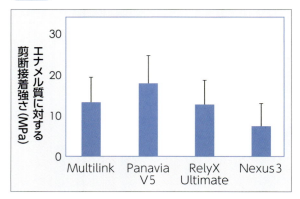
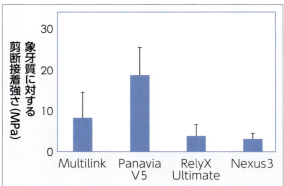

図17 デュアルキュアタイプのレジンセメントにおける化学重合の接着力はセメントにより異なる

化学重合のみによる接着力は商品により異なる．メーカーの添付文書をよく読み使用する．商品は以下のとおりである．Multilink：Ivoclar Vivadent，Panavia V 5：Kuraray Noritake Dental，RelyX Ultimate：3 M ESPE，Nexus 3：Kerr．（文献17より引用・改変）

レジンセメント

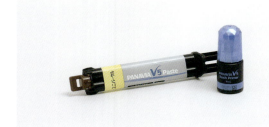

図18 パナビアV 5（クラレノリタケデンタル）．光照射が届かない部位でも高い接着力を期待できる．

裏装によりマイクロリーケージを減らす

　裏装の有無で，CR修復後の術後疼痛の発生は変わらないことを示すRCTがある[18〜20]．筆者も日常臨床で裏装の必要性を感じていない．しかし，CRも間接修復も術者の知識と技術に左右されるため，修復後に術後疼痛を経験する術者は，根本的にはCR修復の術式を見直す必要があるが，レジン強化型グラスアイオノマーセメントによる裏装を行うのもひとつの方法である．

1 裏装に用いる材料は？

　マイクロリーケージを防ぐという観点からは，ダイカルやライフといった水酸化カルシウムセメントは有効ではない．前述のMurrayらはサルの歯を対象にした報告で，水酸化カルシウムセメントの42％にマイクロリーケージによる細菌感染を認めたと報告している[3]（図7）．水酸化カルシウムセメントは，長期的な観点からも，セメントが破壊され，デッドスペースとなる可能性が高い．

　裏装材として適切な材料はマイクロリーケージの少ないレジン強化型グラスアイオノマーセメントだろう（図6，7）．カルボキシレートセメント，酸化亜鉛ユージノールセメントもマイクロリーケージが少ないが，最終修復に用いるには機械的強さに不安が残る．

2 裏装が必要な術者と症例

　筆者はほとんどの症例で裏装材を使用せずに，修復を行う．間接修復でアンダーカット部がある場合は，ボンディング処理を行い，CRを使用する．筆者の場合，CR修復後の術後疼痛やマイクロリーケージで歯髄壊死をほとんど経験しないからである．しかし，前述のように，CRはテクニックセンシティブな材料であり，日常臨床で術後疼痛を経験する術者は，レジン強化型グラスアイオノマーセメントによる裏装を行うとよい．特に，深い窩洞や歯髄が透けて見えるような，いわゆるピンクスポットの状態であれば，裏装が効果的である（図19）．Murrayらは歯髄までの象牙質の厚みが0.25mm以下になると，マイクロリーケージのリスクが高くなることを報告している[1]（図20）．窩洞と歯髄

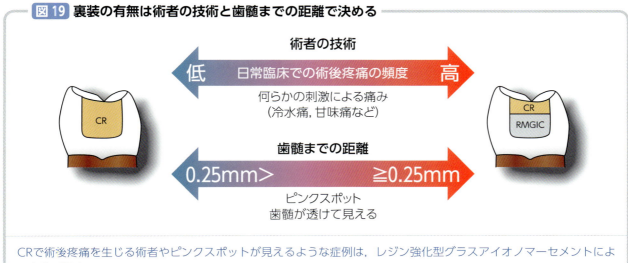

図19 裏装の有無は術者の技術と歯髄までの距離で決める

CRで術後疼痛を生じる術者やピンクスポットが見えるような症例は，レジン強化型グラスアイオノマーセメントによる裏装が役立つ.

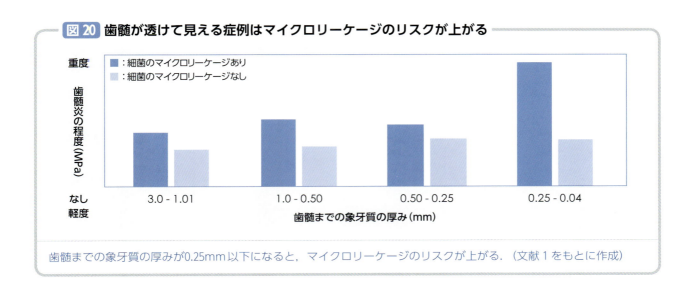

図20 歯髄が透けて見える症例はマイクロリーケージのリスクが上がる

歯髄までの象牙質の厚みが0.25mm以下になると，マイクロリーケージのリスクが上がる．（文献1をもとに作成）

の距離が近いうえ，象牙細管の数が増えるため，わずかなテクニカルエラーがマイクロリーケージを起こすと考えられる．ただし，慢性う蝕やステップワイズエキスカベーションにより，硬化した象牙質の場合，石灰化により象牙細管の透過性が減少しているため，裏装は不要である．

レジン強化型グラスアイオノマーセメントを使いこなす

　レジン強化型グラスアイオノマーセメントは裏装や仮封に適している．商品により，粉液やペーストなど性状の違い，硬さによるぬれの違い，歯面処理の有無などの違いがあり，特徴に応じて使いこなす必要がある．

　セメント粉液の採取量は粉，液ともに術者により影響を受け，約10％の範囲で増減する[21]．グラスアイオノマーセメントは粉の量が少ないほど，機械的強さが低下することを考慮すると[22]，スタッフと正確な粉液の採取法を共有する必要がある．近年はペーストタイプの製品が増えており，この場合は採取の問題が少ない．しかし，ペーストを出す際，カートリッジの先端のペーストが詰まっていることがあるため，最初に1mm程度ペーストを出し，2つのペーストが均等に出ていることを確認する．

　セメントの硬さ，ぬれの違いも重要である．一般的に，硬いタイプのセメントはぬれが悪いため，窩壁への適合性が悪い．流れがよく，ぬれがよいものが使いやすい．フローがよいタイプは，充填の際に，先端が細いタイプのCRシリンジを使用することができ，簡便である．ただし，フローがよいということは，一般的に機械的強さが劣るため，使用する量を減らす必要

レジン強化型グラスアイオノマーセメント

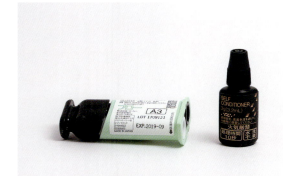

図21a フジフィルLCフロー（ジーシー）．ペーストタイプで練和の技術に左右されにくい．また，フローがよく，窩壁へのなじみもよい．コンディショナーによる前処理を行う場合MTAを使用した直後には使いにくい．

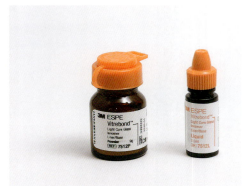

図21b ビトラボンド™ 光重合グラスアイオノマー裏装材（3Mヘルスケア）．粉液タイプであり，粉液の採取や練和の技術に左右される可能性があるが，フローがよく，前処理が不要であることが利点である．

がある．

コンディショナーによる前処理を行うことで接着力が向上する製品がある．しかし，MTAで直接覆髄した直後に，コンディショナーを用い，エアブローを行うと，硬化していないMTAの粉が窩洞全体に広がり，セメントと歯質の界面に入り込んでしまう場合がある．このような場合は，前処理の不要なタイプがよい．筆者はMTAで直接覆髄を行った後の裏装や仮封に，Murrayらの報告で用いられている製品（ビトラボンド™ 光重合グラスアイオノマー裏装材，3Mヘルスケア）を用いている．粉液タイプであるため，スタッフと正しい粉液の採取法，練和法を確認する必要があるが，フローがよく，先端の細いCRシリンジを使えること，またWHOプローブを用い，MTAの周囲1mmに限定し，ピンポイントに裏装を行うこともできる（図21）．

術者の技術がもっとも決定的な要素である

同じ窩洞形成デザイン，修復方法，材料の選択を行ったとしても，術者により歯髄壊死の頻度は大きく異なるだろう．術者の知識と技術，診療環境の違いがもっとも影響を与える要素と考えられる．同じタイプの修復物の成功率が報告により一貫性を認めないのが，材料以外の要素が大きく影響していることを示唆している．

どの歯科治療にも言えることであるが，技術の違いが結果に影響を及ぼす．卒後間もない歯科医師と経験豊富な十分な技術のある歯科医師では，材料の扱い方ひとつとっても，大きく異なるだろう．しかし，近年は拡大鏡やマイクロスコープの普及にともない，その差は減少していると言える．少なくとも5倍以上の拡大鏡，できればマイクロスコープによる強拡大視野下で治療を行えれば，これまで越えられなかった技術の壁を越えられるだろう（図22）．

修復物の寿命はマイクロリーケージの有無だけでは決まらない

これまでは歯髄保存の観点からいかにマイクロリーケージを防ぐ修復を行うかについて述べてきた．しかし，修復物そのものの寿命は必ずしもマイクロリーケージの有無だけでは決まらない．特に，大きな咬合力を負担しなければならない臼歯部は，修復物の摩耗や脱離，歯の破折も考慮しなければならない．そういった観点からは，マイクロリーケージのリスクと修復物のトラブルはトレードオフの関係になり，トラブルの起こりにくさの順に，クラウン，アンレー，インレー，CRとなるだろう．つまり，最終的な修復物の選択は，マイクロリーケージのリスクと咬合力の負担のバランスを考慮して選択する．

マイクロスコープは技術の壁を越える

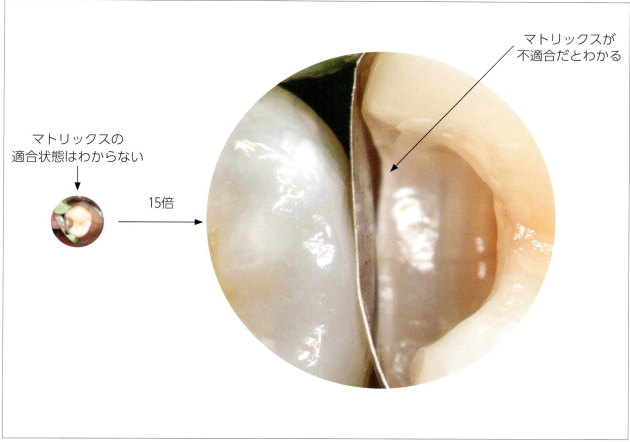

図22 15倍に拡大すると，マトリックスが適合していないことがわかる．すべての術式で，マイクロスコープを使うことにより，これまで気づかなかった技術的エラーを確認できるだろう．

臨床編 [clinical]

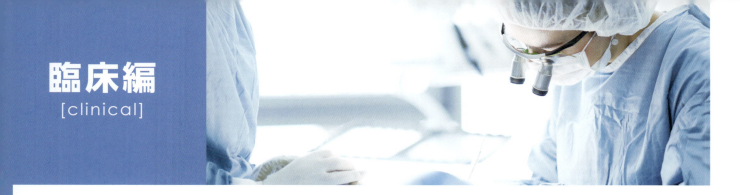

マイクロリーケージを起こさないための修復テクニック

コンポジットレジン修復の手順とポイント

① 歯面清掃と研磨
エナメル質にCRを確実に接着させるには，歯面に付着したプラークを除去する必要がある．ブラシを用いるか，窩洞よりわずかに広い範囲でスーパーファインのバーを用いて歯面清掃と研磨を行う．

② ベベルの付与
エナメル質の接着はレジンタグの形成により達成されるため，窩壁がエナメル小柱と平行にならないよう，ベベルを付与する．窩洞の形態に応じて，適切な形態のバーを選択する．

③ ラバーダム防湿またはZOO
多くのボンディング材は，湿度に影響を受ける．口腔内の湿度は100％に近いため，ラバーダム防湿やZOOなどで口腔内の湿度を下げる（図23a）．ラバーダム防湿は，歯肉溝滲出液の窩洞内への侵入も防げるため，第一選択となる．窩洞が歯肉縁下に及ぶ等で，ラバーダム防湿を行えない場合は，ZOOを用いる（図24）．

④ マトリックスの選択
2級窩洞の場合，マトリックスの選択が非常に重要となる．2級窩洞の多くの術後疼痛の原因は，歯肉側マージンからのマイクロリーケージである．マトリックスが適合すれば，1級窩洞と同様にCR修復を行える．窩洞のタイプに合ったマトリックスを選択し，適合状態を強拡大視野下で確認する．

⑤ エナメル質のエッチング
セルフエッチング法の場合，象牙質がエッチングされると接着力が下がるものが多いため，エナメル質のみ選択的にエッチングを行う．エッチアンドリンス法の場合，エナメル質も象牙質もエッチングを行う．また，水洗をしっかり行う．不十分な場合はゲルが残り，接着を妨げる（図23b〜d）．

⑥ 象牙質の接着処理
各社さまざまなボンディングシステムがあり，歯面への適用時間，エア圧と秒数，光照射の有無など，術式がそれぞれ異なる．ボンディング材の接着力を最大限に発揮させるためには，添付文書をよく読み，メーカーの指示を順守することが重要である．筆者はセルフエッチング2回法（メガボンド2，クラレノリタケデンタル）を用いることが多い（図23e〜i）．

⑦ レジン強化型グラスアイオノマーセメントによるサンドイッチテクニック（裏装）
CR修復に自信のない術者は，レジン強化型グラスアイオノマーセメントで窩洞のライニングを行う．CR修復後，術後疼痛をほとんど経験しない術者にとっては不要なステップである．

⑧ フロータイプCRのライニング
ペーストタイプのCRを充填するだけでもよいが，フロータイプのCRで窩洞をライニングすると気泡の混入を減らせる（図23j）．

⑨ 光照射
さまざまな方向から繰り返し光照射を行う．窩洞の大きさやマトリックスの有無により，光の当たりにくい場所がある．光照射不足の場合CRが摩耗しやすい（図23k）．

⑩ CRの積層充填
多くのCRは十分な光の届く深さは2mm程度であり，それより深いとCRの重合率が下がり，十分な物性，接着力を発揮できない．また，積層充填を行うことで，重合収縮を少しでも減らそうという意図もある（図23l）．

コンポジットレジン修復の術式

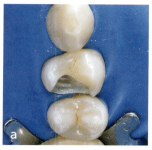 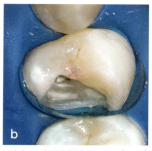 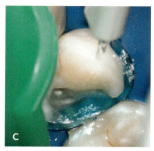 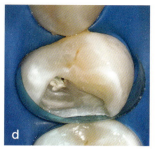

図23a マージン部周囲約1mm以上の歯面清掃後,ラバーダム防湿を行う.できない場合はZOO(アプト)を使用するとよい.
図23b 強拡大視野下でマトリックスの適合を確認後,エナメル質の選択的エッチングを行う.
図23c ゲルが残らないように,しっかりと洗い流す.この症例ではセルフエッチング2回法(メガボンド2,クラレノリタケデンタル)を使用.
図23d 乾燥させた際,マージン部のエナメル質が白濁していることを確認する.白濁していない場合は,その部位を歯面清掃し,再度リン酸エッチングを行う.

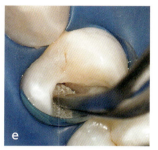 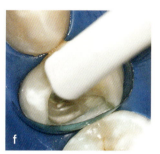 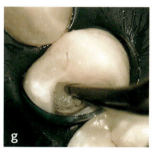 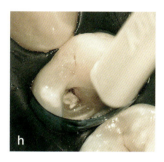

図23e プライマーを十分に塗布し,メーカー指定の時間を待つ.
図23f エアをメーカーの指示通りの圧,時間で行う.エアに水が混じらないような3ウェイシリンジの先端(リスコントロール,白水貿易)を用いている.
図23g プライマー同様,ボンディング材の塗布.窩洞全体にしっかりと行きわたらせる.
図23h 弱いエアブローで液だまりをなくす.プライミング,ボンディングのステップをマイクロスコープで見ながら行うと,塗布不足,乾燥不足,液だまりの有無を確認できる.

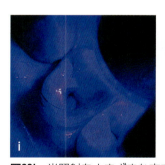 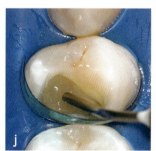 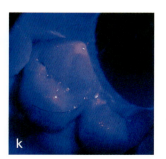 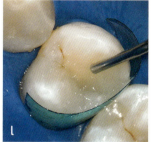

図23i 光照射をさまざまな方向から行う.特に金属マトリックスを用いる場合は光が十分に当たるよう,照射角度に注意する.
図23j フロータイプのCRでライニング後,2mmの厚みごとに,積層充填を行う.
図23k 光照射はさまざまな角度から十分な時間行う.
図23l 充填直後に,最終修復に近い形態になるようにし,形態修正と咬合調整量を最小限にする.

11 咬合調整と研磨

充填直後の研磨はCRと歯質のギャップを生じやすいが,翌日に咬合調整を行うことは現実的ではない.充填の際にできるだけ最終形態に近い形にしておくことで,調整量を減らす(**図23m, n**).

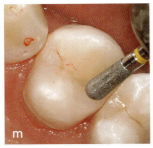 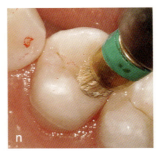 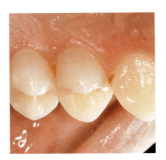 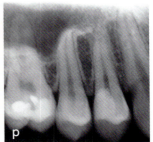

図23m わずかな形態修正で済むようにする．
図23n 研磨を行う．
図23o 術後．
図23p 同，エックス線写真．

ZOOを用いた防湿

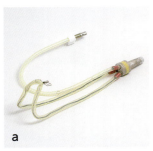 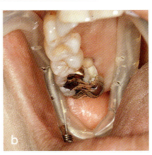 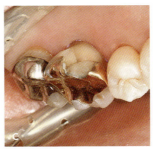 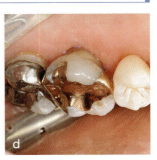

図24a ZOO（アプト）．何らかの理由でラバーダム防湿が困難な場合に使う．多くのボンディング材は湿度に影響を受けるため，CR修復はもちろん，間接修復にも使える．
図24b 6 の歯肉縁下におよぶ窩洞にCR修復を行った例．
図24c 歯肉圧排を行った状態．
図24d 修復直後．

間接修復（インレー，クラウン）の手順とポイント

1 窩洞形成・支台歯形成

十分な注水下で行う．マージンは可及的にエナメル質内とする．ただし，根部象牙質にう蝕がある場合や審美性が要求される場合は，その限りではない．

2 レジン強化型グラスアイオノマーセメントまたはCRによるライニング

う蝕除去によりアンダーカット部がある場合は，レジン強化型グラスアイオノマーセメントまたはCRによりライニングを行う．術者の技術により選択する（**図25a～d**）．この際，ZOOにより防湿を行う（**図24**）．

3 仮封またはテンポラリークラウンの製作

クラウンはもちろん，インレーの場合も可及的にテンポラリークラウンを製作する（**図25e～j**）．テンポラリークラウンはマージン部の適合が重要である．ここからのマイクロリーケージが歯髄壊死のリスクになる．テンポラリークラウンを除去した際，マージン部に変色のないセメントが残っていれば，適切に治療が行われていたと判断してよい（**図26b, c**）．

インレーでテンポラリークラウンを製作しない場合，カルボキシレートセメントを硬く練り，仮充填とすることも可能である．ただし，機械的強さに劣るため，セットまでの期間を短くする必要がある．また，除去の際は，ダイヤモンドバーで窩洞に触れないように注意し，おおまかに除去した後，超音波スケーラーで残りのセメントを除去する．

テンポラリーインレーの製作方法

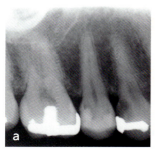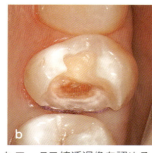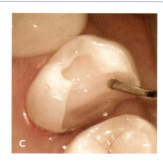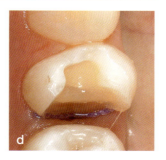

図25a |4 遠心に歯髄に近接したエックス線透過像を認める．
図25b う蝕除去後の状態．EDJのう蝕は硬さを基準に完全に除去する．
図25c ZOO（アプト）を用い防湿を行い，ボンディング（クリアフィルメガボンド2，クラレノリタケデンタル），CR（MIフィル，ジーシー）にてアンダーカット部を裏装した．
図25d 窩洞形成後の状態．

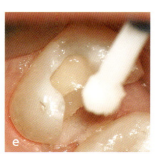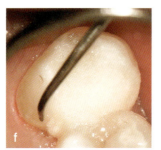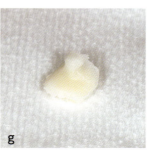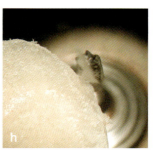

図25e 隣接面にアンダーカットがある場合は，シールテープでブロックアウトを行い，窩洞にワセリンを塗布した後，隣接面から筆積みで即時重合レジン（キュアグレース，トクヤマデンタル）を盛っていく．窩洞からの撤去に自信がない場合は，練和法で行う．
図25f 余剰のレジンを除去する．
図25g 隣接面が硬化したタイミングで，探針で除去する．多くの場合は，咬合面のレジンが硬化しておらず，除去しやすい．ただし，メーカーによりレジンの硬さが異なるため，除去のタイミングはそれぞれ異なる．筆者が用いているキュアグレースは，液を多めにすることで，餅状期が長くなり，撤去しやすい．
図25h マージンのトリミング．マージン部を越えた部位までレジンがあることが重要である．

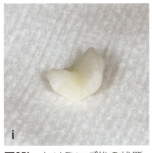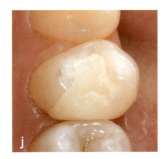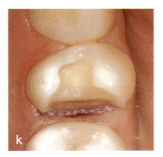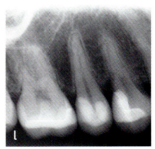

図25i トリミング後の状態．
図25j テンポラリーセメントで仮着を行う．
図25k セット直前の状態．窩洞に滲出液等の水分がまったく存在しないことが重要．窩洞の新鮮面を出すために，スーパーファインのバーで窩洞を研磨する．
図25l 術後の状態．

クラウン装着時のポイント

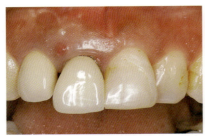

図26a 術前．1┘歯根破折により保存不可．②1①ブリッジによる治療を行う．

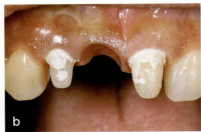

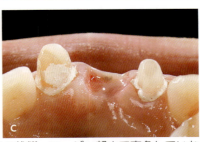

図26b, c テンポラリークラウン除去直後の状態．マージン部まで変色していないセメントが残存していることが重要．マイクロリーケージを生じていないことを示す．

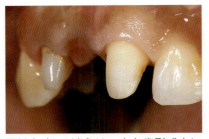

図26d └1の遠心は，支台歯形成中に露髄したため，1mm弱の浅い断髄後，BioMTAセメント（モリタ）による覆髄が行われている．歯面処理を行う前に，スーパーファインのバーで歯面研磨を行った．

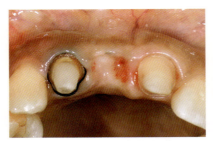

図26e 出血や歯肉溝滲出液がまったく出てこないことを確認する．わずかでも，出てくるようであれば，歯肉圧排等で止める必要がある．この症例では，2┘にわずかな歯肉溝滲出液を認めたため，歯肉圧排を行った．

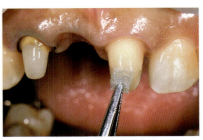

図26f メーカーの指示に厳密に従い，歯面処理を行う．ここでは，トゥースプライマー（クラレノリタケデンタル）を用いた．

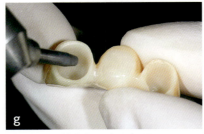

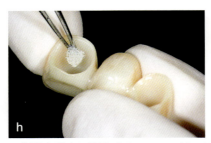

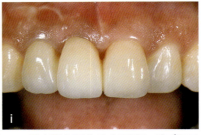

図26g〜i 修復物の歯面処理も，メーカーの指示を厳密に順守する．ここでは，ジルコニア内面をアルミナでサンドブラスト処理を行い，セラミックプライマープラス（クラレノリタケデンタル）を塗布後，パナビアV5（クラレノリタケデンタル）で装着した．この過程で，支台歯はつねに歯肉溝滲出液も血液も存在しない，クリーンな状態である必要がある．

4 最終修復の装着

　滲出液，唾液のコントロールが重要である．マージン部が歯肉に近い場合は，歯肉圧排によりこれらを完全にコントロールする必要がある（**図25k, 26e**）．窩洞や支台歯のマージンにわずかでも水分があれば，セメントは歯質と接着しないため，マイクロリーケージが生じる．

　支台歯をスーパーファインの研磨バーで研磨することで，目に見えない仮着セメントを除去し，接着力を高める歯面を露出させる（**図26d**）．その後，メーカーの指示を厳密に守り，修復物を装着する（**図26g〜i**）．

おわりに

象牙質は硬組織に分類されるが，実際には窩洞から歯髄につながる象牙細管が存在する．また，その割合は表層では約 2 ～ 3 ％であるが，歯髄に近づくほど象牙細管の数は増え，太くなり，25％にも達する[23]．通常の露髄と100％とするなら，深い窩洞は 1 ／ 4 が露髄しているとも言える．仮封も最終修復も程度は違えど，直接覆髄であり，細菌の侵入を防ぐには，高い治療精度が求められる．最終修復までが覆髄処置である．

参考文献

1. Murray PE, About I, Franquin JC, Remusat M, Smith AJ. Restorative pulpal and repair responses. J Am Dent Assoc 2001；132（4）：482-491.
2. Kontakiotis EG, Filippatos CG, Stefopoulos S, Tzanetakis GN. A prospective study of the incidence of asymptomatic pulp necrosis following crown preparation. Int Endod J 2015；48（6）：512-517.
3. Murray PE, Hafez AA, Smith AJ, Cox CF. Bacterial microleakage and pulp inflammation associated with various restorative materials. Dent Mater 2002；18（6）：470-478.
4. Shimada Y, Seki Y, Sasafuchi Y, Arakawa M, Burrow MF, Otsuki M, Tagami J. Biocompatibility of a flowable composite bonded with a self-etching adhesive compared with a glass Ionomer cement and a high copper amalgam. Oper Dent 2004；29（1）：23-28.
5. Peumans M, De Munck J, Mine A, Van Meerbeek B. Clinical effectiveness of contemporary adhesives for the restoration of non-carious cervical lesions. A systematic review. Dent Mater 2014；30(10)：1089-1103.
6. 岡田英俊，石田喜紀，野口博志，福井和徳，長山克也．各種ボンディングシステムの接着性評価（1）象牙質について．奥羽大歯誌 2005；32（2）：57-66.
7. Bouillaguet S, Degrange M, Cattani M, Godin C, Meyer JM. Bonding to dentin achieved by general practitioners. Schweiz Monatsschr Zahnmed 2002；112(10)：1006-1011.
8. Van Landuyt KL, Mine A, De Munck J, Countinho E, Peumans M, Jaecques S, Lambrechts P, Van Meerbeek B. Technique sensitivity of water-free one-step adhesives. Dent Mater 2008；24（9）：1258-1267.
9. Piwowarczyk A, Lauer HC, Sorensen JA. Microleakage of various cementing agents for full cast crowns. Dent Mater 2005；21（5）：445-453.
10. Naumova EA, Valta A, Schaper K, Arnold WH, Piwowarczyk A. Microleakage of Different Self-Adhesive Materials for Lithium Disilicate CAD/CAM Crowns. Materials. 2015；8（6）：3238-3253.
11. Piwowarczyk A, Bender R, Ottl P, Lauer HC. Long-term bond between dual-polymerizing cementing agents and human hard dental tissue. Dent Mater 2007；23（2）：211-217.
12. Viotti RG, Kasaz A, Pena CE, Alexandre RS, Arrais CA, Reis AF. Microtensile bond strength of new self-adhesive luting agents and conventional multistep systems. J Prosthet Dent 2009；102（5）：306-312.
13. Kasaz AC, Pena CE, de Alexandre RS, Viotti RG, Santana VB, Arrais CA, Giannini M, Reis AF. Effects of a peripheral enamel margin on the long-term bond strength and nanoleakage of composite/dentin interfaces produced by self-adhesive and conventional resin cements. J Adhes Dent 2012；14（3）：251-263.
14. Arrais CA, Giannini M, Rueggeberg FA, Pashley DH. Microtensile bond strength of dual-polymerizing cementing systems to dentin using different polymerizing modes. J Prosthet Dent 2007；97（2）：99-106.
15. Aguiar TR, Di Francescantonio M, Ambrosano GM, Giannini M. Effect of curing mode on bond strength of self-adhesive resin luting cements to dentin. J Biomed Mater Res B Appl Biomater 2010；93（1）：122-127.
16. Hikita K, Van Meerbeek B, De Munck J, Ikeda T, Van Landuyt K, Maida T, Lambrechts P, Peumans M. Bonding effectiveness of adhesive luting agents to enamel and dentin. Dent Mater 2007；23（1）：71-80.
17. Radhakrishnan R. Bond of dual cure resin cements to enamel and dentin in self-cure mode. A thesis submitted to the graduate faculty of The University of Alabama at Birmingham in partial fulfillment of the requirements for the degree of Master of Science. Birmingham：Alabama, 2014.
18. Strober B, Veitz-Keenan A, Barna JA, Matthews AG, Vena D, Craig RG, Curro FA, Thompson VP. Effectiveness of a resin-modified glass ionomer liner in reducing hypersensitivity in posterior restorations：a study from the practitioners engaged in applied research and learning network. J Am Dent Assoc 2013；144（8）：886-897.
19. Banomyong D1, Messer H. Two-year clinical study on postoperative pulpal complications arising from the absence of a glass-ionomer lining in deep occlusal resin-composite restorations. J Investig Clin Dent 2013；4（4）：265-270.
20. Burrow MF, Banomyong D, Harnirattisai C, Messer HH. Effect of glass-ionomer cement lining on postoperative sensitivity in occlusal cavities restored with resin composite--a randomized clinical trial. Oper Dent 2009；34（6）：648-655.
21. 松尾治茂．グラスアイオノマーセメントに関する研究：とくに粉末と液体の臨床的採取量の変動がその物性におよぼす影響について．日大歯学 1990；64：343-353.
22. 入江正郎，中井宏之．充填用グラスアイオノマーセメントの窩洞辺縁ギャップと接着強さ．Dental Materials Journal 1987；6（1）：46-53.
23. Pashley DH. Dynamics of the pulpo-dentin complex. Crit Rev Oral Biol Med 1996；7（2）：104-133.

おわりに

　これまでも，日々新しい材料が出てくるたびに，「この材料や方法を使えば予後がよくなるだろうか」と期待したし，これからも同じように思うだろう．しかし，生体の治癒の原則は，今も，100年前も変わらない．もっとも大切なことは，感染の範囲を見極め，健全な部位を残すこと，そして，長期予後のために，再感染させないことであろう．もしかしたら，100年後は感染の範囲を明確に見分けられるような機器や材料，そして，完全にマイクロリーケージを防げるような材料が出現しているかもしれない．それでも，生体の治癒の原則は変わらないことを覚えておきたい．そうすることで，新たな機器や材料が出てきても，その位置づけを知り，臨床効果をある程度推察できるため，戸惑うことが減るだろう．

　今のところ，材料や機器の違いより，感染の範囲を見極めることのほうが，重要なようである．一般的に不可逆性歯髄炎と考えられる症例に歯頸部断髄を行った場合の成功率の高さがそれを示している．同様の症例にMTAを使っても，直接覆髄を行ったなら，けっして同じ成功率にはならないだろう．つまり，歯髄保存でもっとも予後に影響を及ぼす要素は，材料ではなく診断だと考えている．そういった意味で，この本では，診断や断髄位置について詳細に述べた．

　マイクロスコープを用いた露髄した歯髄の視診については，筆者の意見であり，科学的根拠としてはもっとも低いものである．もしかしたら，間違った見解もあるかもしれない．その時は，ご教示いただけると幸いである．その一方で，もし，役に立つかもしれないと思っていただければ，これも，教えていただいたり，引用していただけると幸いである．

　歯髄保存の重要性は，これまでも繰り返し述べてきたが，生活歯を失活歯にしないことが非常に重要だと考えている．初診時の患者の口腔内を診た際に，何を優先的に治療するか，有髄歯のう蝕治療，特に，歯髄に近接したう窩であろう．一度失った歯髄はもとに戻らない．失活歯より，生活歯の治療が優先されるべきである．また，安易な便宜抜髄は再考すべきである．術者の技術にもよるが，可能であれば，便宜断髄を行う選択肢がある．いずれにせよ，生活歯は失活歯の何倍も予後がよい．

　この書籍を通じ，より多くの患者の歯髄が保存され，歯の喪失が減り，患者QOLの向上につながることを願っている．また，多くの先生が，歯髄の保存に自信が持て，歯科医師のQOL向上につながることも願っている．

索引

あ

アマルガムキャリア ……………………………………… 118

い

1％アシッドレッドプロピレングリコール溶液 … 77

1％アシッドレッドポリプロピレングリコール溶液

……………………………………………………………… 77

色と浸潤状態 …………………………………………… 78

陰性反応的中率 ………………………………………… 44

う

う蝕影響象牙質 ………………………………………… 76

う蝕感染象牙質 ………………………………………… 76

　　　　　　—の取り残し ……………………………… 85

う蝕検知液 ……………………………………… 76, 77

う蝕除去 ………………………………………………… 76

　　　—のゴール ……………………………………… 76

う蝕象牙質とCRの接着 ……………………………… 80

う蝕第1層 ……………………………………………… 125

え

エア ……………………………………………… 55, 56, 57

え (右)

エックス線写真検査 …………………………………… 40

エッチアンドリンス法 ………………………………… 155

お

温温度診 ………………………………………………… 49

温水痛 …………………………………………………… 36

温度刺激による異常な痛み …………………………… 36

か

外的妥当性 ……………………………………… 137, 138

下顎孔伝達麻酔近位法 ………………………………… 86

化学的機械的う蝕除去 ………………………………… 78

可逆性歯髄炎 ……………………………………… 32, 43

硬さを指標としたう蝕除去 …………………………… 78

仮着期間 ………………………………………… 150, 154

ガッタパーチャ ………………………………………… 152

カリエスチェック ……………………………………… 77

カリエスディテクター ………………………… 76, 77

カリソルブ ……………………………………………… 78

カルボキシレートセメント …………………………… 152

患者QOLの向上 …………………………………… 9, 10

間接覆髄 ………………………………………………… 124

—の成功率 ……………………… 133	根尖部の異常 ………………………… 41
—の適応症 ……………………… 129	根尖部の透過像 ……………………… 26
完全なう蝕除去 …………………… 137	コンポジットレジン ………………… 152
感染の程度 ……………………… 16，25	コンポマー ………………………… 152
感度 …………………………………… 44	

き

キャリブレーション ……………… 83，84

さ

再石灰化 …………………………… 125

酸化亜鉛ユージノールセメント ……… 152

酸化ビスマス ……………………… 105

参照基準 …………………………… 46

く

クリニカル・プレディクション・ルール

(Clinical Prediction Rule) …………… 42

し

シールドレストレーション ………… 124，142

歯頸部断髄 ……………………… 92，98

止血 ………………………………… 116

止血時間 …………………………… 51

歯根破折 …………………………… 8

歯根膜腔の拡大 …………………… 41

歯根膜麻酔 ………………………… 86

歯髄炎の進行 ……………………… 32

歯髄炎の分類 ……………………… 32

歯髄腔の大きさ …………………… 41

け

検査前確率 ………………………… 34

こ

コールドスプレー ………………… 48

咬合痛 ……………………………… 39

咬翼法 …………………………… 40，129

骨硬化炎によるエックス線不透過像 … 41

根尖部エックス線透過像 …………… 41

171

歯髄そのものから出血 ················· 55，57

歯髄電気診（EPT） ······························ 47

歯髄電気診断器 ································· 47

歯髄の視診 ······················· 55，57，58

歯髄の退行性変化 ························· 32

　　　　　　　—の分類 ················· 33

歯髄のバイタリティ ··········· 21，23，25，92

事前確率 ······································· 34

歯槽硬線の消失 ····························· 41

失活歯の予後 ································· 8

至適基準（ゴールドスタンダード） ········· 46

自発痛 ·· 36

シャープニング ······························· 84

修復物のマージンの位置 ················· 154

出血の多さ ··································· 51

術者の技術 ·································· 109

シリケートセメント ·························· 152

診査・診断・治療方針の決定の流れ ······ 59

浸潤麻酔 ······································· 85

す

水酸化カルシウム ···················· 103，107

—セメント ········· 103，132，152，158

　　　　　—ペースト ······················ 103

ステップワイズエキスカベーション ······ 124，144

せ

接着アマルガム ···························· 152

セルフエッチング法 ························ 155

そ

象牙質の露出量 ··························· 150

た

第三象牙質 ································· 125

打診痛 ·· 36

タングステンカーバイドバー ··············· 83

断髄位置 ······································· 99

タンニン・フッ化合物配合カルボキシレートセメント

·· 132

ち

治癒のゴール ································· 29

直接覆髄 ······································· 92

―の成功率 ……………………………………… 109

―の適応症 ……………………………… 92，99

治療の既往 …………………………………… 42

治療のゴール ………………………………… 29

治療方針の決定 ……………………………… 50

て

テンポラリークラウン …………………… 164

と

特異度 ………………………………………… 44

な

内的妥当性 ………………………………137，138

に

ニエットキャリア …………………………… 118

二等分法 ………………………………… 40，129

ね

年齢 …………………………………………… 41

は

抜歯理由 ……………………………………… 8

パルスオキシメーター ……………………… 49

ひ

ビタペックス ………………………………… 118

ふ

不可逆性歯髄炎 ………………………… 32，43

複雑歯冠破折 ………………………………… 16

覆髄材 ………………………………………… 103

部分断髄 ………………………………… 92，97

部分的う蝕除去 ………………………124，137

プロルートMTA ……………………………… 105

へ

平行法 …………………………………… 40，129

便宜断髄 ……………………………………… 19

ほ

ポリマーバー ………………………………… 78

ボンディングシステムの違い ……………… 153

173

ボンディングシステムの分類 ……………… 155

ま

マイクロスコープ ………………… 55, 57, 58, 60

マイクロリーケージ …… 25, 28, 29, 109, 127, 150

ゆ

有病率 …………………………………… 34

よ

陽性反応的中率 ………………………… 44

り

リエントリー …………………………… 133

裏装 ……………………………………… 158

リン酸亜鉛セメント …………………… 152

れ

レーザー ………………………………… 78

冷温度診(cold test) …………………… 48

冷水痛 …………………………………… 36

レジン強化型グラスアイオノマーセメント

…………………………… 152, 158, 159

レジンセメント ………………………… 157

ろ

露髄してからの時間 …………………… 97

露髄の大きさ …………………………… 94

露髄部からの出血 ……………………… 51

露髄部の洗浄 …………………………… 115

B

BioMTAセメント ……………………… 105

C

cervical pulpotomy …………………… 92

cvek pulpotomy ……………………… 92

D

direct pulp capping …………………… 92

F

Furrerによるう蝕円錐 ………………… 76

M

MTA ·································105, 107

P

partial pulpotomy ································· 92

pulp chamber pulpotomy ················· 92

S

SnNout（スナウト）································· 44

Spin（スピン）··································· 44

T

TMR-MTAセメント ······························ 105

Z

ZOO ··· 162

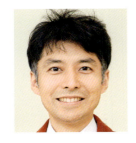

泉 英之(いずみ ひでゆき)

略歴
1974年　富山県富山市生まれ
2000年　日本大学松戸歯学部卒業
2000年　日本大学松戸歯学部歯科補綴学第Ⅲ講座
2004年　西本歯科医院

所属学会など
日本自家歯牙移植外傷歯学研究会
国際外傷歯学会
米国歯内療法学会
米国歯周病学会
日本ヘルスケア歯科学会

クインテッセンス出版の書籍・雑誌は，歯学書専用通販サイト『歯学書.COM』にてご購入いただけます．

PCからのアクセスは…
歯学書　検索

携帯電話からのアクセスは…
QRコードからモバイルサイトへ

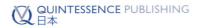

治る歯髄 治らない歯髄
歯髄保存の科学と臨床

2018年10月10日　第1版第1刷発行
2020年 3月20日　第1版第2刷発行

著　者　泉 英之(いずみ ひでゆき)

発 行 人　北峯康充

発 行 所　クインテッセンス出版株式会社
　　　　　東京都文京区本郷3丁目2番6号　〒113-0033
　　　　　クイントハウスビル　電話(03)5842-2270(代表)
　　　　　　　　　　　　　　　(03)5842-2272(営業部)
　　　　　　　　　　　　　　　(03)5842-2275(編集部)
　　　　　web page address　https://www.quint-j.co.jp/

印刷・製本　サン美術印刷株式会社

Ⓒ2018　クインテッセンス出版株式会社　　　禁無断転載・複写
Printed in Japan　　　　　　　　　　　　落丁本・乱丁本はお取り替えします
ISBN978-4-7812-0650-9　C3047　　　　定価はカバーに表示してあります